Die
Individualität des Blutes
in der Biologie, in der Klinik und in der gerichtlichen Medizin

Von

Dr. Leone Lattes

Professor an der Universität Modena

Nach der umgearbeiteten italienischen Auflage
übersetzt und ergänzt durch einen Anhang

Die forensisch-medizinische Verwertbarkeit der Blutgruppendiagnose nach deutschem Recht

von

Dr. Fritz Schiff

Abteilungsdirektor am Städtischen Krankenhaus
im Friedrichshain, Berlin

Mit 48 Abbildungen

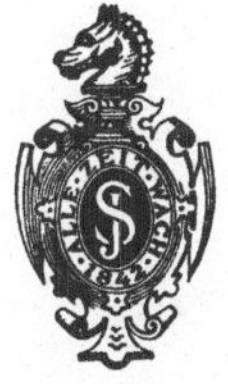

Berlin

Verlag von Julius Springer

1925

ISBN-13: 978-3-642-48483-4   e-ISBN-13: 978-3-642-48550-3
DOI: 10.1007/978-3-642-48550-3

Vorwort.

Vorliegende Monographie „Die Individualität des Blutes"
war ursprünglich als Eröffnungsband der von meinem Freunde
Professor Ferrata im Verlage Principato herausgegebenen
„Biblioteca di Haematologica" erschienen. Als nun der Verlag
Julius Springer auf Anregung des Herrn Privatdozenten Dr. Fritz
Schiff zwecks Veranstaltung einer deutschen Ausgabe mit mir
in Verbindung trat, dachte ich zunächst, daß es sich nur um die
Herstellung einer Übersetzung handeln würde. Aber obwohl die
italienische Ausgabe erst Mitte 1923 erschienen war, erkannte ich
doch schon im Laufe des folgenden Jahres, daß es mit einem einfachen Neudruck in deutscher Sprache angesichts der zahlreichen,
zum Teil recht wichtigen inzwischen erschienenen Arbeiten nicht
getan sei. Ich habe demgemäß im Einverständnis mit dem
rührigen Verlag nur den Grundplan des Werkes beibehalten, aber
überall dort, wo es wünschenswert erschien, eine Umarbeitung
unter Berücksichtigung des neuesten Standes der Forschung vorgenommen. Einige wichtige Abschnitte haben sogar wesentliche
Veränderungen und Erweiterungen erfahren. Ich nenne hier die
Autoagglutination, die komplementbindenden Isoantikörper, die
neuen Agglutinogen-Agglutininpaare (zu dieser Frage habe ich
inzwischen selbst neue experimentelle Beiträge geliefert), endlich
die Vererbung und die ethno-anthropologische Bedeutung der Blutgruppen.

Zahlenmäßig kommt die Erweiterung des Werkes in der Zunahme
des Literaturverzeichnisses von 420 Nummern der italienischen
auf 700 Nummern der deutschen Ausgabe zum Audruck.

Besondere Sorgfalt habe ich auf die Vervollständigung des
alten Literaturverzeichnisses bis auf den heutigen Stand verwendet; die große Mehrzahl der Arbeiten (einschließlich der interessanten russischen) habe ich im Original eingesehen. Die alte
wie die neue Bibliographie geben eine Vorstellung von den
Schwierigkeiten bei der Bearbeitung des Themas. Da dasselbe
auf sehr verschiedenen Gebieten der Wissenschaft, in der Biologie,

Vererbungslehre, Anthropologie, der inneren Medizin, der Chirurgie und der gerichtlichen Medizin Interesse erweckt hat, so liegen zahlreiche Arbeiten auf jedem dieser Gebiete vor, die in Zeitschriften verschiedenster Art außergewöhnlich weit zerstreut sind. Gerade dies rechtfertigt nun zwar den Versuch einer zusammenfassenden einheitlichen Darstellung des gesamten Gebietes (der in der italienischen Ausgabe seitens der wissenschaftlichen Kreise freundlich aufgenommen wurde), andererseits aber ergeben sich besondere Schwierigkeiten für die vollständige Erfassung der Literatur. Mir werden sicherlich Arbeiten entgangen sein, und ich muß dafür von vornherein um Nachsicht bitten.

Mit dieser Neuausgabe entspreche ich dem mir von verschiedenen ausländischen Kollegen geäußerten Wunsch, ihnen mein Buch in einer Sprache zugänglich zu machen, welche der internationalen ärztlichen und wissenschaftlichen Welt vertrauter ist als nun einmal das Italienische. Die Ausstattung meines Buches und insbesondere auch die Neuanfertigung mancher Abbildungen erfolgte in einer Weise, die des größten medizinischen Verlages der Welt würdig ist. Ich möchte dafür dem Herrn Verleger meinen Dank aussprechen. Ferner habe ich noch dem ausgezeichneten Übersetzer, Herrn Dr. Schiff zu danken, der, selbst ein verdienter Forscher auf dem Gebiet der Individualität des Blutes, seine besondere wissenschaftliche und sprachliche Sachkenntnis einem ihm persönlich unbekannten Kollegen bereitwillig zur Verfügung gestellt hat.

Modena, Ostern 1925.

L. Lattes.

Inhaltsverzeichnis.

Seite

I. Einleitung 1
  1. Konstitution und Kondition in bezug auf das Blut 1
  2. Spezifische (artcharakteristische) und individuelle Elemente der
     Konstitution des Blutes. 4
  3. Individuelle Immunitätsreaktionen bei Tieren und beim Men-
     schen 4

II. Individualitätsreaktionen des normalen Blutes 8
  1. Allgemeines über die Isoagglutination 8
  2. Allgemeine Technik der Isoagglutinationsreaktion. 10
  3. Blutgruppen beim Menschen 12
     a) Die vier klassischen Gruppen 12
     b) Die hypothetischen weiteren Agglutinin-Agglutinogenpaare 18
  4. Beziehungen zwischen Isoagglutination und Autoagglutination 28
  5. Unveränderlichkeit der Gruppenzugehörigkeit 37
  6. Auftreten der Blutgruppen in der Ontogenese 40
  7. Isoagglutination bei Tieren 42
  8. Individuelle Unterschiede innerhalb der Blutgruppen . . . 45
     a) Quantitative Unterschiede 45
     b) Qualitative Unterschiede; Untergruppen 47
  9. Isolysine 48
 10. Antiisolysine 53
 11. Komplementbindende Isoantikörper 55
 12. Heteroreaktionen 56

III. Die Vererbung der Individualität des Blutes 59
  1. Beobachtungen über die Vererbung der Blutgruppen 59
  2. Anwendung für gerichtlich-medizinische Zwecke 86
  3. Einwände gegen die gerichtlich-medizinische Verwertbarkeit . 87

IV. Die Individualität des Blutes als ethno-anthropologi-
   sches Merkmal. 97

V. Bedeutung der Individualität des Blutes für die Klinik 107
  1. Historische Angaben über die Bluttransfusion mit besonderer
     Berücksichtigung der „Unverträglichkeit" (Inkompatibilität)
     des Blutes 107
  2. Unzuträglichkeiten bei der Transfusion und ihre Ursachen . 112
  3. Unverträglichkeit der Blutgruppen als Ursache von Mißerfolgen
     der Transfusion 115
  4. Transfusion unter Blutsverwandten 122
  5. Wesen der individuellen „Unverträglichkeit" der Blutgruppen 123
  6. Wahl des Spenders für die Transfusion 129
  7. Transfusionen bei Kindern 130

Seite

8. Technik der Gruppenbestimmung für die Auswahl des Spenders 131
9. Störungen infolge individueller „Unverträglichkeit" innerhalb einer Blutgruppe 141
10. Vergleich zwischen serologisch einwandfreier Isotransfusion und Autotransfusion 143
11. Störungen bei wiederholten Transfusionen 145
12. Blutgruppen und Transplantation 146

VI. Gerichtlich-medizinische Bedeutung der Individualität des Blutes 148
1. Untersuchung der Vaterschaft 148
2. Individuelle Diagnose von Blutflecken 149
3. Fehlerquellen der individuellen Blutdiagnose 153
4. Technik der individuellen Blutdiagnose auf Grund des Nachweises der Isoantikörper (Isoagglutinine) 159
5. Technik der individuellen Diagnose auf Grund des Nachweises der Isoantigene 169
6. Praktische Verwertung der mit Hilfe der individuellen Blutdiagnose gewonnenen Resultate 171

Nachtrag zum Kapitel III 176

Anhang. Die forensisch-medizinische Verwertbarkeit der Blutgruppendiagnose nach deutschem Recht. Von F. Schiff 180
A. Kann die Blutentnahme zum Zwecke der Blutgruppendiagnose erzwungen werden? 180
I. Zivilverfahren 180
II. Strafverfahren 180
B. Wie weit läßt sich die Blutgruppendiagnose forensisch verwerten? 182
I. Die direkte Vergleichung zweier Blutproben 182
II. Die Anwendung der Blutgruppenbestimmung in Fragen der Abstammung 182
1. Die Abstammung von der Mutter ist zweifelhaft . . 183
2. Die Abstammung von einem angegebenen Vater ist zweifelhaft 183
a) Zivilverfahren 184
aa) Das eheliche Kind 184
bb) Das uneheliche Kind 186
b) Strafverfahren 189

Literaturverzeichnis 191
Autorenverzeichnis 221

I. Einleitung.

1. Konstitution und Kondition in Bezug auf das Blut.

Für die Lösung der Aufgabe, das Blut eines bestimmten Menschen auf Grund seiner individuellen Eigentümlichkeiten zu erkennen, erscheinen von vornherein eine ganze Anzahl verschiedener Möglichkeiten gegeben. Zieht man zum Vergleich sonstige charakteristische Merkmale eines Menschen heran, so stößt man zunächst auf erblich bedingte anatomische und physiologische Eigentümlichkeiten; daneben finden sich andere, die augenscheinlich von Lebensgewohnheiten und langsam wirkenden Umwelteinflüssen und noch andere, die ganz von äußeren Zufälligkeiten abhängen.

Welche Bedeutung man dem einen oder anderen Merkmal zuzuschreiben hat, hängt ganz von dem jeweiligen besonderen theoretischen oder praktischen Zweck ab. So sind z. B. die vererbbaren Eigentümlichkeiten der Physiognomie im biologischen Sinn charakteristisch für einen bestimmten Menschen, für eine Identifizierung zu gerichtlichen Zwecken kann aber das zufällige Vorhandensein einer Narbe an einer bestimmten Stelle des Körpers weit größeren Wert haben.

Wollen wir nun auch beim Blut die Frage der Individualität im weiteren Sinne behandeln, so müssen wir ohne Zweifel alle zufälligen oder durch Krankheit bedingten Veränderungen mit berücksichtigen.

Bei genauerer Betrachtung führt dies theoretisch zu einer scharfen Trennung zwischen ursprünglichen von vornherein dem Blute eigentümlichen Eigenschaften und solchen, die erst später hinzugekommen sind. Wir müssen mit anderen Worten ebenso wie beim Studium anderer Körpereigenschaften das unterscheiden, was nach der Nomenklatur von TANDLER und BAUER zur Konstitution, und das, was zur Kondition gehört.

Es soll hier der Begriff Partialkonstitution nicht näher erörtert, und auch von „Konstitution" und „Kondition" des Blutes nicht gesprochen werden. Es mag die Feststellung genügen, daß unter den Eigenschaften des Blutes manche von der Konstitution, andere von der Kondition des Organismus abhängen. Die Gesamtheit dieser Merkmale stellt das dar, was man in weiterem Sinne die Individualität des Blutes nennen kann. Bei der hier beabsichtigten Abgrenzung des Stoffes werden wir von allen konditionalen Einflüssen auf das Blut absehen müssen. Damit soll deren Wichtigkeit für bestimmte praktische Fragen nicht in Abrede gestellt werden. So kann z. B. das Auftreten von syphilitischen oder leukämischen Veränderungen oder von Malariaparasiten im Blut ein individuelles Kennzeichen von großer, bisweilen entscheidender Bedeutung für eine gerichtlich-medizinische Identifizierung oder die Auswahl eines Blutspenders zu einer chirurgischen Bluttransfusion sein. In solchen Fällen aber liegen Verhältnisse vor, die mehr zufällig eine individuelle Kennzeichnung des Blutes erlauben, mit dem Blut selbst im Grunde genommen jedoch nichts zu tun haben, sondern in weit höherem Maße den Körper als Ganzes betreffen.

Diese letzteren von der Kondition abhängigen individuellen Eigentümlichkeiten sind ihrem Wesen nach vergänglich, bisweilen sogar äußerst flüssig, so daß sie nur für eine mehr oder weniger begrenzte Zeit zur Charakterisierung eines bestimmten Menschen dienen können. Im folgenden aber sollen bei der Besprechung der Individualität des Blutes die konstitutionellen Faktoren betrachtet werden, also diejenigen, die mit Sicherheit oder doch Wahrscheinlichkeit zum Erbgut der einzelnen Individuen gerechnet werden dürfen.

Die Aufgabe ist, auch wenn wir sie derartig einschränken, immer noch eine sehr umfassende. Denn in das Blut als das gemeinsame organische Medium gelangen die Stoffwechselprodukte aller Körperzellen, hier mischen sie sich miteinander und vor allem auch mit den spezifischen Sekreten der endokrinen Drüsen, deren korrelatives Gleichgewicht nach unserer heutigen Auffassung ausgesprochen individuell ist und so die körperliche und geistige Entwicklung des Individuums entscheidend beeinflußt. Demgemäß dürfen wir ohne weiteres annehmen, daß die Zusammensetzung des Blutes von der Erbkonstitution und der hieraus folgenden Funktionsweise der einzelnen Organe stark beeinflußt wird. Diese Betrachtungsweise ist aber in der Hauptsache theoretischer Natur, da wir nicht imstande sind, durch chemische, physikalische, physikalisch-chemische oder Fermentuntersuchungen

die Rückwirkungen der individuellen konstitutionellen Verschieden-
heiten der organischen Funktionen auf das Blut nachzuweisen,
soweit es sich nicht etwa um ausgesprochene Krankheitszustände
handelt. So können wir auch die qualitativen Unterschiede der
Geschlechter, die zweifellos vorhanden sein müssen, nicht mit
Sicherheit feststellen (GRÄFENBERG, MANOILOFF, JEGOROFF).

Wir besitzen aber doch objektive Anhaltspunkte dafür, daß
die Beschaffenheit des Blutes von individuellen Eigenschaften der
Körperkonstitution abhängen kann: so steht z. B. die Leichtigkeit
oder auch Schwierigkeit, mit der es zu einer Anhäufung von Anti-
körpern im Blut kommt, offenbar mit der Konstitution des
Individuums in Zusammenhang. Derartige, allerdings durch die
Blutuntersuchung feststellbare Unterschiede, die aber sicher nur
Rückwirkungen des funktionellen Zustandes anderer Organe sind,
sollen hier nur gestreift werden, weil die Tatsachen an sich noch
wenig geklärt und schwer verständlich sind, und weil zur weiteren
Erforschung noch sehr ausgedehnte Untersuchungen über das
Verhalten der verschiedenen Organsysteme bei den einzelnen
Individuen nötig wären.

Wir wollen uns hier also weder damit befassen, die gelegentlich
im Blut nachweisbaren konditionellen Veränderungen festzustellen
noch auch solche, die, wenn auch vielleicht konstitutionell bedingt,
doch einfach der Ausdruck oder die Rückwirkung der Funktion
anderer Organe sind. Es sollen vielmehr ausschließlich diejenigen
individuellen Merkmale konstitutioneller Natur besprochen werden,
die von vornherein mit Bestandteilen des Blutes unmittelbar verknüpft sind.

Wenn wir unsere Aufgabe derartig begrenzen, so muß dabei
die Unvollkommenheit unserer augenblicklichen Kenntnisse, die
in mancher Hinsicht lückenhaft und revisionsbedürftig sind,
ausdrücklich betont werden.

Es ist in diesem Zusammenhang bemerkenswert, daß das
charakteristischste Individualitätsphänomen, das wir heute kennen,
die Isoreaktionen, ursprünglich als Folgeerscheinung krankhafter
Störungen und demgemäß als etwas rein Konditionelles und
Transitorisches galt, während später seine konstitutionelle und
erbliche Natur erkannt wurde.

Auch heute noch legt man bei anderen Erscheinungen, beispielsweise bei der Senkungsgeschwindigkeit und der Geldrollenbildung der Erythrocyten den größten und entscheidenden Wert

auf die Bedeutung von Krankheiten; die beobachteten Tatsachen schließen aber den Gedanken nicht aus, das auch konstitutionelle Momente, Geschlecht und Individualität, mit hineinspielen (FAHRAEUS).

2. Spezifische (artcharakteristische) und individuelle Elemente der Konstitution des Blutes.

Bei der Analyse aller derjenigen Elemente, die in ihrer Gesamtheit den individuellen Typus des Blutes bestimmen, stoßen wir zunächst auf Eigenschaften sehr allgemeiner Natur, wie etwa die Unterschiede, die zwischen den verschiedenen Spezies bestehen. Zum Teil handelt es sich um sehr grobe Unterschiede in der Gestalt, der Struktur und der Größe der geformten Elemente, zum Teil um weniger stark in die Augen fallende, wie etwa die chemische Konstitution der Formelemente oder des Plasmas, die Krystallformen des Pigmentes und das spezifische serologische Verhalten.

Von diesen besonderen Eigenschaften, die sozusagen den Hintergrund für die Individualität der einzelnen Person abgeben, soll hier nicht ausführlich gesprochen werden.

Größere Aufmerksamkeit müssen wir denjenigen Besonderheiten widmen, welche innerhalb jeder Spezies eine Unterscheidung der einzelnen Individuen voneinander ermöglichen, natürlich nur soweit es sich dabei um konstitutionelle Eigenschaften des Blutes handelt.

Auf diesen beruht die Individualität im engeren Sinn, die allein das Thema des vorliegenden Buches bildet. Bei dem heutigen Stand unserer Kenntnisse können wir die für das Individuum charakteristischen Merkmale weder mit Hilfe der Morphologie noch der Chemie[1] feststellen; das gelingt vielmehr einzig und allein mit den Methoden und der Technik der Serologie.

3. Individuelle Immunitätsreaktionen bei Tieren und beim Menschen.

Wir kennen eine Anzahl von serologischen Reaktionen, bei denen sich die verschiedenen Individuen ungleich verhalten. Einige

---

[1] Die Untersuchungen von KOLZOFF über erbliche Unterschiede im Gehalt an Blutkatalase bei Meerschweinchen und diejenigen von KÜSTER und Mitarbeitern über die ungleiche Zusammensetzung des Hämins bei verschiedenen Rindern oder Pferden bilden vielleicht den Anfang zu einer individuellen Blutdifferenzierung auf chemischem Wege.

dieser Reaktionen lassen sich bei Tieren und auch beim Menschen künstlich hervorrufen, und zwar durch die Herstellung von Immunseris.

Die erste klassische Isoreaktion haben EHRLICH und MORGENROTH beschrieben; sie injizierten verschiedenen Ziegen das Blut von anderen Ziegen und konnten dabei einige Male Hämolysine erhalten, welche nur mit manchen Sorten der homologen roten Blutkörperchen reagierten, mit anderen aber nicht.

Ähnliche Untersuchungen führten dann ASCOLI sowie SCHULTZ an Kaninchen, HADDA und ROSENTHAL an Hühnern, TODD und seine Mitarbeiter an Rindern aus. Diese Autoren zeigten, daß die Immunisolysine auf die Blutkörperchen mancher Tiere intensiv, auf die anderer Tiere nur schwach, auf noch andere überhaupt nicht wirken, und daß die einzelnen Antisera sich dabei verschieden verhalten. Manche Blutkörperchen werden durch ein bestimmtes Antiserum hämolysiert, durch ein anderes nicht. Nach Adsorption mit einer bestimmten Art von Blutkörperchen verliert ein Antiserum sein hämolytisches Vermögen nicht nur für diese, sondern auch für gewisse andere Blutkörperchen, behält es dagegen für wieder andere. TODD und WHITE zeigten weiter, daß man bei der Ausfällung eines Gemisches zahlreicher isolytischer Rindersera mit einer bestimmten Sorte Blutkörperchen ein Serum bekommen kann, das alle homologen Blutkörperchen mit Ausnahme derjenigen der Vorbehandlung noch hämolysiert. Die Unempfindlichkeit gegenüber dieser Isolyse kann von der Kuh auf das Kalb übertragen werden.

Da hier eine an Zellelemente gebundene Eigenschaft vorliegt, so kann es sich nicht um eine Übertragung auf dem Wege über die Plazenta handeln. Es scheint hier vielmehr die erbliche Übertragbarkeit dieses Verhaltens der Blutelemente bewiesen zu sein.

Die theoretische Erklärung für die Bildung von Isoantikörpern in den erwähnten Versuchen wurde von v. DUNGERN und HIRSCHFELD gegeben. Diese Autoren spritzten Hunden das Blut anderer Hunde ein und erhielten daraufhin in manchen Fällen Immunisoagglutinine.

Die genauere Analyse der Agglutinabilität der roten Blutkörperchen verschiedener Hunde mit Hilfe der erhaltenen Agglutinine zeigte, daß zwei voneinander verschiedene agglutinable Substanzen vorliegen (X und Y). Einige Blutkörperchensorten waren überhaupt nicht agglutinierbar, andere wurden von allen dargestellten Immunkörpern agglutiniert. Es ergab sich also, daß die Antikörper das Blut der verschiedenen Individuen nicht immer auf die gleiche Weise agglutinieren, sondern daß eine „Gruppenspezifität" besteht. Spritzten sie einem Hund das Blut eines anderen Hundes der gleichen Gruppe ein, so erhielten sie keine Isoagglutinine, ebensowenig auch, wenn sie Blut einspritzten, dessen Inagglutinabilität schon nachgewiesen war. Mit einem Wort, damit Antikörper gebildet werden, ist es notwendig, daß das injizierte Blut dem des Serumspenders nicht völlig gleicht, sondern daß es noch besondere antigene Eigenschaften besitzt; die erhaltenen Antikörper sind nur gegen diese differenten Antigene gerichtet. Die Bildung von Isoantikörpern beruht also auf der chemischen Differenzierung des Blutes innerhalb der Spezies, und zwar derart, daß das Blut einzelner Individuen sich von dem anderer Angehöriger derselben Spezies durch die Anwesenheit besonderer Antigene unterscheidet.

Auch ROUS und ROBERTSON ist es gelungen, Immunagglutinine durch wiederholte Bluttransfusion von Kaninchen zu Kaninchen zu gewinnen, und auch hier bestand eine allerdings ungleichmäßige Abhängigkeit von den individuellen Eigenschaften von Spender und Empfänger.

Individuelle Unterschiede im Verhalten der Antigene wurden auch beim Menschen nachgewiesen, aber auf etwas anderem Wege. Aus Untersuchungen von WEICHARDT, PUPPE, LEERS, EHRN-ROOTH, LATTES geht hervor, daß im Plasma einzelner Personen Antigene vorhanden sind, die nicht bei allen Menschen vorkommen und die mit Hilfe der Präcipitinreaktion nachgewiesen werden können. Wenn man nämlich ein Kaninchen mit dem Serum bestimmter Menschen immunisiert und das erhaltene Immunserum mit dem Serum verschiedener anderer Menschen elektiv absorbiert, so erhält man bisweilen noch eine stärkere Präcipitation mit dem zur Immunisierung verwandten Serum und ebenso auch mit einer Reihe anderer Sera, die auf diese Weise erkennen lassen, daß sie das gleiche Nebenantigen enthalten. Ähnliche Resultate wie mit der Präcipitation erhielt BRUCK mit Hilfe der Komplementablenkungs-reaktion. Dieser Autor nimmt an, daß die von ihm beobachteten Unterschiede im Verhalten der Antigene auf Rasseneigentümlich-keiten beruhen.

Wir wissen nichts darüber, ob diese Erscheinungen auf nur zufällig aufgetretene oder aber auf dauernd vorhandenen Serumeigenschaften beruhen und ob sie konstitutionell begründet oder akzidentell sind (etwa mit Erkrankungen zusammenhängen, wie BERMBACH möchte).

Das gleiche gilt von individuellen Eigentümlichkeiten, wie sie DERVIEUX beobachtet hat. Dieser Autor will gefunden haben, daß ein durch Injektion von lebendem Sperma eines bestimmten Menschen gewonnenes Immunkaninchenserum mit dem Sperma und dem Blute des Antigenspenders eine viel intensivere Reaktion gibt als mit Blut und Sperma anderer Menschen (intensiver = mit höheren Antigenverdünnungen). Diese Versuche sprechen ebenfalls für die Existenz von Individualantigenen; sie bedürfen aber noch der Bestätigung.

Ähnliche Immunisierungsversuche, aber nicht mit Serum, sondern mit roten Blutkörperchen haben kürzlich HOOKER und ANDERSON ausgeführt. Diese Autoren spritzten Kaninchen ausgewählte Sorten von Erythrocyten (die den verschiedenen Gruppen angehörten) ein und erhielten dabei gruppenspezifische Antikörper, nämlich Agglutinine, die spezifisch mit den Blutkörperchen der einzelnen menschlichen Gruppen reagierten.

SCHIFF hat in entsprechend gewonnenen gruppenspezifischen Immunseren (und zwar solchen von Kaninchen, denen menschliche Blutkörperchen der Gruppe II eingespritzt waren) kürzlich neben Agglutininen auch spezifische Präcipitine für diejenigen Sera nachgewiesen, die zur gleichen Gruppe gehörten wie die als Antigen verwandten Blutkörperchen, außerdem auch komplementbindende Antikörper, die eine Gruppendifferenzierung auch noch mit hämolysierten, gekochten oder auch mit verschiedenen chemischen Agentien behandelten Blutkörperchen erlaubten. Dieser durch Immunisierung indirekt geführte Beweis für die Individualität der roten Blutkörperchen und des Plasmas steht in engem Zusammenhang mit den normalen Isoreaktionen des Menschen. Wir werden hierauf noch zurückkommen.

Gerade die normalen Serumreaktionen sind am gründlichsten untersucht worden. Dabei haben sich zahlreiche Tatsachen ergeben, die auf die Existenz konstitutioneller und für das Individuum charakteristischer Eigentümlichkeiten der roten Blutkörperchen hinweisen. Nur auf diese Eigenschaften hat sich bisher ein wissenschaftliches System von der Individualität des Blutes gründen lassen, welches zu bemerkenswerten und auf verschiedenen Gebieten praktisch wichtigen Anwendungen geführt hat. Diesen Reaktionen sollen deshalb die folgenden Kapitel gewidmet sein.

II. Individualitätsreaktionen des normalen Blutes.

Die natürlichen Eigenschaften des Blutes, die ein individuelles Verhalten erkennen lassen, äußern sich in Isoagglutination und Isolyse, in Heteroagglutination und Heterolyse, sowie in der Fähigkeit zur Komplementbindung. Erwähnt sei noch, daß nach RICH und DOWNING sowie HYDE manchen Meerschweinchen das hämolytische Komplement fehlt. Dieser Mangel vererbt sich und zwar rezessiv.

1. Allgemeines über Isoagglutination.

Am wichtigsten unter diesen Reaktionen ist das Phänomen der Isoagglutination. Es ist schon ziemlich lange bekannt (LANDOIS 1874), daß manche Normalsera die Fähigkeit besitzen, gewisse rote Blutkörperchen anderer Tierarten zu Häufchen zusammenzuballen, also, wie wir jetzt sagen, zu agglutinieren; dagegen hat man erst wesentlich später entdeckt, daß die gleiche Erscheinung auch zustande kommen kann, wenn Serum und Blutkörperchen der gleichen Spezies angehören. Eine derartige „Isoagglutination" wurde zuerst beim Menschen beobachtet.

Die frühesten hierher gehörigen Angaben stammen aus den Jahren 1899 und 1900. SHATTOCK hat im Jahre 1900 seine bereits im Vorjahre in der Pathologischen Gesellschaft in London mitgeteilten Befunde veröffentlicht; aus ihnen ging hervor, daß das Serum von Personen, die an bestimmten schweren Krankheiten leiden, die Eigenschaft hat, die Erythrocyten gesunder Menschen hochgradig zu agglutinieren. Im gleichen Jahr hat LANDSTEINER gelegentlich dieselbe Beobachtung gemacht und GRÜNBAUM wollte sogar festgestellt haben, daß das Serum von Typhus- und Scharlachkranken die Blutkörperchen anderer Menschen mit Ausnahme derjenigen von Typhuskranken kräftig agglutiniert.

Später mehrten sich dann die Beobachtungen. Der Umstand, daß die Erscheinung zuerst bei Kranken gesehen worden war, trug dazu bei, die Untersuchungen in eine falsche Richtung zu lenken. Man suchte vor allem einen Zusammenhang mit Erkrankungen und wo möglich auch einen diagnostischen Wert der Isoagglutinationsreaktion zu erweisen.

In dieser Richtung bewegen sich die ungefähr gleichzeitigen Arbeiten von DONATH, EISENBERG, ASCOLI, CAMUS und PAGNIEZ, GRIXONI, LO MONACO und PANICHI, NOVI und MERUZZI, PACE

u. a. Nach diesen Autoren sollte die Isoagglutination das Zeichen einer Erkrankung sein und demgemäß im Blute Gesunder niemals vorkommen (CAMUS-PAGNIEZ, GRIXONI); andere gaben zu, daß die Reaktion auch bei einer mehr oder weniger beträchtlichen Minderheit von Gesunden auftreten könnte (EISENBERG, DONATH, PACE u. a.); noch andere betonten, daß zumindest die Stärke der Isoagglutination je nach der Art der Erkrankung beträchtlichen Schwankungen unterworfen sei (LO MONACO und PANICHI, ASCOLI, neuerdings MARINI, SCHNEIDER); einen Einfluß der Schwangerschaft behaupteten LE LORIER und LECOINTE.

Die erheblichen Meinungsverschiedenheiten sind zweifellos darauf zurückzuführen, daß man nicht immer mit den gleichen menschlichen Blutkörperchen arbeitete und die Herkunft von verschiedenen Personen nicht genügend berücksichtigte.

Heute ist die Auffassung, daß das Auftreten von Isoagglutininen mit irgendwelchen Krankheitszuständen zusammenhänge, endgültig überwunden und nur noch von historischem Interesse.

LANDSTEINER hat das Verdienst, als erster gezeigt zu haben, daß die Fähigkeit zur Isoagglutination eine Eigenschaft zahlreicher normaler Sera ist. Die entsprechenden Agglutinine können auch in die Milch (HAPP), in die Cerebrospinalflüssigkeit (SCHNEIDER) sowie in Exsudate und Transsudate übergehen (CAVALIERI, WEILL und WALL, KIRIHARA).

Später wurde festgestellt, daß es sich bei der Isoagglutination durch das normale menschliche Serum um ein relativ thermostabiles Agglutinin handelt, das nach HEKTOEN Erwärmen bis zu 60° verträgt. Das Agglutinin hält sich jahrelang in steril aufbewahrtem Serum, am besten im Eisschrank, aber auch in Form von Trockenserum. Zum Zustandekommen der Reaktion ist die Anwesenheit von hämolytischem Komplement nicht erforderlich.

Die Isoagglutinine des Menschen werden ebenso wie die Immunagglutinine durch rote Blutkörperchen spezifisch gebunden (LANDSTEINER, HEKTOEN u. v. a.). Das Zustandekommen der eigentlichen Agglutination ist von zwei Faktoren abhängig, einmal von der spezifischen Bindung des Agglutinins an die Blutkörperchen, ferner aber auch von den allgemeinen chemisch-physikalischen Eigenschaften des Serums (LATTES). Die Behauptung von GAY, die Isoagglutination stände in Beziehung zur Resistenz der Erythrocyten, ist von KAHN und OTTENBERG widerlegt worden.

Die Bindung des Isoagglutinins ist von der Temperatur abhängig. Bei Zimmertemperatur wird das Agglutinin gebunden, das Optimum der Bindung liegt bei 0^0. Bei höheren Temperaturen geht das Agglutinin wieder in Lösung (LANDSTEINER, JERVELL, KOECKERT, SIRACUSA, GUTHRIE-PESSEL, DEBENEDETTI, BIALOSUKNIA-HIRSZFELD). Man kann infolgedessen das Agglutinin fast vollständig wiedererhalten, wenn man die agglutinierten Blutkörperchen in physiologische Kochsalzlösung von $45-55^0$ bringt und dann in der Wärme auszentrifugiert (s. Tab. 1).

Tabelle 1. Wiedergewinnung des bei 8^0 an die Blutkörperchen gebundenen Isoagglutinins durch Digestion in physiologischer Kochsalzlösung bei verschiedenen Temperaturen. (Nach JERVELL.)

	Nach $^1/_2$ stündigem Aufenthalt bei						
	8^0	18^0	25^0	37^0	45^0	55^0	62^0
Agglutination durch die überstehende Flüssigkeit (nach Auszentrifugieren der Erythrocyten) ...	—	—	±	+	++	++	+

Es ist demnach durchaus nicht besonders günstig, die Reaktion, wie es die meisten Autoren tun, im Brutschrank vor sich gehen zu lassen, da sie bei gewöhnlicher Temperatur viel leichter eintritt.

2. Allgemeine Technik der Isoagglutinationsreaktion.

Die für die Untersuchung der Isoagglutinationsreaktion angewandte Technik ist bei den einzelnen Autoren sehr verschieden. Sehr oft ist sie nicht einwandfrei und viele Irrtümer sind auf mangelhafte Technik zurückzuführen. Naturgemäß muß sich die Technik den jeweiligen besonderen Aufgaben anpassen. In einem klinischen Fall, in dem es sich darum handelt, so schnell wie möglich einen geeigneten Blutspender für eine Transfusion zu finden, muß man anders vorgehen als wenn man zu gerichtlich-medizinischen Zwecken einen Blutfleck untersucht. Die Besonderheiten der Technik, die sich aus dem jeweiligen praktischen Zweck ergeben, werden in den einschlägigen speziellen Kapiteln besprochen werden.

Hier soll nur auf die allgemeine Technik der Reaktion eingegangen werden. Man kann sie makroskopisch oder mikroskopisch ausführen.

Im ersteren Fall mischt man das Serum in verschiedenen Verdünnungen mit den Blutkörperchen (am besten zu gleichen Teilen mit einer $5^0/_0$igen Blutkörperchenaufschwemmung), und zwar in kleinen Reagensgläsern oder in Uhrschälchen. Nach einiger Zeit (im allgemeinen genügt eine halbe Stunde) kann man dann die Ausflockung und die Klärung der Zwischenflüssigkeit deutlich erkennen. Zur mikroskopischen Untersuchung nimmt man die Vermischung am besten mit der Platinöse auf einem Objektträger vor und untersucht im hängenden Tropfen bei schwacher oder mittlerer Vergrößerung. Man kann dann sehr gut erkennen, ob die Blutkörperchen in Häufchen liegen und wie viele Zellen nicht agglutiniert sind. Für besondere Zwecke kann man auch im gewöhnlichen mikroskopischen Präparat untersuchen. Die meisten Untersucher pflegen die Blutkörperchen in einem Überschuß von physiologischer Kochsalzlösung, eventuell mit Zusatz von $1^0/_0$ Natriumcitrat zu waschen, um sie vom eigenen Plasma zu befreien. Dies ist aber im allgemeinen nicht notwendig, da nach Moss und Brem auf diese Weise auch die im eigenen Plasma enthaltenen Antihämolysine entfernt werden, welche antilytisch wirken und infolgedessen die Isoagglutination klarer hervortreten lassen.

Zweckmäßig benutzt man frische Blutkörperchen. Rous und Turner sowie Mino, Dold, Gonon haben aber auch Vorschriften angegeben, um die roten Blutkörperchen für einige Monate zu konservieren. Als brauchbar hat sich uns die Technik von Mino erwiesen, der das Blut einfach in kleinen sterilen Capillaren aufbewahrt und im Moment des Gebrauches das kleine Gerinnsel in physiologische Kochsalzlösung ausbläst. Dold konserviert die Blutkörperchen im eigenen Serum, Gonon setzt zu Citratblut noch Chinosol (Oxychinolinnatriumsulfat) hinzu.

Rous und Turner nehmen drei Teile Blut, drei Teile isotonische Natriumcitratlösung $(3,8^0/_0ig)$ und fünf Teile isotonische Dextroselösung $(5,4^0/_0ig)$. So behandelte Blutkörperchen sollen sogar noch nach mehreren Wochen zu Transfusionen zu verwenden sein (Robertson O. H., Kambe-Komiya).

Unbedingt muß die Konzentration des Serums berücksichtigt werden. Ist sie zu hoch, so kann es nämlich sowohl bei frischen wie auch bei schnell getrocknetem Serum zu nichtspezifischen Häufchenbildungen kommen, welche eine spezifische Reaktion vortäuschen (Pseudoagglutination Lattes). Um diese Begleiterscheinungen zu vermeiden, empfiehlt es sich, die Reaktion mit zumindest zwei- bis dreifach verdünntem Serum auszuführen. Unbedingt zu verwerfen sind diejenigen Verfahren, bei welchen zu reinem Serum ein Tropfen Vollblut hinzugesetzt wird. Mit flüssigem Serum, welches ohne vorherige Inaktivierung bei 56^0 einige Zeit (24 Stunden bei 37^0 oder 7 bis 8 Tage bei Zimmertemperatur) steril aufbewahrt wurde, erhält man keine Isolyse mehr und vor allem auch keine Pseudoagglutination (Sellards, Lattes). Infolgedessen können derartig behandelte Sera, die man sich als Testsera in kleinen Flaschen aufhebt, unbedenklich auch unverdünnt benutzt werden. Die Pseudoagglutination wird auch dann ausgeschaltet, wenn man die Blutkörperchen nicht einfach in physiologischer Kochsalzlösung aufschwemmt, sondern noch Lecithin in sehr feiner Emulsion zusetzt (Lattes, Debenedetti).

Um die Möglichkeit der Autoagglutination mit Antikörperbindung (Panagglutination; vgl. dies Kapitel Nr. 4) auszuschalten, empfiehlt es sich, die Testsera bei ihrer Gewinnung einige Zeit bei 0^0 mit den roten Blutkörperchen in Kontakt zu lassen.

Ein einfach und bequem herstellbares und gleichzeitig dauerhaftes Beweisstück, insbesondere für forensische Zwecke, kann man sich von der

Objektträgerreaktion verschaffen, wenn man die Präparate antrocknen läßt (CULPEPPER-ABLESON, HOLT-REYNOLDS u a.) oder aber indem man auf direkt untergelegtes lichtempfindliches Papier eine Aufnahme nach dem Schattenbildverfahren G. LINDNERS ausführt (SCHIFF und ADELSBERGER) (Abb. 1)

Quantitativ läßt sich nach ISAACS sowie PRICE-JONES die Stärke der Reaktion bestimmen, wenn man die Reaktion in der Blutkörperchenzähl-kammer ausführt und die Zahl der nichtagglutinierten Blutkörperchen bestimmt.

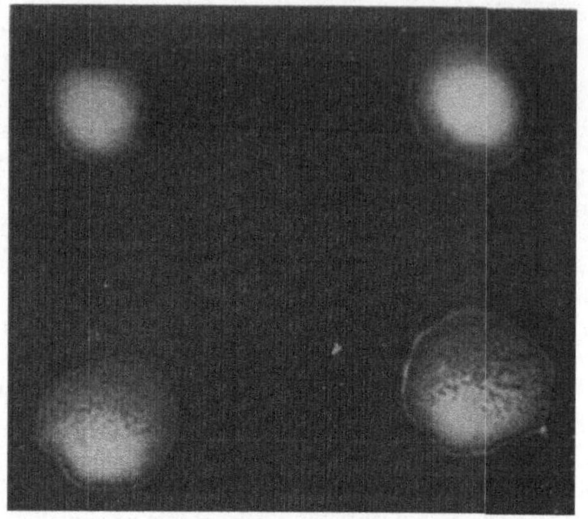

Abb. 1. Schattenbild der Hämagglutination. Oben negativ. Unten positiv.

3. Blutgruppen beim Menschen.

a) Die 4 klassischen Gruppen.

LANDSTEINER hat erkannt, daß die isoagglutinierenden Fähig-keiten nicht bei allen Individuen gleich sind, sondern daß man die Menschen nach ihren Isoagglutininen in Gruppen einteilen kann.

Bestätigt wurden seine Angaben alsbald durch v. DECASTELLO und STURLI, LANGER, BEZZOLA, CAPOGROSSI, LANDSTEINER und LEINER, HEKTOEN, DUDGEON und manche andere. Die von LAND-STEINER aufgestellten Gruppen waren die folgenden: 1. Menschen, deren Blutkörperchen durch Sera der Gruppen 2 und 3 nicht agglutiniert werden, deren Serum aber die Blutkörperchen dieser Gruppen agglutiniert; 2. Menschen, deren Blutkörperchen durch die Sera der Gruppen 1 und 3 agglutiniert werden, und deren Serum die Blutkörperchen der Gruppe 3 agglutiniert; 3. Menschen, deren Blutkörperchen durch die Sera der Gruppen 1 und 2 agglutiniert werden, und deren Serum die Blutkörperchen der Gruppe 2 agglutiniert.

Diesem Schema zufolge müßte jedes menschliche Serum für die geeigneten Blutkörperchen Isoagglutinine besitzen. Bereits aus den ersten Beobachtungen von v. Decastello und Sturli, Hektoen u. a. ergab sich aber, daß dies nicht zutrifft, sondern daß es in seltenen Fällen „Ausnahmen" gibt, nämlich Menschen, deren Serum für keine Art von Blutkörperchen Agglutinine enthält.

Jansky und Moss haben unabhängig voneinander die Bedeutung dieser scheinbaren „Ausnahmen" aufgeklärt. Sie zeigten, daß diese „Ausnahmen" auf der Existenz einer 4. Gruppe beruhen, welche infolge ihrer Seltenheit den früheren Untersuchern entgangen war. Die Sera dieser Gruppe enthalten keinerlei Agglutinin, die Blutkörperchen werden durch das Serum aller übrigen Gruppen agglutiniert.

Es ergibt sich also für die 4 Blutgruppen ein höchst einfaches Schema, das in den beiden nachstehenden Tabellen dargestellt ist.

Tabelle 2 und 3. Schema der Gruppeneinteilung auf Grund der Isoagglutination.

Nach Jansky.

Blutkörperchen	Sera 1	2	3	4
4	+	+	+	−
3	+	+	−	−
2	+	−	+	−
1	−	−	−	−

Nach Moss.

Blutkörperchen	Sera 1	2	3	4
4	−	−	−	−
3	−	+	−	+
2	−	−	+	+
1	−	+	+	+

Diese beiden Tabellen unterscheiden sich nur durch die entgegengesetzte Numerierung der Gruppen 1 und 4; gleichwohl hat die Verschiedenheit der Zählung in der Literatur zu erheblicher Verwirrung geführt. Zahlreiche Autoren benutzen das Schema von Jansky, dessen Priorität anerkannt ist, und das von den amerikanischen Gesellschaften für Immunologie sowie für Pathologie und Bakteriologie offiziell angenommen wurde (s. Isohemagglutination. Recommendation that the Jansky classification be adopted for universal use. Journ. Americ. med. assoc. 76, 130. 1921); viele andere, auch in Amerika (z. B. die Mayoklinik), wenden dagegen das Schema von Moss an.

Tabelle 4. Theorie der Isoagglutination nach Moss.

Gruppen nach JANSKY	Gruppen nach MOSS	1. Theorie von MOSS		2. Theorie von MOSS	
		Agglutinable Substanz der Blutkörperchen	Agglutinine des Serums	Agglutinable Substanz der Blutkörperchen	Agglutinine des Serums
IV	I	A	—	A + B + C	—
II	II	B	a + c	B + C	a
III	III	C	a + b	A + C	b
	IV	—	a + b + c	—	c

Das führt zu einer sehr lästigen Unklarheit beim Vergleich der Arbeiten verschiedener Autoren und bisweilen sogar zu Irrtümern in ein und derselben Arbeit (s. RADVIN und GLENN).

In der vorliegenden Arbeit wird die Zählung von JANSKY angewendet werden. Um die Gruppenbezeichnung aber unmittelbar anschaulich zu machen, sollen neben die Ziffern noch die von v. DUNGERN und HIRSCHFELD[1]) für das Agglutinin und das Agglutinogen angewandten Buchstabensymbole gesetzt werden:

I. $(O\alpha\beta)$; II. $(A\beta)$; III. $(B\alpha)$; IV. (ABo).

---

[1]) Viele Autoren pflegen die Agglutinine mit den kleinen lateinischen Buchstaben a und b zu bezeichnen. Das führt zu Verwirrung, weil es mit den in der Vererbungslehre angewandten Symbolen in Widerspruch steht; auf diese aber muß Rücksicht genommen werden, weil die Blutgruppen erblich sind. Da es sich herausgestellt hat, daß die Agglutinogene A und B dominant vererbt werden, steht nichts im Wege, für sie auch weiterhin die großen Buchstaben anzuwenden, während es gänzlich ungerechtfertigt ist, nach GUTHRIE und seinen Mitarbeitern kleine Buchstaben zu wählen. Kürzlich hat nun HIRSZFELD (polnische Schreibung für HIRSCHFELD) zur endgültigen Vereinheitlichung der Bezeichnungsweise den Vorschlag gemacht, analog den für die dominanten Eigenschaften angewandten Buchstaben A und B die entsprechenden rezessiven Blutkörpercheneigenschaften mit a und b (d. h. also Nicht-A, bzw. Nicht-B) zu bezeichnen, während er die Agglutinine Anti-A und Anti-B nennt. Dieser Vorschlag ist zwar wissenschaftlich einwandfrei, bei den bestehenden Gewohnheiten ist aber zu befürchten, daß durch ihn die Verwirrung noch weiter gesteigert würde. Der Gebrauch der griechischen Buchstaben für die Agglutinine steht übrigens in keinem Gegensatz zu der Ausdrucksweise der Vererbungsforschung.

Die Richtigkeit dieses Gruppenschemas ist bis in die letzte Zeit von der großen Mehrzahl der Autoren auf Grund von Beobachtungen an vielen Tausenden von Gesunden und Kranken bestätigt worden.

Toda hat untersucht, ob die Isoagglutination mit ihrer Gruppeneinteilung auch für die Blutplättchen gilt. Er brachte entweder Sera bekannter Gruppenzugehörigkeit mit Blutplättchenaufschwemmungen verschiedener Menschen oder aber Blutplättchen von Menschen mit bekannter Gruppenzugehörigkeit mit verschiedenen Seris zusammen. Seine Versuche hatten ein völlig negatives Ergebnis.

Eine theoretische Erklärung der 4 Gruppen versuchte zuerst Moss. Er nahm, wie übrigens auch schon Hektoen, an, daß es im Serum drei verschiedene Agglutinine, in den Blutkörperchen drei Agglutinogene gibt. Diese könnten auf zwei verschiedene Arten verteilt sein, wie die beiden Schemata der Tabelle 4 zeigen. Moss hat aber nicht den Versuch gemacht, die Berechtigung der einen oder der anderen Betrachtungsweise experimentell zu erweisen.

v. Dungern und Hirschfeld haben dann die ursprüngliche Vorstellung von Landsteiner sowie von v. Decastello und Sturli wieder aufgenommen und auf die inzwischen nachgewiesenen 4 Gruppen übertragen. Sie fanden, daß sich die tatsächlichen Verhältnisse am besten unter der Annahme von nur zwei Isoagglutininen und zwei Agglutinogenen, die sie mit α und β bzw. A und B bezeichneten, erklären lassen. Es ergibt sich dann für die Gruppen das folgende Schema (s. a. Abb. 2).

Tabelle 5. Theorie der Isoagglutination nach Landsteiner sowie v. Dungern und Hirschfeld.

Gruppen nach Jansky	Gruppen nach Moss	Agglutinable Substanzen der Blutkörperchen	Agglutinine des Serums
IV	I	A + B	—
II	II	A	α
III	III	B	β
I	IV	—	$\alpha + \beta$

Der Beweis für die Richtigkeit dieses Schemas wurde mit Hilfe von elektiven Adsorptionsversuchen erbracht, wie sie bereits

LANDSTEINER und seine Mitarbeiter, ferner auch HEKTOEN angestellt hatten, und die dann neuerdings systematisch von UNGER, KOECKERT, SCHÜTZE, HOOKER und ANDERSON, sowie DYKE durchgeführt worden sind. Es ergab sich unter anderem, daß Blutkörperchen der Gruppe II (A) nach Kontakt mit Serum der Gruppe I (α β) nur Agglutinin α entziehen; die Blutkörperchen der Gruppe III (B) entziehen nur Agglutinin β, die der Gruppe IV (AB) beide

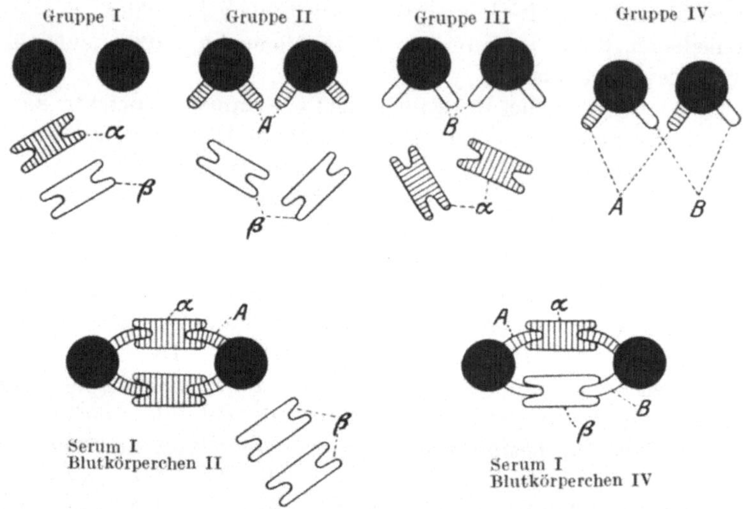

Abb. 2. Schema der Blutgruppen und der spezifischen Adsorption.

Agglutinine (s. Abb. 2); ferner entziehen die Blutkörperchen der Gruppe IV (AB) aus Serum II (β) und aus Serum III (α) die jeweiligen Agglutinine usw.

Die nach den Versuchen von HOOKER und ANDERSON zusammengestellte Tabelle 6 zeigt unter Nichtberücksichtigung der ziemlich schwankenden quantitativen Verhältnisse die Unabhängigkeit der beiden Agglutinine und der beiden Antigene.

Die Selbständigkeit der beiden Agglutinogene und ihr gleichzeitiges Auftreten in Gruppe IV (AB) wurde dann weiter mit Hilfe von Immunisierungsversuchen durch die wichtigen Arbeiten von HOOKER und ANDERSON bestätigt, welche sich an die ersten in dieser Richtung unternommenen Versuche von v. DUNGERN und HIRSCHFELD sowie KOLMER und TRIST anschlossen.

Tabelle 6. Spezifische Bindung der Isoagglutinine.

Serum	Blut-körperchen	Isoagglutination					
		ohne Aus-fällung	Ausgefällt mit Blutkörperchen				
			I (O)	II (A)	III (B)	IV (A + B)	II + III A + B
I ($\alpha\beta$)	I (O)	O	O	O	O	O	O
	II (A)	+	+	O	+	O	O
	III (B)	+	+	+	O	O	O
	IV (A + B)	+	+	+	+	O	O
II (β)	I (O)	O	O	O	O	O	
	II (A)	O	O	O	O	O	
	III (B)	+	+	+	O	O	
	IV (A + B)	+	+	+	O	O	
III (α)	I (O)	O	O	O	O	O	
	II (A)	+	+	O	+	O	
	III (B)	O	O	O	O	O	
	IV (A + B)	+	+	O	+	O	

HOOKER und ANDERSON immunisierten Kaninchen mit menschlichen Blutkörperchen der einzelnen Gruppen (1,0 ccm der Blutkörperchen in $50^0/_0$iger Aufschwemmung. Injektion am 1., 2. und 5. Tag, Blutentnahme am 11. Tage). Natürlich erhielten sie hierbei Sera, welche unspezifisch die Blutkörperchen aller 4 Gruppen agglutinierten, also allgemeine Antimenschensera.

Fällten sie nun diese Sera mit einer bestimmten Sorte Blutkörperchen aus, so wurde ein Teil (nicht alle Kaninchen lieferten geeignete Sera) gruppenspezifisch, verhielt sich also ebenso wie die menschlichen Normalsera. Außerdem konnte in den Blutkörperchen der Gruppe 1 (O $\alpha\beta$) ein besonderes Antigen nachgewiesen werden, welches zur Gruppeneinteilung in keiner Beziehung steht.

In der folgenden Tabelle sind die typischen Experimente der Autoren zusammengestellt.

Es zeigt sich, daß die beiden Agglutinogene und auch die beiden Agglutinine, wenn sie in den Blutkörperchen bzw. im Serum nebeneinander auftreten, ebensogut in gleichen Mengen wie in sehr ungleichen Verhältnissen vorhanden sein können.

Dies stützt auf einem anderen Wege die schon von v. DUNGERN und HIRSCHFELD auf Grund der Erblichkeit der Gruppen vertretene Auffassung von der Unabhängigkeit der beiden Eigenschaften.

Tabelle 7. Unterscheidung der vier Blutgruppen auf Grund von Immunisierungsversuchen (nach HOOKER-ANDERSON).

Kanin-chen	Agglutiniert die Blut-körperchen der Gruppen	Agglutinintiter					
		normal	nach Immunisierung				
			ohne Aus-fällung	ausgefällt mit Blutkörperchen			
				I (O)	II (A)	III (B)	IV (A+B)
	Antiserum gegen Blutkörperchen I (O).						
81	I (O)	2	512	2	512	512	256
	II (A)	2	256	2	4	8	< 2
	III (B)	2	256	< 2	4	4	< 2
	IV (A + B)	2	256	< 2	4	4	< 2
	Antiserum gegen Blutkörperchen II (A).						
77	I (O)	2	256	< 8	8	8	< 8
	II (A)	2	512	512	8	512	< 8
	III (B)	2	256	8	8	< 8	< 8
	IV (A + B)	2	512	512	8	256	< 8
	Antiserum gegen Blutkörperchen III (B).						
80	I (O)	2	256	< 4	< 4	< 4	< 4
	II (A)	16	256	256	< 4	8	< 4
	III (B)	8	2048	2048	1024	< 8	< 4
	IV (A + B)	16	2048	2048	1024	4	< 4
	Antiserum gegen Blutkörperchen IV (A + B).						
85	I (O)	2	2048	< 4	< 4	4	< 4
	II (A)	8	4096	4096	< 4	4096	< 4
	III (B)	2	2048	1024	1024	4	< 4
	IV (A + B)	8	4096	2048	2048	2048	< 4

b) Die hypothetischen weiteren Agglutinin-Agglutinogenpaare.

Obwohl die Einteilung der Menschheit in 4 Blutgruppen allgemein anerkannt und geradezu klassisch geworden ist, so liegen doch von einigen Seiten Beobachtungen über vereinzelte Fälle vor, die sich in eine der Blutgruppen nicht einreihen ließen oder sogar mit der Gruppeneinteilung überhaupt nicht vereinbar waren. So fehlten z. B. bisweilen Reaktionen, die theoretisch zu erwarten waren, in anderen Fällen bestand „Interagglutination" zwischen Personen, die zur gleichen Gruppe gehörten, oder es wurden auch Blutkörperchen der Gruppe I, die als nicht agglutinabel gelten, agglutiniert. Auch fanden sich Sera, die nach Ausfällung mit Blutkörperchen einer bestimmten Gruppe noch Agglutinine für andere Blutkörperchen der gleichen Gruppe behielten.

Gegen einen erheblichen Teil dieser Befunde läßt sich nun allerdings einwenden, daß die Technik der Untersuchung vielleicht nicht einwandfrei war. Bedenkt man, daß in den einzelnen Fällen der Agglutiningehalt sehr verschieden sein kann, so ließe sich das Fehlen von theoretisch zu erwartenden Reaktionen darauf zurückführen, daß die angewandte Methode zum Nachweis schwacher Reaktionen zu wenig empfindlich war. Bei den mit dem Schema in Widerspruch stehenden positiven Reaktionen könnte man annehmen — und für einen Teil der Fälle trifft das sicher zu —, daß sie nur durch Pseudoagglutination vorgetäuscht wurden. Auch könnte es sich bei den Abweichungen vom Schema in manchen Fällen um eine auf extremen quantitativen Abweichungen oder Überlagerung durch andersartige Erscheinungen beruhende „Maskierung" der wirklichen Gruppe handeln. Dieser Ansicht sind in der Tat eine Anzahl von Autoren, insbesondere in Amerika gewesen, und im Anschluß an unglücklich verlaufene Bluttransfusionen hat sich demgemäß auch in einigen Fällen herausgestellt, daß bei der Eingruppierung Irrtümer aus den ebengenannten Ursachen unterlaufen waren. Nach Ansicht derjenigen Autoren, die sich mit diesen Fragen am meisten beschäftigt haben, ist das Problem mit einer derartigen vorgefaßten Meinung aber nicht abgetan; sie erkennen vielmehr an, daß, wenn auch selten, wirkliche innerlich begründete Abweichungen vom Gruppenschema oder doch wenigstens Untergruppen vorkommen und daß hierauf manche Mißerfolge bei Transfusionen zurückzuführen seien.

Hauptsächlich handelt es sich dabei um die Frage nach qualitativen Unterschieden innerhalb einer Gruppe und nach eventuell vorhandenen Untergruppen.

Die Untersuchungen von GUTHRIE und HUCK haben versucht, eine Erklärung dieser Frage herbeizuführen.

Die Lehre von den 4 klassischen Blutgruppen müßte auf Grund dieser Untersuchungen in wichtigen Punkten abgeändert werden. Vor allem fanden GUTHRIE und HUCK[1]), daß für manche Sera die allgemein anerkannte Regel, nach der neben einem bestimmten

---

[1]) Leider bringt diese Arbeit eine bedauerliche Verwirrung in der Bezeichnungsweise. Im Gegensatz zu der allgemein üblichen Bezeichnung verwenden die Autoren nämlich für das Agglutinogen kleine, für das Agglutinin große Buchstaben. Außerdem bedeutet bei ihnen b das Agglutinogen der (bei uns häufigeren) Gruppe II, a dasjenige der (selteneren) Gruppe III, während für gewöhnlich das erstere mit A, das letztere mit B bezeichnet

Blutkörperchenagglutinogen ein bestimmtes für die eigenen Blutkörperchen unwirksames Serumagglutinin zu erwarten ist, nicht gilt. Sie sahen nämlich eine Blutprobe, deren Blutkörperchen zum Typus B (III) gehörten, während das Serum die untersuchten Blutkörperchen vom Typus II (A) und IV (AB) sämtlich nicht agglutinierte, ebensowenig selbstverständlich auch die von III (B). Dies Serum verhielt sich also wie ein solches der Gruppe IV.

Es liegen hier also defektive Reaktionen vor, wie sie auch schon von anderen Autoren beobachtet worden sind. GUTHRIE und HUCK weisen daraufhin, daß von biologischen Kombinationen (d. h. solchen, bei denen Agglutinogen und korrespondierendes Agglutinin nicht nebeneinander vorkommen) zwischen 2 Agglutininen und 2 Agglutinogenen nicht nur 4 (entsprechend den 4 klassischen Gruppen), sondern 9 möglich sind (Tab. 8). Eine der fehlenden 5 Gruppen wollen sie auch wirklich beobachtet haben; den gleichen Befund beschrieb kürzlich TEBUTT. Er möchte ihn wahrscheinlicher auf die Atrophie einer physiologischen Eigenschaft als auf angeborenen Defekt zurückführen.

Tabelle 8.

	Klassische Gruppe	Agglutinogen	Agglutinin
1.	I	0	$\alpha\beta$
2.		0	α
3.		0	β
4.		0	o
5.	II	A	β
6.			o
7.	III	B	α
8.			o
9.	IV	AB	o

Die Autoren sind im Zweifel, ob diese 9 Kombinationen als 9 besondere Gruppen oder aber als Varianten oder Untergruppen anzusehen sind.

---

wird. Bei den nachstehenden Ausführungen sind alle diese Bezeichnungen richtig gestellt worden, so daß die Buchstabensymbole sich nicht mit denen von GUTHRIE und HUCK decken. Es bedeuten also im folgenden A und B die Agglutinogene (A der II, B der III. Gruppe in der gewöhnlichen Bezeichnung) und α und β die mit diesen reagierenden Agglutinine; die Zählung entspricht der von JANSKY.

Nach meiner Ansicht ist hier ein Zweifel nicht möglich; es handelt sich um typische Untergruppen, soweit nicht überhaupt das Fehlen des Agglutinins nur vorgetäuscht oder durch quantitative Verhältnisse bedingt ist. Das, was in erster Linie als für das Individuum charakteristische Eigenschaft des Blutes zu gelten hat, ist meiner Auffassung nach das Verhalten des Agglutinogens. Hier handelt es sich um eine, wie wir noch sehen werden, unveränderliche, von vornherein vorhandene, erbliche Eigentümlichkeit. Dagegen entwickelt sich das Agglutinin erst im Laufe der Zeit und außerdem ist der Grad seiner Wirksamkeit von verschiedenen äußeren Einflüssen nicht ganz unabhängig.

Die Tatsache, daß ein erwartetes Agglutinin bisweilen fehlt oder, besser gesagt, nicht nachzuweisen ist, genügt noch nicht, um die im wesentlichen auf das Verhalten der Agglutinogene gegründete Gruppeneinteilung umzustoßen. Höchstens könnten Varietäten oder Untergruppen vorliegen, wie sie in Tab. 8 aufgeführt sind. Ob es sich hier um eine dauernde Eigenschaft oder eine vorübergehende Erscheinung handelt, ist noch unbekannt.

Diese auch in praktischer Hinsicht interessanten Besonderheiten würden selbst dann, wenn sie sicherer begründet wären, nicht gegen die Brauchbarkeit der traditionellen Gruppeneinteilung sprechen.

Von weit größerer Tragweite wären die weiteren Untersuchungen von GUTHRIE und HUCK, in denen sie sich nicht auf einfache Agglutinationsproben beschränkten, sondern auch die elektive Absorption heranzogen.

Einige entsprechende Beobachtungen waren auch schon von v. DUNGERN und HIRSCHFELD und von SCHÜTZE gemacht worden. Aus diesen ging hervor, daß ein Serum α oder $\alpha\beta$ nach Adsorption mit einer bestimmten Sorte von Blutkörperchen der Gruppe A noch andere Blutkörperchen der Gruppe A zu agglutinieren imstande war. Bei diesen letzteren schien also noch ein anderes supplementäres Antigen vorhanden zu sein. GUTHRIE und HUCK kamen zu dem gleichen Schlusse.

Sie fanden ein Blut, dessen Serum für die Blutkörperchen von 26 Angehörigen der Gruppe II (A), 14 Angehörigen der Gruppe III (B) und 7 der Gruppe IV (AB) unwirksam war. Dagegen agglutinierte es einwandfrei die Blutkörperchen eines anderen Menschen, der zur Gruppe II (A) gehörte. Den Schluß, daß es sich hier um ein neues Agglutinogen und ein neues Agglutinin handle, zogen sie auf Grund von Absorptionsversuchen, wie aus der nachstehenden Tabelle hervorgeht (Tab. 9).

Tabelle 9. (Nach GUTHRIE und HUCK).

Serum	Absorbiert mit Blutkörperchen	Nachherige Agglutination mit Blutkörperchen			
		Gr. IV (Y. O.)	Gr. II (H)	Gr. II (D. J.)	Gr. III (L. K.)
Gr. III (L. K.)	Gr. IV (Y. O.)	0	0	+	0
,, ,,	Gr. II (H.)	0	0	+	0
,, ,,	Gr. II (D. J.)	0	0	0	0
Gr. I (J. D.)	Gr. IV (Y. O.)	0	0	+	0
,, ,,	Gr. II (H.)	+	0	+	+
,, ,,	Gr. II (D. J.)	+	0	0	+
,, ,,	Gr. III (L. K.)	+	+	+	0

Hieraus ergibt sich nach der Ansicht von GUTHRIE und HUCK, daß die gewöhnlich zur Gruppe II (A) gerechneten Blutkörperchen von zweierlei Art sein können. Die eine soll nur ein Agglutinogen A enthalten, die andere außerdem noch ein zweites Agglutinogen, welches man der Einheitlichkeit halber mit C bezeichnen könnte und welches mit einem entsprechenden Agglutinin γ zu reagieren imstande wäre.

Bei der Durchsicht ihrer eigenen Feststellungen sowie auch derjenigen der zahlreichen früheren Autoren haben GUTHRIE und HUCK zuerst behauptet, daß kein Anlaß vorliege, noch weitere Isoagglutinogene oder Isoagglutinine anzunehmen.

Sie wollten mit anderen Worten mit der Annahme von drei Agglutinogenen und drei Agglutininen alle beobachteten Kombinationen erklären, auch diejenigen, die zunächst den Eindruck von nicht in das Viergruppenschema passenden Ausnahmen gemacht hatten.

Die Versuche von GUTHRIE und HUCK und ihre Deutung haben durch COCA und KLEIN eine Bestätigung erfahren. Diese Autoren nehmen gleichfalls an, daß ein drittes Isoagglutinogen-Agglutininpaar existiert; außer den von GUTHRIE und HUCK bereits beobachteten Formeln (Bγ, Baγ, ACβ, Oa$\beta\gamma$) wollen sie noch eine weitere, ABC, als existierend nachgewiesen haben.

LANDSTEINER und WITT haben seither ein Blut mit der Formel ABγ beschrieben.

Diese Untersuchungen geben indessen keine Veranlassung, die allgemeine Theorie der Gruppen umzustoßen, sondern sie würden nur eine einheitliche und einfache Deutung für bisher nicht sicher erklärte Unregelmäßigkeiten ermöglichen. Wie die Zahl der Gruppen geändert werden müßte, ergibt sich aus einer Tabelle von GUTHRIE und HUCK, die nachstehend mit einigen Abänderungen wiedergegeben sei; aus den bereits genannten Gründen sind die Agglutinogene zur Grundlage der Einteilung gewählt worden, während je nach dem Verhalten der Agglutinine Untergruppen angenommen wurden.

Tabelle 10.

Alte Blutgruppen (nach JANSKY)	Neue Gruppen (Agglutinogene)	Untergruppen (Agglutinine)
I	1. O	1. $O\alpha\beta\gamma$ 2. $O\alpha\beta$ 3. $O\alpha\gamma$ 4. $O\beta\gamma$ 5. $O\alpha$ 6. $O\beta$ 7. $O\gamma$ 8. Oo
	2. C	1. $C\alpha\beta$ 2. $C\alpha$ 3. $C\beta$ 4. Co
II	3. A	1. $A\beta\gamma$ 2. $A\beta$ 3. $A\gamma$ 4. Ao
	4. AC	1. $AC\beta$ 2. ACo
III	5. B	1. $B\alpha\gamma$ 2. $B\alpha$ 3. $B\gamma$ 4. Bo
	6. BC	1. $BC\alpha$ 2. BCo
IV	7. AB	1. $AB\gamma$ 2. ABo
	8. ABC	1. $ABCo$

Die angeblich beobachteten Formeln sind unterstrichen.

Theoretisch gäbe es also 8 Gruppen. Man sieht ohne weiteres, daß es sich um die alten vier Gruppen handelt, deren jede durch eine weitere mit dem Agglutinogen C sozusagen verdoppelt ist.

Nimmt man die neue Theorie von GUTHRIE und HUCK an, so muß offenbar jede dieser Gruppen für sich selbständig sein. Denn es wäre nicht zulässig, noch weiter in ein und derselben Gruppe Blutsorten zu vereinigen, die bei der Transfusion zu schweren Schädigungen führen könnten, oder auch nur im Reagensglasversuch Interagglutination ergäben.

Trotz dieser theoretischen Erwägungen haben einige Autoren (CLARK, STILLMANN, LATTES, BÉCART) bei der Besprechung dieser Versuche und ebenso COCA und KLEIN anläßlich der Wiedergabe ihrer eigenen Experimente es nicht für zweckmäßig gehalten, die klassische Einteilung in vier Blutgruppen aufzugeben; vom praktischen Standpunkt aus empfehlen sie vielmehr, die Blutsorten, die das hypothetische dritte Agglutinogen enthalten, als Spezialfälle der eigentlichen alten Gruppen anzusehen. Hierfür spricht auch der Umstand, daß einigermaßen häufig die erwähnte Unterteilung nur in der zweiten Gruppe gefunden wurde, während der Nachweis des selbständigen Auftretens des dritten Agglutinogens noch niemals gelungen ist. Übrigens gebrauchen auch GUTHRIE und HUCK, obwohl sie ja selbst den Versuch gemacht haben, die Unzulänglichkeit der Viergruppentheorie nachzuweisen, in ihrer Arbeit immer noch nicht nur die Nomenklatur, sondern auch die Grundgedanken der alten Lehre.

Bei ihren weiteren Untersuchungen wollen nun aber GUTHRIE und seine Mitarbeiter ein viertes und fünftes Agglutinogen-Agglutininpaar gefunden haben. Falls sich dies bestätigen sollte, so müßten offenbar angesichts der Vermehrung der Isoagglutinationselemente die Anzahl der verschiedenen mathematisch und biologisch möglichen Kombinationen so stark zunehmen, daß den Gruppierungen jeder praktische Wert genommen würde.

Für die Beobachtungen von GUTHRIE und HUCK sowie COCA und KLEIN, und für entsprechende weitere von LANDSTEINER und WITT, LATTES und CAVAZZUTI ist nun aber die Annahme von weiteren Agglutinogen-Agglutininpaaren durchaus nicht die einzig Erklärungsmöglichkeit. Es bestehen hier überhaupt noch berechtigte Zweifel. COCA und KLEIN ist es schon aufgefallen, daß in der prozentualen Häufigkeit der Formel AC zwischen ihnen ($78^0/_0$ AC) und GUTHRIE und HUCK (etwa $25^0/_0$ AC) erhebliche Unterschiede bestehen. LATTES und CAVAZZUTI fanden etwa in $50^0/_0$ das hypothetische AC. Sehr überraschend ist auch, daß $75^0/_0$ der Sera der Gruppe I das hypothetische Isoagglutinin γ enthalten, welches bisher der Beobachtung entgangen sein müßte, ferner die Tatsache, daß bei denjenigen der klassischen Gruppen, bei denen die abweichenden Agglutinogene einigermaßen häufig sind, ungewöhnliche Agglutinine vollkommen fehlen, während das Gegenteil für die anderen beiden Gruppen (I und III) gilt.

Tatsächlich ist nun für die wichtigsten Beobachtungen, auf die GUTHRIE und HUCK sich stützen, nämlich erstens die Existenz gewisser Sera der Gruppe III, die nur mit bestimmten Blutkörperchen der Gruppe II reagieren, zweitens die Existenz von Seris der Gruppe I, die nach Absorption mit bestimmten Blutkörperchen der Gruppe II zwar nicht mehr diese, wohl aber noch andere

Blutkörperchensorten der Gruppe II agglutinieren, eine Erklärung nicht nur auf qualitativer Grundlage (Annahme eines dritten Agglutinogens), sondern auch auf quantitativer möglich.

Mino hat die Ansicht ausgesprochen, daß die erwähnten Versuche mit erheblichen Unterschieden in der Agglutinabilität der Erythrocyten (die nach seiner Auffassung offenbar in engem Zusammenhang mit ihrer Bindungsfähigkeit steht) zu erklären seien. Es müßte also ein Serum, das nach Vorbehandlung mit einer möglichst kleinen Menge von schwer agglutinablen Blutkörperchen für diese unwirksam geworden ist (derartig sind Guthrie und Huck sowie Coca und Klein bei ihren Versuchen vorgegangen), andere leicht agglutinable Blutkörperchen derselben Gruppe noch gut agglutinieren, ganz ebenso wie ein von vornherein sehr agglutininarmes Serum nur besonders empfindliche Blutkörperchen agglutinieren würde.

Tatsächlich fehlt nun bei den Versuchen von Guthrie und Huck die Angabe des Agglutinationstiters der nicht vorbehandelten Sera für die verwendeten Blutkörperchen.

Mino hat nun die Versuche von Guthrie und Huck in ihren Einzelheiten mit den gleichen Ergebnissen wiederholt, gleichzeitig aber diese bisher fehlenden Titerwerte bestimmt. Dabei ergab sich, daß die Annahme eines dritten Agglutinogens überflüssig ist.

Tabelle 11.

Serum Barb. Gruppe III (α)	Titer für verschiedene Blutkörperchen der Gruppe II (A)		
	Tod.	250	
	Rub.	150	
	Gai.	75	

Serum Barb. nach Vorbehandlung mit Blutkörperchen	Agglutination der Blutkörperchen		
	Tod.	Rub.	Gai.
Gai.	$++$	$+$	$-$
Rub.	$+$	$-$	$-$
Tod.	$-$	$-$	$-$

Außerdem muß es, falls die Unterschiede zwischen den Blutkörperchen der gleichen Gruppe ausschließlich quantitativer Natur sind, offenbar möglich sein, die Agglutinine durch Veränderung der Dosis und Wiederholung der Absorption völlig zu entfernen. Wie weit das der Fall ist, zeigen die nachstehenden Versuche von Lattes und Cavazzuti.

Serum der Gruppe I (Cavaz.) (hypothetisch $\alpha\beta\gamma$) wird ausgefällt mit Blutkörperchen der Gruppe II (Bianch.) (hypothetisch reines A), Kontakt 24 Stunden. Zwei Teile Serum werden mit einem Teil Blutkörperchen 24 Stunden in Kontakt gelassen. Das vorbehandelte Serum gibt mit verschiedenen Sorten Blutkörperchen die folgenden Resultate:

Tabelle 12.

1. Serum Cavaz. einmal ausgefällt		Agglutination
+ Blutk.	Bianch. Gruppe II (hypoth. A)	—
+ ,,	Giov. Gruppe III (B)	+
+ ,,	Sch. II (hypoth. AC)	+
+ ,,	Str. II (hypoth. AC)	+
+ ,,	Cord. II (hypoth. AC)	+

Dasselbe Serum wird zum zweiten Mal ausgefällt, und zwar 10 Stunden lang mit zwei Teilen des gleichen Sediments von Blutkörperchen Bianch. II. Die erneute Prüfung ergab nun:

2. Serum Cavaz. zweimal ausgefällt		Agglutination
+ Blutk.	Bianch. II	—
+ ,,	Giov. III	+
+ ,,	Sch. II	—
+ ,,	Str. II	—
+ ,,	Cord. II	—

Auch diese Versuche weisen darauf hin, daß die Unterschiede zwischen den verschiedenen Blutkörperchen A in Wirklichkeit quantitative sind, und sprechen demnach gegen die Erklärung von Guthrie und Huck.

Ganz kürzlich sind die Autoren auf diese Frage wieder zurückgekommen. Sie versuchten durch immunisatorische Erzeugung gruppenspezifischer Heteroagglutinine beim Kaninchen (nach Hooker und Anderson) die qualitativen Unterschiede der verschiedenen Blutarten A nachzuweisen. Aber auch bei diesen Versuchen haben sie die Bindung mit den kleinsten wirksamen Dosen der vermeintlichen Blutkörperchen rein-A ausgeführt, und der nachträglich noch vorhandene Titer für die vermeintlichen Blutkörperchen AC war viel niedriger, als eigentlich erwartet werden mußte. Das Versuchsergebnis läßt sich befriedigend unter der Annahme quantitativer Unterschiede in den antigenen Fähigkeiten wie auch im Bindungsvermögen der Blutkörperchen erklären.

Dies ist um so wahrscheinlicher, als die Autoren selbst die von ihnen nicht weiter erklärte Beobachtung machten, daß „bei zu intensiver oder wiederholter Adsorption des einen Agglutinins ebenso der Titer des anderen abnahm".

Die Mehrzahl dieser Beobachtungen läßt sich, wie LATTES und CAVAZZUTI gezeigt haben, leicht auf quantitative Unterschiede der Blutkörpercheneigenschaften (Agglutinabilität, Avidität gegenüber dem Agglutinin, Antigengehalt) und der Serumagglutinine zurückführen.

Dagegen genügt für andere Beobachtungen, so von GUTHRIE und PESSEL, BIALOSUKNIA und HIRSZFELD, LANDSTEINER und WITT, SUCKER und auch von LATTES und CAVAZZUTI eine derartige Erklärung nicht; es handelt sich hier entweder um Agglutinationen innerhalb der gleichen Blutgruppe oder aber durch Sera der Gruppe IV, die nach dem Schema keine Isoagglutinine enthalten dürften.

LATTES und CAVAZZUTI haben ein derartiges Blut gründlichst und unter Heranziehung aller überhaupt nur in Frage kommenden Verfahren untersucht. (Spezifizität, Verdünnung, Ausfällung, Bindung und Wiederabsprengung des Agglutinins in der Kälte, Lezithinzusatz); sie konnten zeigen, daß keine echte spezifische Agglutination, sondern nur Pseudoagglutination vorlag. Auch bei anderen Autoren stellte es sich heraus, daß derartige atypische Reaktionen nur bei niederer Temperatur eintraten, daß sie zumeist sehr schwach waren und daß es oftmals zu Geldrollenbildung kam.

Es handelt sich um unspezifische Erscheinungen, die in enger Beziehung zur Autoagglutination stehen, mit der wir uns später noch zu beschäftigen haben. Wie bei der letzteren können vielleicht auch hier Bindungen bei 0^0 auftreten (HIRSZFELD). Um eine Autoagglutination (die man genauer besser als Pseudo- bzw. Pan-agglutination bezeichnen würde) auszuschließen, genügte es nicht, wie GUTHRIE und PESSEL wollen, daß das fragliche Serum die Blutkörperchen der gleichen Person nicht agglutiniert: denn die Blutkörperchen verschiedener Menschen können auch für die unspezifische Agglomeration ungleich empfänglich sein.

Obgleich in der Literatur einzelne mit der Viergruppeneinteilung unvereinbare Agglutinationsreaktionen ziemlich oft beschrieben sind, so steht bis heute doch der wirkliche Beweis dafür, daß es sich um echte Isoagglutination handelt, noch aus, weil die jetzt bekannten Fehlerquellen nicht genügend berücksichtigt worden sind.

Demnach ist es, nach allem, was wir bisher wissen, höchstwahrscheinlich, daß es sich um unspezifische Pseudoagglutination, also um einen von Grund auf verschiedenen Vorgang handelt.

Bis auf weiteres kann demnach die Hypothese der weiteren Agglutinogen-Agglutininpaare nicht allgemein anerkannt werden, wir müssen vielmehr unverändert an der Viergruppentheorie festhalten. Zur Bestimmung der Gruppen empfiehlt es sich mit Rücksicht auf die möglichen Schwankungen im Agglutiningehalt, in erster Linie die Agglutinogene zu untersuchen, und zwar mit Hilfe von Testseris, welche kräftige spezifische Agglutinine enthalten.

4. Beziehungen zwischen Isoagglutination und Autoagglutination.

Unzweifelhaft hat die eben besprochene Einteilung in Gruppen die von LANDSTEINER zuerst ausgesprochene Regel zur Voraussetzung, daß ein Serum niemals Agglutinine gegen die Blutkörperchen des eigenen Blutes enthält. Gleichzeitig mit dem Antigen A kann also das Agglutinin α nicht auftreten, gleichzeitig mit dem Antigen B nicht das Agglutinin β. Alle theoretischen und praktischen Betrachtungen über die Blutgruppen setzen als bewiesen voraus, daß es eine normale Autoagglutination nicht gibt. Klinische und experimentelle Beobachtungen haben aber gelehrt, daß in manchen Fällen eine Autoagglutination vorkommt; es muß deshalb die Frage geklärt werden, welche Beziehungen zwischen dieser und dem Phänomen der Isoagglutination bestehen.

Im Gegensatz zu dieser letzteren ist die Autoagglutination eine besonders unter pathologischen Bedingungen auftretende Erscheinung. Einige Autoren haben ihr sogar Bedeutung für die Differentialdiagnose bestimmter Krankheiten zugeschrieben (z. B. bei erworbenem hämolytischen Ikterus und Trypanosomiasis); man trifft sie aber als vorübergehendes Symptom bei den allerverschiedensten Erkrankungen, bei Pneumonie, Anämie, Tuberkulose, Epilepsie, Syphilis, Leukämie, Malaria, Typhus, Carcinom, manchen Infektionskrankheiten usw.

Dasselbe ergibt sich auch aus den Beobachtungen der letzten Jahre über die Senkungsgeschwindigkeit der Erythrocyten im eigenen Plasma, die in Zusammenhang mit den wechselvollen Erscheinungen der Autoagglutination je nach den verschiedenen

Krankheitszuständen schwankt (Literatur siehe in der Monographie von FAHRAEUS).

Auch bei Tieren ist Autoagglutination beobachtet worden, so von KLEIN, WALSH beim Pferde, von LANDSTEINER beim Kaninchen, von OTTENBERG und THALHIMER bei der Katze.

Überdies wollen ROBERTSON und ROUS sowie LUSENA beim Kaninchen experimentell durch Transfusion sowie durch Aderlaß Autoagglutination hervorgerufen haben, ferner BOND und CARERI beim Schaf durch einfaches Stehenlassen des Blutes.

Die Untersuchungen, ob es sich bei dieser Autoagglutination ebenfalls um eine Antigenantikörperreaktion handelt, haben zu widersprechenden Ergebnissen geführt. ROUS und ROBERTSON haben eine elektive Bindung beobachtet; aber aus ihren letzten Arbeiten ergibt sich, daß das in ihren Versuchen aufgetretene Phänomen im wesentlichen nicht auf einer Autoagglutination beruht; es handelt sich vielmehr um eine Reaktion zwischen den im Kaninchen noch zirkulierenden „Isoblutkörperchen" und Immunisoagglutininen, die auf die Zufuhr der „Isoblutkörperchen" hin gebildet wurden.

LANDSTEINER wollte, und zwar nur bei 0^0, eine gewisse, wenn auch nicht völlig spezifische Bindung beobachtet haben. CAPOGROSSI, WALSH sahen dagegen keinerlei Bindung und auch LATTES vermißte sie in einem Fall von besonders ausgesprochener und charakteristischer Autoagglutination beim Menschen. BOND meinte, bei der Autoagglutination von altem Blut Bindung gesehen zu haben, die Untersuchungen von CARERI haben seine Beobachtungen aber nicht bestätigt.

Nach HIRSZFELD und BIALOSUKNIA-HIRSZFELD sowie MINO wäre die Autoagglutination in der Kälte einschließlich der Bindung eine banale physiologische Erscheinung, die für gewöhnlich nur zwischen 0^0 und 5^0 auftritt. In einzelnen Fällen ist die Wärmeamplitude der Reaktion größer, d. h. die Reaktion kann noch bei höheren Temperaturen vor sich gehen, gewöhnlich aber verschwindet sie bei der physiologischer Temperatur von 37^0. Diese Verbreiterung der Wärmeamplitude, die die Grundlage für die Autoagglutination im klinischen Sinne abgibt, wäre eine reine Konstitutionserscheinung, der keinerlei Bedeutung als Krankheitssymptom zukäme.

Auf das Wesen der Autoagglutination, einem nach BORDET (Traité de l'immunité) von den echten Antigen - Antikörperreaktionen wesensverschiedenen Vorgang mit ganz anderem Reaktionsmechanismus, wird Licht geworfen durch die Beobachtungen von ASCOLI, LANDSTEINER, DUDGEON, LATTES.

Diesen Autoren fiel es auf, daß man bei der Autoagglutination, vor allem bei gewissen Versuchsanordnungen, bei denen das Phänomen nicht so intensiv auftritt, z. B. Verdünnung des Serums oder Erhöhung der Temperatur, regelmäßig in stärkerem oder geringerem Grade die wohlbekannte Anordnung der Blutkörperchen in Geldrollen beobachten kann.

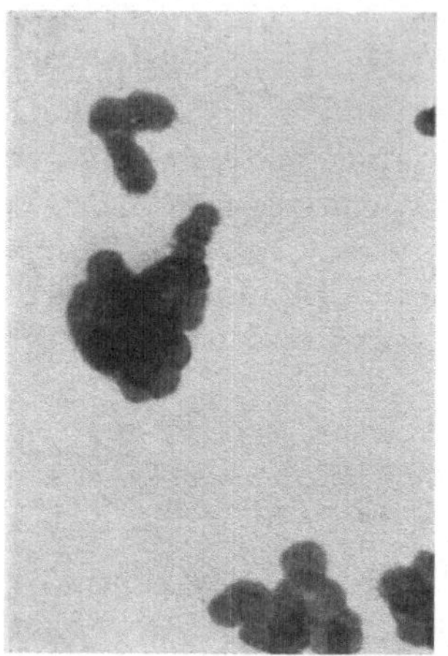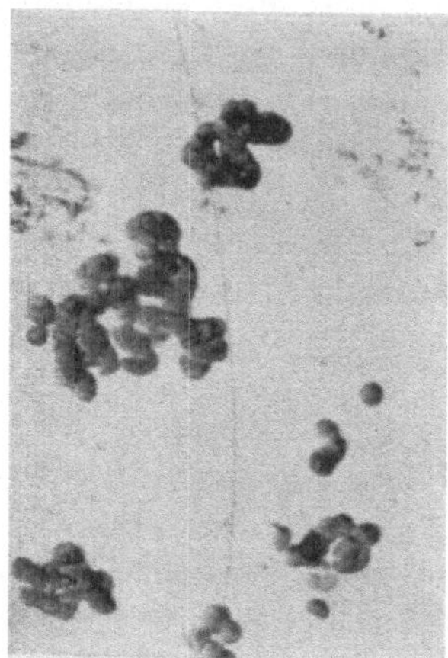

Abb. 3. und 4. Geldrollen innerhalb der Blutkörperchenhäufchen bei Autoagglutination.

Anläßlich seiner eigenen klinischen Beobachtungen weist DUDGEON darauf hin, daß sich „echte" Agglutination bei frisch dem Körper entnommenen Blut nicht findet. Es gibt lediglich, und zwar nur in pathologischem Blut, eine Häufchenbildung der Geldrollen (rouleaux). Bei einigen Krankheiten tritt diese Erscheinung besonders deutlich hervor, aber die aus Geldrollen zusammengesetzten Häufchen sind mit den bei der echten Agglutination der Blutkörperchen auftretenden nicht identisch.

Ebenso haben auch ROUS und ROBERTSON bei ihren Versuchen über Autoagglutination gesehen, daß „die Neigung zur Autoagglomeration so stark wurde, daß die zuerst vorhandenen Geldrollen sich nach kürzester Zeit in unregelmäßige Häufchen verwandelten".

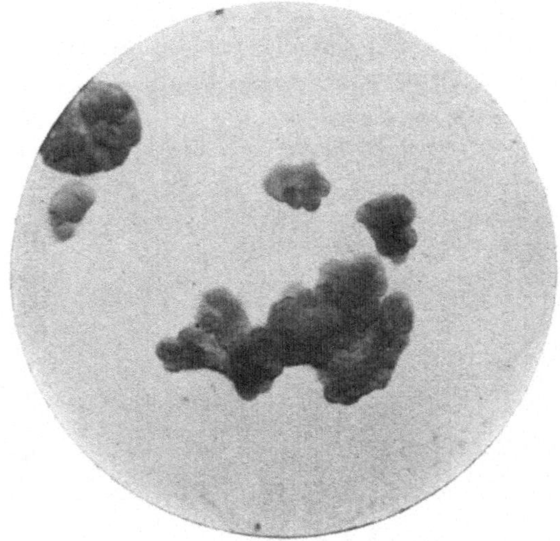

Abb. 5. Autoagglutination. Konzentriertes Serum.

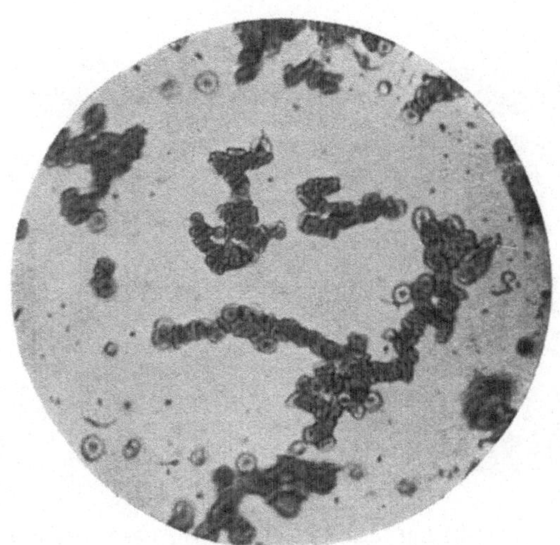

Abb. 6. Autoagglutination. Serumverdünnung 1:2.

L. Lattes hat bei seinem klinisch beobachteten Fall von ganz ungewöhnlich intensiver Autoagglutination nicht nur in manchen der im unverdünnten Serum aufgetretenen Häufchen Spuren von Geldrollen gefunden (Abb. 3—4), sondern auch den Beweis geführt,

daß die Autoagglutination ihrem Wesen nach mit der Geldrollenbildung identisch war und einfach eine Verstärkung derselben be-
deutete. Eine mäßige Verdünnung des Serums (1 : 2) genügte·

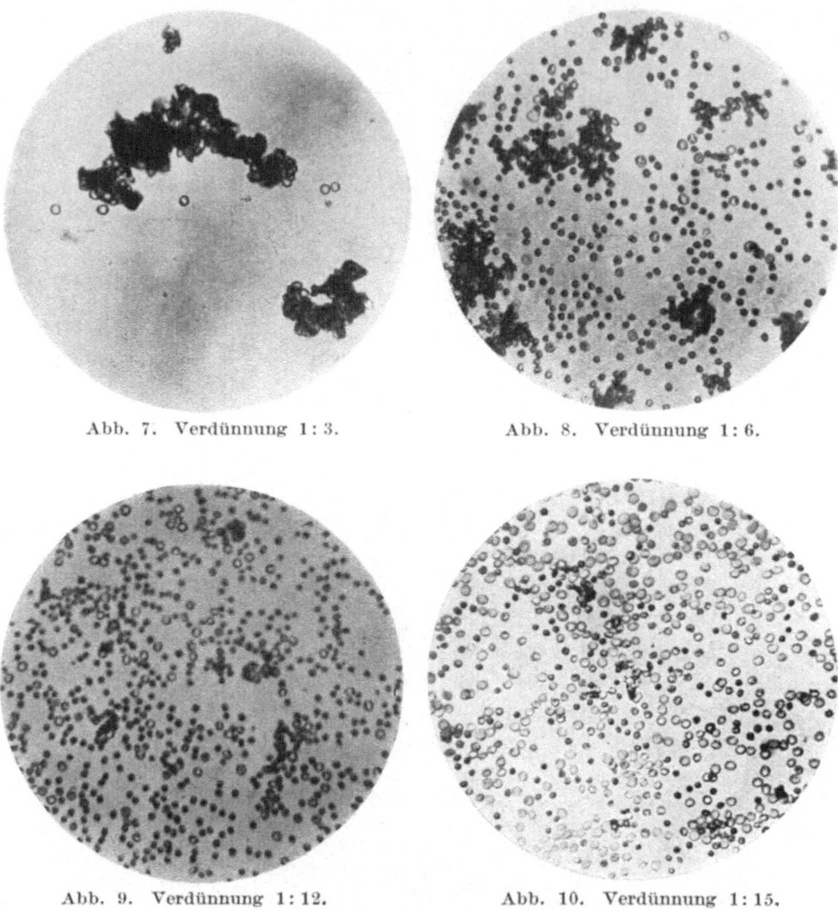

Abb. 7. Verdünnung 1 : 3.   Abb. 8. Verdünnung 1 : 6.

Abb. 9. Verdünnung 1 : 12.   Abb. 10. Verdünnung 1 : 15.

Abb. 7—10. Einfluß der Verdünnung auf die Isoagglutination.

dazu, daß die Blutkörperchen anstatt Häufchen zu bilden, wo-
durch eine echte Agglutination vorgetäuscht wurde (Abb. 5), sich
in langen typischen Geldrollen anordneten (Abb. 6).

Wenn man dagegen ein echtes agglutinierendes Serum fortschreitend verdünnt, so nimmt zwar die Intensität der Verklumpung

allmählich ab und die Anzahl der freien Blutkörperchen zu, aber niemals sieht man Geldrollen (vgl. Abb. 7—10).

Eine spezifische Adsorption der autoagglutinierenden Eigenschaft gelang auch durch mehrfaches Hinzusetzen von roten Blutkörperchen nicht. Dazu kommt noch, daß die Fähigkeit zur Autoagglutination denselben Einflüssen unterworfen war, wie die zur Geldrollenbildung (Altern, Verdünnung, ferner auch, wie seither bestätigt wurde, Hemmung durch Lecithin), so daß also deutliche Unterschiede gegenüber der echten Agglutination vorhanden waren.

Lattes zieht infolgedessen den Schluß, daß die Agglomeration der Erythrocyten bei der spontanen Autoagglutination auf die gleiche Ursache zurückgeht wie die Geldrollenbildung in normalem Blut.

Dieser Ansicht sind auch Schiamoff und Jelanski.

Vorschütz hat behauptet, daß in derartigen Fällen eine fünfte Gruppe vorliege, die sich den vier klassischen Gruppen anreihen ließe. Diese Annahme ist irrig; sie beruht darauf, daß er eine Technik verwendet hat (Bestimmung der Senkunsgeschwindigkeit), die notwendig zu einer Überlagerung und Verwechslung von Pseudoagglutination und echter Agglutination führen muß.

Bei der künstlichen Autoagglutination von Bond handelt es sich nach den Beobachtungen von Careri um einen ganz anderen Vorgang, der sich mit der Ausflockung durch chemische Agenzien vergleichen läßt und in seinen Einzelheiten bisher noch nicht geklärt ist. Diese Agglomeration hängt mit Veränderungen der Blutkörperchen zusammen, ist in keiner Weise spezifisch und hat mit der Frage der Blutgruppen nichts zu tun.

Lattes hatte bereits früher gezeigt, daß es zu Geldrollenbildung und unregelmäßiger Agglomeration sowohl bei übermäßiger Konzentration wie auch bei schwachen Verdünnungen kommen kann, und in seinen gerichtlich-medizinischen Untersuchungen über angetrocknetes Blut hatte er diese Pseudoagglutination der echten Agglutination gegenübergestellt. Nunmehr ergibt sich, daß auch die Autoagglutination unter die Pseudoagglutinationserscheinungen einzureihen ist. Bei mikroskopischer, besonders aber auch bei makroskopischer Betrachtung ist die unspezifische Häufchenbildung (Agglomeration) von der echten Agglutination nicht immer zu unterscheiden, wie aus den folgenden, dem Buche von Fahraeus entnommenen Abbildungen

hervorgeht, die die Autoagglutination des Menschen in je nach
dem Zustand verschiedener Stärke sowie die des Pferdes wiedergeben (Abb. 11—20).

Es ist deshalb nicht zulässig, aus dem gleichen Aussehen den
Schluß zu ziehen, daß die Reaktion in ihrem Wesen mit der Isoagglutination übereinstimmt.

Unsere durch klinische Beobachtung und durch das Experiment
gestützte Auffassung vom Wesen der gewöhnlichen Autoaggluti-

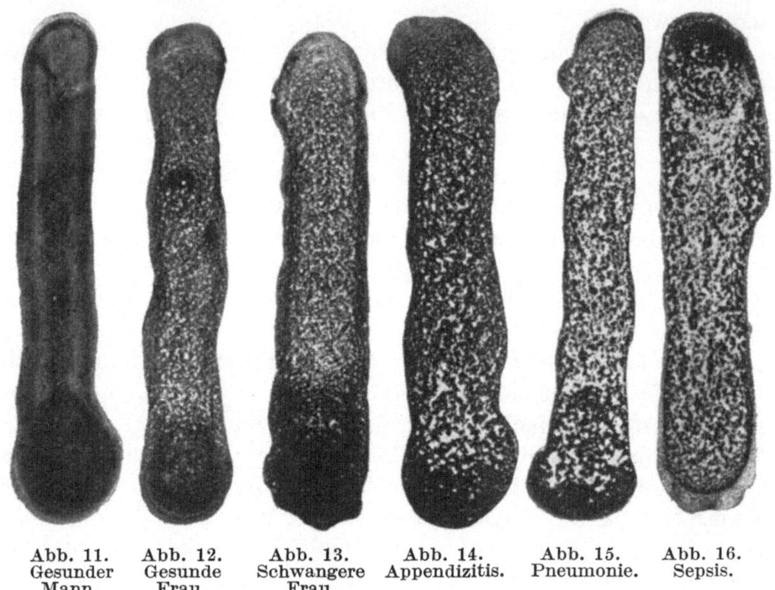

Abb. 11.   Abb. 12.   Abb. 13.   Abb. 14.   Abb. 15.   Abb. 16.
Gesunder   Gesunde   Schwangere   Appendizitis.   Pneumonie.   Sepsis.
Mann.   Frau.   Frau.

Abb. 11—16. Makroskopisches Aussehen der Autoagglutination (3 fach vergrößert)
(FAHRAEUS).

nation spricht durchaus nicht gegen die Theorie der Isoagglutination und der Blutgruppen; denn es handelt sich danach eben
um durchaus andersartige Erscheinungen.

Es gibt allerdings in der Literatur einige vereinzelte Fälle
(CLOUGH-RICHTER, MINO, V. DEBENEDETTI, TOGUNOVA), in denen
anscheinend die sog. Autoagglutination eine größere Ähnlichkeit
mit der echten Agglutination gehabt hat, da das vermutete Autoagglutinin durch die autoagglutinablen Blutkörperchen gebunden
worden sein soll. In diesen Ausnahmefällen kann die Ursache der

Autoagglutination nicht wie sonst meistens in einer Pseudoagglutination durch Geldrollenbildung gesucht werden. Diese „echte‟ Autoagglutination ist vielmehr ihrem Wesen nach der Isoagglutination vergleichbar und ihr in gewisser Hinsicht ähnlich, es bestehen aber doch auch in wichtigen Merkmalen Unterschiede.

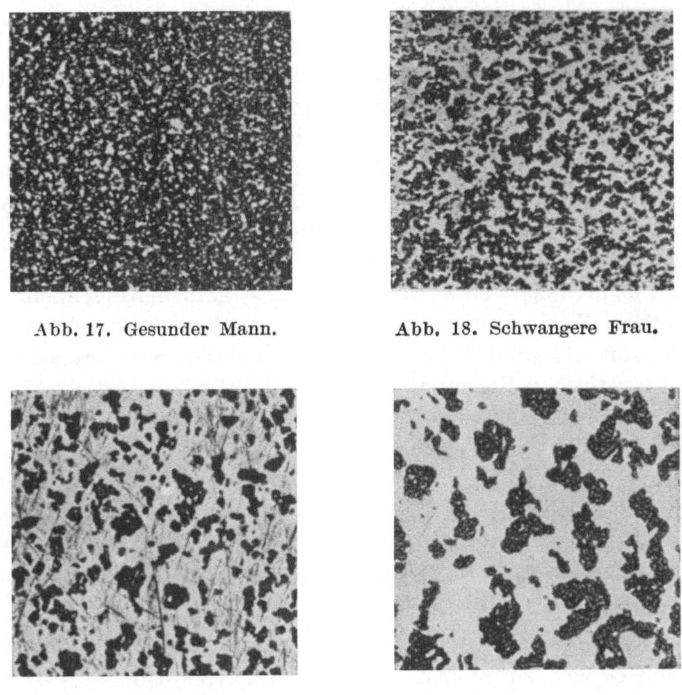

Abb. 17. Gesunder Mann.   Abb. 18. Schwangere Frau.

Abb. 19. Schwangere Frau.   Abb. 20. Pferd.

Abb. 17—20. Mikroskopisches Aussehen der Autoagglutination (18fache Vergrößerung) (nach FAHRAEUS).

In zwei Fällen von MINO, bei denen es sich bemerkenswerterweise um paroxysmale Hämoglobinurie handelte, kam es nur zu Autoagglutination, wenn das Blutkörperchenserumgemisch zunächst abgekühlt und dann wieder erwärmt wurde.

In allen beobachteten Fällen fand die Reaktion und auch die Bindung nur bei niedriger Temperatur statt (0°); bei 37° blieb die Reaktion aus, obwohl die im selben Serum enthaltenen Isoagglutinine ihre Wirksamkeit behielten.

3*

Sucht man eine Verbindung zwischen den klinischen Fällen und den oben angeführten Beobachtungen von HIRSZFELD, BIALOSUKNIA, MINO, so drängt sich der Gedanke auf, daß es außer Antoagglutination durch Geldrollenbildung (Pseudoagglutination), einem rein physikalischen bei vielen Erkrankungen auftretenden Phänomen, das auch die Ursache der bekannten Steigerung der Senkungsgeschwindigkeit ist, noch eine andere Art von Autoagglutination gibt, welche nur in der Kälte zustande kommt und unter Bindung eines Antikörpers verläuft. Es ist noch zweifelhaft, ob diese letztere praktisch außergewöhnlich seltene Art der Autoagglutination von der Konstitution des Individuums abhängt oder ob Beziehungen zu bestimmten Krankheiten bestehen, insbesondere solchen, die mit Zerstörung der Erythrocyten einhergehen (hämolytischer Ikterus, Leberschädigungen, paroxysmale Hämoglobinurie). Trotz der Ähnlichkeit mit der echten Isoagglutination unterscheidet sich eine derartige Autoagglutination nicht nur dadurch, daß sie unter anderen thermischen Bedingungen zustande kommt, sondern vor allem auch durch den Mangel der so charakteristischen Spezifizität, da sich die Wirkung unterschiedslos auf menschliche Blutkörperchen beliebiger Herkunft, ja sogar auf Blutkörperchen von Tieren erstrecken kann.

Demgemäß hat MINO unter Hinweis darauf, daß bisher Fälle echter Autoagglutination im engerem Sinne (d. h. mit ausschließlicher Wirkung auf die Blutkörperchen der gleichen Person bzw. der gleichen Gruppe) noch nicht vorliegen, für derartige Erscheinungen das Wort „Panhämagglutination" vorgeschlagen.

Die Existenz dieser Art Autoagglutination scheint in Widerspruch zu dem Gesetz zu stehen, daß gegen körpereigene Substanzen Antikörper nicht gebildet werden, und demgemäß möchte HIRSZFELD es in dem Sinne abgeändert wissen, daß „keine Antikörper gegen zirkulationseigene Zellen entstehen, die unter physiologischen Verhältnissen sich mit ihrem Antigen verbinden können."

Wenn derartige Phänomene unzweifelhaft auch in zahlreichen Fällen zu Verwechslungen mit der echten Isoagglutination geführt haben, so genügen sie doch nicht, um unsere Vorstellungen über das Wesen der Isoagglutinationsreaktion und über die Einteilung in Blutgruppen umzustoßen.

5. Unveränderlichkeit der Gruppenzugehörigkeit.

Die Blutgruppenzugehörigkeit ist ein konstantes Charakteristikum eines jeden Menschen, das sich weder mit der Zeit noch auch unter dem Einfluß interkurrenter Krankheiten ändert.

LANDSTEINER und RICHTER, v. DECASTELLO und STURLI, HEKTOEN, CAVALIERI haben die Konstanz der Gruppenzugehörigkeit innerhalb eines immerhin bescheidenen Zeitraumes festgestellt. L. und H. HIRSCHFELD haben sich von der Beständigkeit der Gruppeneigenschaften innerhalb 8 Jahren, v. DECASTELLO innerhalb 21 Jahren überzeugen können. Dabei waren selbst schwere Krankheiten ohne Einfluß. Ich selbst habe in den letzten 12 Jahren eine größere Anzahl von Personen untersucht und dabei niemals eine Veränderung der Blutgruppe beobachtet, obgleich einige von ihnen in der Zwischenzeit mehr oder weniger schwere Krankheiten durchgemacht hatten.

Ferner bleibt, im Gegensatz zu der Ansicht von LIBMANN-OTTENBERG und ASTROWE, die Blutgruppe auch nach wiederholten Transfusionen von Blut einer anderen Gruppe ungeändert. Die Blutkörperchen des Empfängers, mit denen sie gleichzeitig im Kreislauf zirkulieren, können in derartigen Fällen außerordentlich lange von denen des Spenders unterschieden werden (ASHBY, HOTZ, WEART-WARRENS-AMES, MÜLLER und JERVELL). In der Mayoklinik wurden bei einem zur Gruppe IV (ABo) gehörenden Patienten gegen 75 Transfusionen ausgeführt, ohne daß sein Bluttypus sich irgendwie verändert hätte.

Im Gegensatz zu den zahlreichen übereinstimmenden Beobachtungen stehen, abgesehen von wenigen Ausnahmefällen von HEKTOEN und den zeitlich bereits sehr weit zurückliegenden klinischen Erfahrungen von LO MONACO-PANICHI und GRIXONI (nach denen Chinin die Isoagglutinine der Malariakranken unterdrücken sollte), einige neuerdings von verschiedenen Autoren mitgeteilte Befunde (EDEN, VORSCHÜTZ, DIEMER, HARPER-BYRON, LEVINE und SEGALL, HITTMAIR). Diese Autoren wollen gesehen haben, daß ein Übergang von einer Blutgruppe zur anderen durch ganz geringe pharmakologische Einflüsse (Chinin, Arsenik, Narkose u. a.), oder durch physikalische Einwirkungen (Röntgenstrahlenwirkung, Galvanisation), oder auch schon durch die Ernährung oder die Menstruation herbeigeführt werden kann.

Aber diese Untersucher bedienten sich einer Technik (Mischung von Vollblut oder Blutkörperchensediment mit unverdünntem Serum), welche unzweifelhaft zu einer Verwechslung mit Pseudoagglutination durch Geldrollenbildung führen kann.

EDEN beobachtete auch wirklich bisweilen echte Geldrollenbildung, aber er ließ sich augenscheinlich durch die Zuversicht täuschen, sie in jedem Fall von der echten Agglutination durch makroskopische und mikroskopische Betrachtung unterscheiden zu können. Dies aber ist, wie bereits oben erwähnt, nicht richtig, da die beiden Phänomene äußerlich ganz gleich verlaufen können. Es ist demnach ganz sicher, daß die beobachteten Abweichungen nicht auf Isoagglutination beruhen, sondern auf sekundären Veränderungen infolge von Pseudoagglutination durch Geldrollenbildung, welche bekanntlich von Krankheiten und sonstigen Zufälligkeiten sehr stark abhängig ist. Ebenso irrig ist sicherlich auch die Auffassung von FREUND, daß die Isoagglutination, insbesondere die Gruppenzugehörigkeit und ihre vermeintlichen Änderungen, mit der Senkungsgeschwindigkeit des Blutes in engem Zusammenhang stehe; denn diese ist ihrerseits mit der Autoagglutination verknüpft, welche von der Isoagglutination grundverschieden ist.

Die letzten Nachprüfungen von MINO sowie aus meinem Institut von ESPOSITO, bei denen jede Möglichkeit einer Auto- und Pseudoagglutination ausgeschlossen war, ferner auch die Untersuchungen von MEYER und ZISKOVEN, HUCK und PEYTON, JAKOBOWITZ, SIPERSTEIN-KVENBERG, MARCIALIS, RICHTER, NATHER haben nun auch einwandfrei gezeigt, daß die Gruppen durch die verschiedensten Einflüsse keine Änderung erfahren (Chinin, Calciumsalze, Digitalis, Salicylate, Salvarsan, Arsen, Äther- und Chloroformnarkose mit und ohne Morphiumanwendung, Proteintherapie, Schwangerschaft und Geburt, Röntgenstrahlen, Radium, Galvanisation).

ESPOSITO, RICHTER, HERZFELD-SCHINZ fanden (im Gegensatz zu JALLER, der negative Ergebnisse hatte), daß manche dieser Einwirkungen (Galvanisation, Röntgenstrahlen, Narkose) auch die Senkungsgeschwindigkeit, d. h. die Auto-(Pseudo-)agglutination verändern können; hierdurch finden die irrigen Schlußfolgerungen der anderen obengenannten Autoren ihre Erklärung.

Die Feststellung der Unveränderlichkeit der Blutgruppe beim Individuum steht in engem Zusammenhang mit der weiter unten ausführlich zu besprechenden erblichen Übertragbarkeit und der Konstanz der Blutgruppenformel in einer bestimmten Bevölkerung.

Einige Autoren haben, allerdings mit negativem Ergebnis, versucht, die konstitutionelle Natur der Gruppenzugehörigkeit noch dadurch zu stützen, daß sie prüften, ob irgendwelche Beziehungen zwischen Blutgruppe und anderen vererbbaren Merkmalen bestehen. L. und H. HIRSCHFELD, die diesem Gedanken zuerst nachgegangen sind, sowie WESZECZKI und VERZÁR, DOSSENA und LANZARA haben gefunden, daß beim Menschen Beziehungen zwischen Blutgruppe und Körpergröße, Konstituticnstypus, Gewicht, Haut- und Haarfarbe usw. nicht vorhanden sind.

Entsprechend hatten v. DUNGERN und HIRSCHFELD schon früher für die Immunisoantikörper des Hundes und OTTENBERG und FRIEDMANN für die Normalisoagglutinine des Kaninchens keine Beziehung zwischen den jeweiligen Blutgruppen und den eigentlichen Rasseeigentümlichkeiten gefunden.

Tabelle 13. Blutgruppen und Haarfarben.
(Nach L. u. H. HIRSCHFELD.)

	A		B		A B		O		Gesamt-zahl
	total	%	total	%	total	%	total	%	
Braun . .	225	42,0	52	9,6	16	3,0	242	45,4	687
Blond . .	113	44,2	16	8,6	6	2,3	116	44,9	257
Schwarz .	92	44,5	18	7,8	8	3,6	90	44,1	208

Im Ganzen | 1152

Neuerdings wollte ALEXANDER gefunden haben, daß die Blutgruppen mit der Disposition zu bestimmten konstitutionellen Krankheiten verknüpft seien, insbesondere daß die Angehörigen bestimmter Gruppen [IV (A Bo), III (Ba)] eine besondere Neigung hätten, an malignen Tumoren zu erkranken. Dem haben CAVALIERI, sowie DOSSENA und LANZARA und auf Grund eines weit größeren Materials BUCHANAN und HIGLEY widersprochen, welche eine gleiche Verteilung der Blutgruppe bei den verschiedensten Krankheiten sahen.

Aus den neueren interessanten Untersuchungen bei Diphtherie von L. und H. HIRSCHFELD und BROKMAN geht hervor, daß den Isoantikörpern als solchen in der Tat keine direkte Bedeutung zukommt. Angehörige aller Gruppen weisen diphtherietoxinempfindliche oder unempfindliche (SCHICK-positive oder SCHICK-negative) Individuen auf. Trotzdem kann die Gruppenzugehörigkeit des Individuums von der größten Bedeutung für seinen Immunitätszustand sein, und zwar indirekt, indem die Fähigkeit, normale Diphtherieantitoxine zu produzieren, an die Vererbung der Gruppe gekoppelt ist. Wenn demnach die Eltern verschiedenen Blutgruppen angehören, wobei ein Elter SCHICK-positiv (diphtherieempfindlich) und der andere SCHICK-negativ (resistent) ist, so sind die Kinder mit der Gruppe des positiven Elters positiv, die mit der Gruppe des negativen Elters meistens negativ, seltener auch positiv. Es besteht somit eine Korrelation zwischen den isoagglutinablen Substanzen und der natürlichen Diphtherieimmunität.

Ähnlich könnte vielleicht die merkwürdige Angabe von LJAK-KOMETZKY erklärt werden, nach welcher der klinische Verlauf der Malaria bei verschiedenen Gruppen verschieden ist.

6. Auftreten der Blutgruppen in der Ontogenese.

Obgleich die Gruppenzugehörigkeit ein konstantes individuelles Merkmal darstellt, so sind doch nicht sämtliche Qualitäten von vornherein ausgebildet, sondern es treten in der ersten Lebenszeit Veränderungen auf, welche man als Entwicklung im Verlauf der Ontogenese bezeichnen könnte.

Es ist heute sicher, daß beim Neugeborenen und beim Säugling Agglutinine seltener auftreten als beim Erwachsenen. Einige Autoren (SCHENCK, BERTINO, BAECCHI, CHERRY und LANGROCK, KIMPTON) haben geradezu angenommen, daß das Serum des Neugeborenen überhaupt keine Agglutinine enthält, und BAECCHI hat sogar gemeint, diesen Umstand zur Unterscheidung der Sera von Neugeborenen und Erwachsenen für gerichtlich-medizinische Zwecke heranziehen zu können. Es ergibt sich aber aus den Arbeiten von HALBAN, LANGER, v. DECASTELLO und STURLI, v. DUNGERN, von GRAFF und V. ZUBRZYCKI, LAFFONT und GAUJOUX, KIRIHARA, POLLITZER-RAPISARDI und vor allem aus den besonders umfassenden von JONES, MC QUARRIE, DYKE und BUDGE, TRAVLOS, daß auch bei der Geburt schon Agglutinine vorhanden sein können, bisweilen sogar in recht erheblichen Mengen. JONES hat sie bereits bei einem 7 Monate alten Foetus beobachtet. Nach der Geburt nehmen sie immer mehr zu, bis schließlich der endgültige Titer erreicht wird. Hierfür geben die einzelnen Autoren ziemlich verschiedene, im allgemeinen aber recht kurze Zeiträume an, PEMBERTON einige Wochen, während v. DUNGERN und HIRSCHFELD eine Zunahme bis in das zweite Lebensjahr hinein annehmen. HAPP gibt die folgenden Daten: die Agglutinine sind nachweisbar bei 22,7 % zwischen dem 1. und 3. Lebensmonat, bei 31,8% zwischen dem 4. und 6. Monat, bei 69,7% zwischen dem 6. und 12. Monat, bei 100% jenseits des ersten Lebensjahres. DYKE und BUDGE geben ähnliche Ziffern, indem sie beim Neugeborenen die Agglutinine in 25% der Fälle finden, in denen sie überhaupt zu erwarten sind. Die gefundenen Zahlenwerte hängen sicher großenteils von der angewandten Technik ab, da die Agglutinine zuerst nur sehr schwach wirksam sind, so daß sie JONES nur mit besonderen technischen Kunstgriffen nachweisen konnte. Er findet demgemäß für das Blut des Neugeborenen (Nabelschnurblut) einen viel höheren Prozentsatz als HAPP, nämlich 78,8%.

Das Agglutinogen erscheint dagegen viel früher. v. DUNGERN und HIRSCHFELD fanden es schon bei einem 6 Monate alten Embryo. Bei der Geburt sind die Agglutinogene fast stets schon endgültig ausgebildet (v. DUNGERN, JONES, HAPP, DYKE und BUDGE, DE BIASI, KIRIHARA, TRAVLOS); man kann demnach die Gruppe, zu der ein Neugeborener gehört, mit Sicherheit bestimmen, wenn man das Verhalten seiner Blutkörperchen gegenüber geeigneten von Erwachsenen stammenden Testsera prüft. JONES hat auf diese Weise bei 197, DE BIASI bei 100 Säuglingen dieselbe Verteilung der Blutgruppen gefunden wie beim Erwachsenen. JONES hat nun, abgesehen von der einfachen Feststellung der Blutgruppe seiner Säuglinge, noch eine Beobachtung gemacht, die eine Bestätigung für die Unabhängigkeit der beiden Agglutinine α und β und für ihre allmähliche Entwicklung darstellt. Bei den Kindern, die zur Gruppe I ($O\alpha\beta$) gehörten, gelang es nur in 81,7% der Sera, die beiden Agglutinine nachzuweisen; bei dem Rest fand sich nur eines der beiden Agglutinine, und zwar in sehr verschiedenen Stärken.

Entsprechend fanden DYKE und BUDGE bei 59 Neugeborenen der Gruppe I neunmal beide Agglutinine α und β, viermal nur α, sechsmal nur β.

Es ergibt sich also eine vollständige Bestätigung der Annahme von v. DUNGERN, daß das Auftreten der Agglutinogene, d. h. also der Blutkörpercheneigenschaften A und B, das Ursprüngliche, die Entwicklung der Isoagglutinine nur eine sekundäre Erscheinung ist.

Der eigentliche Grund hierfür mag darin liegen, daß das Agglutinogen eine, wie später gezeigt werden wird, erblich bestimmte und demgemäß notwendigerweise ursprüngliche celluläre Eigentümlichkeit der Erythrocyten ist, wogegen die Serumeigenschaft nur als ein Produkt der Körperzellen mit noch unbekannter Entstehungsweise aufgefaßt werden kann.

7. Isoagglutination bei Tieren.

Die Einteilung in vier wohldefinierte Blutgruppen ist nur dem Menschen eigentümlich. Analogien zu diesen Gruppen des Menschen finden sich aber auch bei manchen Tierarten.

Die theoretisch wichtige Frage ist von verschiedenen Autoren untersucht worden. v. DUNGERN und HIRSCHFELD haben, angeregt durch die Immunisierungsversuche von EHRLICH und MORGENROTH an Ziegen, im Blute von Hunden die Anwesenheit von Isoagglutinationsgruppen nachweisen können.

Diese Gruppen entsprechen aber insofern nicht denen des Menschen, als sie nicht wie diese durch das gleichzeitige Auftreten von Agglutinogen und Agglutinin gekennzeichnet sind. Die Normalagglutinine scheinen bei diesen Tieren zu fehlen; dagegen gibt es wie beim Menschen zwei verschiedene Agglutinogene in den Blutkörperchen, die auch nebeneinander auftreten oder auch beide fehlen können. In dieser Beziehung ähnelt ein derartiges Blut dem des menschlichen Embryo in einem bestimmten Stadium der Entwicklung. Die gruppenspezifischen Isoagglutinine können auch experimentell durch Immunisierung gewonnen werden, wie bereits oben erwähnt wurde.

Die späteren Untersuchungen von KLEIN, OTTENBERG mit seinen Mitarbeitern KALISKI LAMBERT, FRIEDMANN, THALHIMER, ferner von INGEBRIGTSEN, FISHBEIN, BROCKMANN, WESZECZKY, HIRSCHFELD, PRZEMYCKI, LIM, PANISSET und VERGE, MC DOWELL und HUBBARD, LANDSTEINER — VAN DER SCHEER, BIALOSUKNIA-KACZKOWSKI haben gezeigt, daß normale Isoagglutinine bei einer ganzen Reihe von Tierspezies auftreten können (Ratte, Rind, Pferd, Katze, Kaninchen, Schwein, Schaf, Maultier, höhere und niedere Affen, Vögel); vermißt wurden sie beim Esel, Maus und bei Kaltblütern.

Im allgemeinen sind die Agglutinine der Tiersera sehr schwach und unbeständig und vielleicht auch beim Individuum nicht konstant, so daß es schwierig ist, eine Gruppeneinteilung auf sie zu gründen. Demgemäß haben auch OTTENBERG und FRIEDMANN, die ursprünglich beim Kaninchen recht gut ausgesprochene Gruppen gefunden haben wollten, diese Annahme wieder aufgegeben. Dagegen sind, in Übereinstimmung mit den ersten Untersuchungen an Hunden, die agglutinablen Substanzen oftmals sehr deutlich ausgebildet.

Ferner haben OTTENBERG und FRIEDMANN beim Rind, welches ziemlich kräftige Agglutinine besitzt, drei Gruppen aufgestellt, die erste enthält das Isoagglutinin, die zweite das einzige existierende Agglutinogen, die dritte weder Agglutinin noch Agglutinogen. Beim Pferd sind nach HIRSZFELD und PRZEMYCKI ebenso wie beim Menschen zwei Agglutinogene vorhanden. Die Substanz A findet sich bei $55\,^0/_0$ der Tiere, das Agglutinin Anti-B (β) begleitet sie nur in $10\,^0/_0$ der entsprechenden Sera, und ebenso tritt das Agglutinin Anti-A (α) nur neben $60\,^0/_0$ der Blutkörperchen B auf (die im ganzen $15\,^0/_0$ ausmachen). Dagegen ist bei Blutproben, denen A und B fehlt, regelmäßig das Agglutinin α vorhanden, während β sich nur in der Hälfte der Fälle findet.

BIALOSUKNIA und HIRSZFELD wollen bei Schafen 3 Gruppen, eine häufigere A, eine weniger häufige B und eine dritte C gefunden haben (B hatte in Immunisierungsversuchen nur eine sehr schwache Antigenfähigkeit). Die entsprechenden Agglutinine fanden sich je nach der Rasse ungleich häufig; bei englischen Hammeln waren sie häufiger $(70\,^0/_0)$ als bei polnischen $(50\,^0/_0)$.

Diese Befunde können aber noch nicht als sicher gelten, da sich nach den Untersuchungen anderer Autoren (ROHDENBERG, SNYDER, WALSH) eine echte Isoagglutination weder bei Ratte und Kaninchen, noch auch beim Pferd, wo sie früher beschrieben war, feststellen ließ.

WALSH z. B. konnte im Gegensatz zu den ausgedehnten Untersuchungen von HIRSZFELD und PRZEMYCKI beim Pferd weder für die Auto- noch für die Isoagglutination eine elektive Adsorption nachweisen. Dies Verhalten würde darauf hinweisen, daß die in Frage stehenden Phänomene in das Gebiet der Pseudoagglutination gehören. Auf der anderen Seite aber fände das Vorhandensein von Gruppen beim Pferde eine Stütze in Immunisierungsversuchen durch Transfusion, die PRZEMYCKI nach dem Vorbild der Hundeversuche von v. DUNGERN und HIRSCHFELD ausgeführt hat.

Besonders betont sei, daß die verschiedenen Agglutinogene und Agglutinine, die sich bei Tieren finden, im allgemeinen mit denen des Menschen nicht durchaus identisch sind. Infolgedessen kann es, wie bereits erwähnt, sehr häufig zu einer nicht systematisierbaren Heteroagglutination zwischen dem Serum von Tieren und manchen Sorten menschlicher Blutkörperchen kommen und umgekehrt. Immerhin fanden v. DUNGERN und HIRSCHFELD im Blute von höheren Affen (Schimpansen) Isoagglutinine, die auch mit menschlichen Blutkörperchen der Gruppe II (Aβ) spezifisch reagierten.

Entsprechend fanden SCHIFF und ADELSBERGER ein Meerschweinchenserum, welches elektiv menschliche Blutkörperchen der Gruppen II und IV und gleichzeitig auch Schafblutkörperchen hämolysierte. Dieselben Autoren sowie HOOKER-ANDERSON beobachteten auch einige Kaninchensera, welche Menschenblutkörperchen A stärker oder fast rein gruppenspezifisch, agglutinierten. Dazu kommt noch, daß Tierblutkörperchen abgesehen von den gegen die eigene Art gerichteten Agglutininen, zumeist auch das menschliche Agglutinin β, seltener das Agglutinin α adsorbieren. Sie scheinen also Gruppenantigene A oder B zu besitzen. Experimentell läßt sich aber zeigen, daß diese Rezeptorengruppen mit den entsprechenden des Menschen nach ihren antigenen Eigenschaften nicht identisch sind, sondern ihnen nur ähneln (vgl. S. 59).

SCHIFF und ADELSBERGER haben ferner die interessante Beobachtung gemacht, daß eine partielle Rezeptorengemeinschaft zwischen menschlichen Blutkörperchen der Gruppe II und IV und dem FORSSMANschen heterogenetischen Antigen besteht. Dies ließ sich sowohl mit Hilfe einiger Normalsera (vom Meerschweinchen) wie auch bestimmter Immunsera vom Kaninchen nachweisen. Derartige Sera wirkten auf menschliche Blutkörperchen der Gruppen II und IV agglutinierend, auf Schafblutkörperchen hämolysierend. Der betreffende Antikörper wird gebunden durch Menschenblutkörperchen A, durch Schafblutkörperchen und durch Organe von Tieren des heterogenetischen Typus; die Eigenschaft A des Menschenblutes ist aber mit dem FORSSMANschen Antigen nur teilweise identisch und die menschlichen Normalsera enthalten keine Antikörper gegen die gemeinsamen Rezeptoren.

Zusammenfassend läßt sich sagen, daß die menschlichen Blutgruppen ein ziemlich unvollständiges Korrelat in analogen Eigenschaften höherer Wirbeltiere finden. Soweit das geringe, bisher untersuchte Material ein Urteil zuläßt, scheinen bei einigen Tieren Antigene und Antikörper vorzukommen, welche sich auf Grund ihrer Spezifität mit denen des Menschen nahezu identifizieren lassen.

8. Individuelle Unterschiede innerhalb der Blutgruppen.

a) Quantitative Unterschiede.

Die verschiedenen Menschen, die zu ein und derselben Gruppe gehören, zeigen bei der Isoagglutinationsreaktion nicht ein völlig gleiches Verhalten. Vor allem bestehen sicherlich quantitative Unterschiede.

Schon seit den ersten Untersuchungen von LANDSTEINER und BIFFI weiß man, daß manche Blutkörperchen besonders leicht agglutinabel sind und daß manche Sera sehr kräftig, andere nur sehr schwach agglutinieren. Daß hier Schwankungen vorkommen, ist dann durch Auswertungsversuche festgestellt worden. Im allgemeinen kann man sagen, daß die Wirksamkeit eines Isoagglutinins, ausgedrückt durch die stärkste eben noch agglutinierend wirkende Verdünnung, bei den verschiedenen Individuen in sehr weiten Grenzen, etwa zwischen 1:10 und 1:300 schwankt[1]).

DYKE und nachher HESSER haben beobachtet, daß der Titer bei Sera, welche die Agglutinine α und β gleichzeitig enthalten, für das einzelne Agglutinin ganz verschieden sein kann. Ebenso kann die Empfindlichkeit der Blutkörperchen in recht weiten Grenzen schwanken, so daß ein einziges Serum für verschiedene Blutkörperchen, die zur selben Gruppe gehören, Endtiter aufweisen kann, die sich um das Zehnfache unterscheiden.

Bei der Gruppe ABo können die beiden Agglutinogene ebenfalls sehr ungleich entwickelt sein.

Hieraus ergibt sich, daß wir absolute Werte für die Wirksamkeit der Isoagglutinine nicht festlegen können, weil zwei Variable, die Stärke des Agglutinins und die Empfindlichkeit der Blutkörperchen, vorhanden sind, so daß wir einen festen Ausgangspunkt nicht besitzen. Gleichwohl macht es keine Schwierigkeiten, die Angabe von v. DUNGERN und HIRSCHFELD zu bestätigen,

---

[1]) Einige Autoren (HOOKER und ANDERSON, SCHÜTZE) finden im Durchschnitt viel höhere Titerwerte als die große Mehrzahl der anderen Untersucher, wieder andere erhalten ungewöhnlich niedrige Werte; hier liegen sicherlich Abweichungen der Technik und Unterschiede in der Ablesung der Resultate vor.

wonach im allgemeinen die Agglutination entweder sehr ausgeprägt ist oder ganz fehlt und schwache Reaktionen nur in vereinzelten Fällen vorkommen.

Einige Autoren (BAECCHI) haben die quantitativen Unterschiede im Agglutiningehalt zu einer individuellen Blutdiagnose heranziehen wollen. Es ist aber noch unbekannt, ob diese quantitativen Unterschiede ebenso wie die qualitativen erbkonstitutionell bedingt sind, also wirklich in unserem Sinn für das Individuum charakteristisch sind. Es liegen Gründe für die Annahme vor, daß der Agglutinintiter bei ein und demselben Individuum gewissen Schwankungen unterworfen ist, sei es unter dem Einfluß von Krankheiten (ASCOLI, LO MONACO-PANICHI, MARINI, LACEY, SCHNEIDER, MINO), sei es von Medikamenten (WEIL), Ernährungsweise (HARPER und BYRON) oder auch spontan (HEKTOEN).

Die Existenz großer quantitativer Unterschiede zwischen verschiedenen Individuen und die Möglichkeit von Schwankungen bei ein und demselben Individuum hat, abgesehen von dem zweifelhaften Wert für eine individuelle Differenzierung, eine besondere Bedeutung mit Rücksicht auf mögliche Irrtümer, die bei der qualitativen Einordnung in die Gruppen und bei der Entscheidung über vermeintliche Änderungen der Blutgruppe begangen werden können. Es kommt tatsächlich vor, daß eine Agglutination so schwach ist, daß sie zunächst als negativ imponiert, und daß die wirkliche Blutgruppe erst bei wiederholten Untersuchungen mit besonders stark wirksamen Sera festgestellt werden kann (DYKE). Derartige immerhin seltene Irrtümer haben sich auch in der Mayoklinik, in der außerordentlich zahlreiche Gruppenbestimmungen ausgeführt worden sind, nicht ganz vermeiden lassen.

Auf diesen Punkt und die sich daraus ergebenden Unzuträglichkeiten haben mehrere Autoren die Aufmerksamkeit gelenkt und die Forderung aufgestellt, daß die zur Gruppendiagnose verwendeten Sera in jedem Fall einen möglichst hohen Titer haben sollen, so daß auch die weniger empfindlichen Agglutinogene der Diagnose nicht entgehen.

Wie in § 3 dargelegt wurde, können sich aus den quantitativen Unterschieden in der Agglutinabilität und im Bindungsvermögen der roten Blutkörperchen sogar für die Gruppeneinteilung Schwierigkeiten ergeben, und zwar dadurch, daß neue Agglutinogene vorgetäuscht werden. Hiermit steht die Frage der qualitativen Unterschiede und der Untergruppen in engem Zusammenhange.

b) Qualitative Unterschiede; Untergruppen.

Von den quantitativen Unterschieden abgesehen, liegen nun auch Beobachtungen über qualitative Unterschiede bei Personen der gleichen Gruppe vor. Entweder handelt es sich darum, daß gewisse theoretisch zu erwartende Reaktionen fehlen, oder aber es treten neue Reaktionen auf, die sich in das Gruppenschema nicht einfügen lassen (LANGER, JANSKY, LATTES, UNGER, OTTENBERG, CULPEPPER und ABLESON, KORTHOFF, MEYER-ZISKOVEN, GUTHRIE-PESSEL, LIANG usw.). Außerdem wurden Sera beobachtet, die nach Vorbehandlung mit Blutkörperchen einer bestimmten Gruppe noch andere Blutkörperchen der gleichen Gruppe agglutinierten.

Für derartige Vorkommnisse haben GUTHRIE und HUCK eine einleuchtende Erklärung durch die Einführung eines 3. Agglutinogen-Agglutininpaares zu geben versucht. Ich habe aber bereits in § 3 die Gründe dargelegt, die die Berechtigung einer derartigen Erklärung sehr zweifelhaft erscheinen lassen und einstweilen mehr für die Annahme quantitativer als qualitativer Unterschiede sprechen.

Außerdem ist man vielleicht mit der Annahme von Agglutinationen, die dem Gruppenschema widersprechen, etwas zu weitherzig gewesen.

MINO und CANAPERIA haben 25 Sera der Gruppe II systematisch auf ihr Verhalten gegenüber den Blutkörperchen von 50 anderen Personen der gleichen Gruppe geprüft und ebenso 25 Sera und 50 verschiedene Blutkörperchenproben der Gruppe I und dabei niemals Abweichungen feststellen können.

Bei den gelegentlichen Einzelbeobachtungen verschiedener Autoren (die nicht immer mit einwandfreier Technik gearbeitet haben!) könnte man mit CULPEPPER und ABLESON an eine ,,Maskierung" der wirklichen Gruppen, oder noch wahrscheinlicher mit HOOKER und ANDERSON an die immer noch nicht genügend berücksichtigte Möglichkeit denken, daß Auto- und vor allem auch Pseudoagglutination vorlag, Erscheinungen, die, wie oben dargelegt, mit der Gruppeneinteilung nichts zu tun haben.

Gleichwohl gibt es, woran auch schon COCA gedacht hat, ein indirektes Argument, welches für die Annahme spricht, daß wirklich qualitative Unterschiede zwischen Antigenen ein und derselbe Gruppe existieren.

Es handelt sich um die wiederholt beobachteten toxischen Erscheinungen nach Bluttransfusionen in Fällen, in denen die Technik (Gefäßanastomose, Ausschaltung nicht passender Spender) eigentlich die Garantie bot, daß alle sekundären Schädigungen ausgeschaltet waren. Derartige Beobachtungen, die durch die Übersichtlichkeit der Versuchsbedingungen recht überzeugend wirken, sollen im 5. Kapitel näher besprochen werden.

Gegenwärtig kann die Frage noch nicht als völlig entschieden angesehen werden, wenn auch im ganzen die Neigung besteht, qualitative Unterschiede der Agglutinogene innerhalb der Gruppen abzulehnen.

Auch aus dem Fehlen der Agglutinine darf die Existenz wirklich echter Untergruppen nicht abgeleitet werden, da diese Eigenschaften, wie bereits oben ausgeführt, in Abhängigkeit von vorübergehenden Einwirkungen Schwankungen zeigen.

9. Isolysine.

Das Studium der natürlichen Isolysine des Menschen hat sich ganz ebenso wie das der Hämagglutinine zunächst in einer Richtung bewegt, die zu mannigfachen Widersprüchen und Mißverständnissen geführt hat.

Man glaubte zuerst, daß diese Eigenschaften des Blutes Symptome irgendwelcher Krankheitszustände seien. Manche Autoren meinten geradezu, die Anwesenheit der Isolysine als ein charakteristisches, diagnostisch verwertbares Krankheitssymptom ansprechen zu können (bei Tuberkulose, Carcinom usw.). Von der sehr umfangreichen Literatur, die seit 1900 über diese Frage erschienen ist, auch nur die wichtigsten Arbeiten hier zu nennen, dürfte sich erübrigen.

Denn es ist heute absolut sicher, daß die Anwesenheit der Isolysine von irgendwelchen Krankheiten ganz unabhängig ist; bei denjenigen Erkrankungen, für die das Auftreten der Lysine besonders charakteristisch sein sollte, kommen sie durchaus nicht regelmäßig vor, und außerdem finden sie sich regellos bei den verschiedensten anderen Krankheiten.

Daß die Isolysine auch bei Gesunden vorkommen, wie aus der nachstehenden, zum großen Teil nach WEINBERG wiedergegebenen Tabelle hervorgeht, ist heutzutage eine Selbstverständlichkeit.

Tabelle 14. Isolysine im Serum Gesunder.

	Anzahl der Fälle	Anzahl der isolytischen Sera
CAPOGROSSI (1903)	16	1
MICHELI (1904)	8	1
CRILE (1908).	210	0
BLUMGARTEN (1909)	10	1
WHITTEMORE (1909)	39	7
RICHARTZ (1909)	130	0
JOHNSTONE und CANNING (1909)	85	1
AGAZZI (1910)	68	6
KRIDA (1910)	25	2
UPCOTT (1910).	10	0
MOSS (1910)	20	5
GRIMM (1910)	20	5
GRAFE und GRAHAM (1911). . .	11	4
LATTES (1915).	19	5

Die Unterschiede zwischen den verschiedenen Zahlen und ebenso der Umstand, daß gerade die besonders umfangreichen Untersuchungen von CRILE sowie RICHARTZ, ferner auch die von JANEWAY und anderen ganz negativ ausgefallen sind, braucht nicht zu überraschen. Denn ASCOLI, MORESCHI, MICHELI, LANDSTEINER und LEINER haben von Anfang an darauf hingewiesen, daß die Isolysine nicht gleichmäßig auf alle Arten von roten Blutkörperchen einwirken, und daß auch umgekehrt die roten Blutkörperchen sich verschiedenen isolysinhaltigen Sera gegenüber verschieden verhalten. Aus diesen Beobachtungen ergab sich bereits, daß individuelle Faktoren auf die Reaktion von Einfluß sind, und daß es notwendig ist, bei der Beurteilung der Häufigkeit der Reaktion die Beschaffenheit der Blutkörperchen zu berücksichtigen.

Dies ist denn auch seitens derjenigen Autoren geschehen, welche sich in den letzten Jahren mit der Frage beschäftigt haben. Sie sind zu einer völligen Bestätigung der ursprünglichen Anschauung von LANDSTEINER und LEINER gelangt, wonach die Anwesenheit und das Fehlen von Isolysinen etwas durchaus Physiologisches ist, so daß Isolysine sogar schon im Serum Neugeborener auftreten können (HALBAN-JONES). Unsere Kenntnisse über die Isolysine sind sehr gefördert worden, seitdem sie mit der Isoagglutination in Beziehung gebracht wurden.

Die übereinstimmenden Beobachtungen der verschiedenen Autoren (LANGER, CAPOGROSSI, LANDSTEINER-LEINER, DUDGEON,

Moss, Grafe-Graham, Ottenberg-Kaliski, Friedmann, Coca, Lattes, Jones usw.) haben bewiesen, daß eine enge Beziehung zwischen beiden Reaktionen besteht; es kommt nämlich niemals zur Isolyse, wenn nicht auch gleichzeitig Agglutination auftritt.

Dagegen kann es umgekehrt sogar zu kräftiger Agglutination kommen, ohne daß Hämolyse erfolgt. Scheinbare Ausnahmen von dieser Regel treten ein, wenn die Hämolyse so schnell verläuft, daß für das Zustandekommen der Agglutination die Zeit nicht reicht. In derartigen Fällen kann man die wirklichen Verhältnisse leicht feststellen, wenn man entweder das Serum verdünnt (Lüdke), oder noch besser, es zunächst etwas ablagern läßt (Guillain-Troisier, L. und H. Hirschfeld), oder endlich es eine halbe Stunde auf 56° erhitzt.

Die Wirkungsweise des Isolysins ist von der des Agglutinins verschieden, da das erstere zu seiner Wirkung die Anwesenheit von Komplement erfordert. Das Isolysin entspricht also in seiner Struktur ganz dem Immunhämolysin. Eine gewisse Unklarheit in dieser Frage hat sich daraus ergeben, daß die Reaktivierung von erhitztem Serum entweder gar nicht (Bezzola) oder nur sehr unregelmäßig gelang (Ascoli, Moreschi, Micheli). Moss sowie Grafe und Graham, Schiff und Adelsberger ist es dagegen meist gelungen, isolytische Sera, die eine halbe Stunde auf 56° erwärmt waren, zu reaktivieren, und zwar sowohl durch Zusatz von aktivem Meerschweinchen- wie auch von Menschenserum. Sie fanden, daß der Versuch nur dann sicher gelingt, wenn das isolytische Serum frisch ist, und wenn das als Komplement wirkende Serum keine antihämolytischen Stoffe enthält, wie das öfters der Fall ist.

Die Tatsache, daß die Isoagglutination unter anderen Versuchsbedingungen zustande kommt als die Isolyse (Anwesenheit bzw. Fehlen von Komplement), ist noch kein Beweis dafür, daß es sich um grundsätzlich verschiedene Reaktionskörper handelt. Im Sinne der Lehre von Bordet und von Baumgarten[1]) lassen

---

[1]) Diese Ansicht ist kürzlich durch Versuche von Hahn und v. Skramlik gestützt worden. Allgemeine Gültigkeit kommt ihr aber nicht zu; so haben z. B. Sands und West gefunden, daß die agglutinierende Funktion in einem Antimenschenserum vom Kaninchen durch eine Reihe von Eingriffen (Austrocknung, Filtration durch Kerzen, Behandlung mit Bariumsulfat) stark herabgesetzt, ja zerstört werden kann, während das hämolytische Vermögen erhalten bleibt.

sich auch in unserem Falle Gründe dafür anführen, daß nur verschiedene Erscheinungsformen ein und desselben Phänomens vorliegen, das sich immer auf die einheitliche fundamentale Antigen-Antikörperreaktion zurückführen läßt, ob nun Komplement gebunden wird oder nicht. Ottenberg, Kaliski und Friedmann haben bei ihren Versuchen an Hunden gefunden, daß auf wiederholte Infusion von Erythrocyten, gegen die das Versuchstier zunächst nur Agglutinine enthielt, auch eine Neubildung von Hämolysinen auftrat, während etwas Derartiges nach Transfusionen von nicht isoagglutinablen Blutkörperchen niemals beobachtet wurde.

Beim Menschen haben Moss und insbesondere Grafe und Graham, Hesser sowie Mino den Nachweis geführt, daß für die Isolysine die gleichen Regeln der Gruppeneinteilung gelten wie für die Isoagglutinine.

Auch hier gibt es zwei Blutkörpercheneigenschaften (Receptoren im Sinne von Ehrlich), vermittels derer die entsprechenden Amboceptoren gebunden werden, so daß es zur Hämolyse kommt. Diese beiden Receptoren (A und B) können entweder einzeln oder nebeneinander vorhanden sein oder auch beide fehlen, und dasselbe gilt für die beiden verschiedenen Isolysine α und β.

Tabelle 15. Gruppierungen bei Isolyse.
(Nach Grafe und Graham.)

Blut der Versuchspersonen	Anzahl der Fälle	An den Blutkörperchen					Im Serum (Isolysine)					Isolysine und empfindl. Erythrozyt. im gleichen Blut	Isolyse außerhalb d. Gruppenbildung
		kein A und B	A oder bzw. und B	A	B	A + B	kein α und β	α oder bzw. und β	α	β	$\alpha + \beta$		
1. Gesunde . . .	11	4	7	5	0	2	7	4	0	4	0	2	0
2. Akute Infektionskrankh. .	17	9	8	3	2	3	14	3	1	0	2	0	0
3. Tuberkulose .	21	16	5	2	2	1	15	6	1	2	3	1	0
4. Lues	6	3	3	2	0	1	5	1	0	0	1	0	0
5. Carcinom . .	20	13	7	1	5	1	13	7	3	3	1	1	0
6. Blutkrankh. .	5	3	2	2	0	0	4	1	1	0	0	0	0
7. Chron. Krankheit. außer 3-6	19	12	7	2	4	1	12	7	5	1	1	2	0
Summa	99	60	39	17	13	9	70	29	11	10	8	6	0

Die Übereinstimmung mit den beiden isoagglutinablen Substanzen A und B ist vollkommen, wenn auch, was vielleicht in

Zusammenhang mit der geringen bisher untersuchten Zahl von Personen steht, die zahlenmäßige Verteilung der Gruppen eine etwas andere zu sein scheint. Die Verteilung auf die einzelnen Gruppen ist aus der vorstehenden Tabelle ersichtlich. Sie bezieht sich auf 99 Personen, die sämtlich mit Hilfe von zwei Blutproben untersucht wurden, die gegenseitig wirksame Isolysine enthielten und demnach zu den Isolysingruppen $A\beta$ und $B\alpha$ gehörten.

Diese Tabelle läßt ein interessantes Verhalten erkennen, das einen Unterschied gegenüber der Isoagglutination bedeuten würde, nämlich das Fehlen einer Übereinstimmung zwischen den Gruppeneinteilungen, die sich auf Grund der Blutkörperchenreceptoren A und B einerseits, der Isolysine α und β andererseits ergeben.

Das Auftreten von Isolysinen im Serum ist wesentlich seltener, als man in Analogie zu den Isoagglutininen annehmen würde. Die Ursache liegt in der geringeren Empfindlichkeit der Blutkörperchen für die Isolyse.

Bei einem Vergleich der Isolysin- und Isoagglutininwirkung hat sich demgemäß ergeben, daß die Blutkörperchen sich gleichartig verhalten, während zwischen den Sera oftmals Unterschiede bestehen.

Manche Sera, die die beiden Agglutinine α und β enthalten, besitzen auch die entsprechenden Isolysine α und β gegen die empfindlichen Blutkörperchen. Dagegen findet sich in anderen Sera, die ebenso stark agglutinieren, nur das eine oder das andere oder auch gar keines der beiden Lysine, während die Blutkörperchen desselben Blutes sowohl für Isoagglutination wie für Isolyse unempfänglich sind.

Im allgemeinen stimmt das Verhalten hinsichtlich der Isolyse und der Agglutination überein, nur mit der Einschränkung, daß recht häufig eine Isolysinreaktion, die nach dem Schema zu erwarten wäre, ausfällt.

Neuerdings hat aber HESSER gefunden, daß das Alter der Blutkörperchen eine Rolle spielt. Bei ganz frischen Blutkörperchen bekommt man eine Isolyse nur, falls die Agglutinine sehr kräftig sind; verwendet man dagegen Blutkörperchenaufschwemmungen, die einige Tage gestanden haben, so findet man regelmäßig eine völlige Übereinstimmung der beiden Reaktionen.

Zu demselben Ergebnis ist auch MINO gekommen, der bei seinen Versuchen entweder die Serummenge erhöhte oder (nach

der von Donath-Landsteiner, Kumagai-Inone, Micheli angewandten Methode) die antihämolytischen Stoffe entfernte.
Jedenfalls steht fest, daß die Isolyse ganz ebenso wie die Isoagglutination eine individuelle Eigentümlichkeit des Blutes ist,
die denselben fundamentalen Regeln gehorcht.

Wie bei der Agglutination, so läßt sich auch hier eine Entwicklung im Laufe der Ontogenese erkennen, denn man findet
Isolysine bei Neugeborenen erheblich seltener als bei Erwachsenen
(nach Jones $27,3^0/_0$ gegen $88,5^0/_0$) und außerdem bei den ersteren
meist in geringerer Stärke.

Die Schwankungen, wenigstens des Antikörpers, sind erheblich größer als bei der Agglutination. Aus der Literatur gewinnt man demgemäß den Eindruck, daß die Isolyse im Laufe
mancher Krankheiten verstärkt wird (was bei der Agglutination
noch zweifelhaft ist), und daß sie bei Krankheiten häufiger
auftreten kann, allerdings ohne daß die Gruppeneinteilung dadurch
jemals gestört würde. Verfolgt man das Verhalten der Isolysine
eines Kranken längere Zeit hindurch, so beobachtet man erhebliche Schwankungen im Titer der Isolysine und sogar einen völligen
Schwund, während die Empfindlichkeit der Blutkörperchen sich
nicht ändert (Grafe und Graham, Macaigne und Pasteur-
Vallery-Radot). Die isolytische Fähigkeit des Serums unter-
liegt also unzweifelhaft konditionellen Einflüssen, die die konstitutionell festgelegte Gruppenzugehörigkeit überlagern und
maskieren können. Die Ursache braucht nicht im Auftreten oder
Verschwinden der charakteristischen Amboceptoren zu liegen, sie
könnte vielmehr auf der Interferenz irgendwelcher der zahlreichen antihämolytischen Funktionen beruhen, die dem Einfluß
von Krankheiten unterworfen sind und auch künstlich hervorgerufen werden können.

10. Antiisolysine.

Unter den zahlreichen, die Isolyse hemmenden Momenten
verdient eines ganz besonderes Interesse, weil es wie die Isolyse
selbst, den Wert eines individuellen Merkmals besitzt. Es ist
das ein spezifisches Antihämolysin, welches in frischen Sera von
Moss sowie von Grafe und Graham und Jervell nachgewiesen
wurde. Es besitzt die Fähigkeit, die Isolyse der Blutkörperchen
des gleichen Blutes zu verhindern. Dies ergibt sich aus der
nachstehenden Tabelle:

Tabelle 16. Natürliche Antiisolysine. (Nach GRAFE und GRAHAM.)

	0,3 ccm gewaschene Erythrozyten Nr. 80 (A)	0,3 ccm gewaschene Erythrozyten Nr. 81 (B)	0,3 ccm gewaschene Erythrozyten Nr. 83 (A+B)	0,3 ccm gewaschene Erythrozyten Nr. 85 (A+B)
0,3 ccm aktives Serum Nr. 78 $(\alpha+\beta)$ +0,3 ccm physiologische Kochsalzlösung	Hämolyse	Hämolyse	Hämolyse	Hämolyse
0,3 ccm aktives Serum Nr. 78 $(\alpha+\beta)$	+ 0,3 ccm Serum Nr. 80 (β) keine Hämolyse	+ 0,3 ccm Serum Nr. 81 (α) keine Hämolyse	+ 0,3 ccm Serum Nr. 83 (o) keine Hämolyse	+ 0,3 ccm Serum Nr. 85 (o) keine Hämolyse

Die Wirkung dieses Antihämolysins ist spezifisch, denn die Sera, die zu den Blutkörperchen A gehören, wirken hemmend nur auf die Isolysine α, nicht aber auf β. Es gelingt nachzuweisen, daß in einem Blut, welches die Blutkörperchen A enthält, ein besonderes Anti-α, neben den Blutkörperchen B ein Anti-β enthalten ist. Wie es scheint, ist das Antihämolysin nicht einfach ein Antikomplement, sondern ein echter Antiamboceptor.

Ob mit dem spezifischen Antihämolysin ein Antiagglutinin verbunden ist, läßt sich bei der geringen Anzahl der vorliegenden Untersuchungen noch nicht entscheiden. HEKTOEN hat ein Antiagglutinin nicht nachweisen können. Moss dagegen will beobachtet haben, daß die Agglutination von Blutkörperchen durch ein fremdes Serum in Gegenwart des körpereigenen Serums abgeschwächt wird und daß sie ganz ausbleibt, wenn man die beiden Sera mischt und zunächst eine halbe Stunde im Brutschrank hält.

Auf jeden Fall führt das Antihämolysin unter den gewöhnlichen Versuchsbedingungen dazu, daß die Isoagglutinationsreaktion deutlicher wird (BREM).

Wie später noch erläutert werden wird, muß die Anwesenheit des Antihämolysins auch für die Frage der Bluttransfusion berücksichtigt werden, da sie für den verschiedenen Ausgang gewisser Reaktionen in vivo und in vitro und insbesondere auch für die Beobachtung, daß die Transfusion von isolysinhaltigem Blut ohne jeden Schaden verlaufen kann, eine Erklärung bietet.

Schließlich darf man aus der Existenz der Antilysine wohl den Schluß ziehen, daß das menschliche Blut isolytische Eigenschaften häufiger und regelmäßiger besitzt, als es für gewöhnlich den Anschein hat, daß aber der Nachweis durch die gleichzeitige Anwesenheit von Antiamboceptoren verhindert werden kann.

11. Komplementbindende Isoantikörper.

SCHIFF und ADELSBERGER haben die Tatsache festgestellt, daß die Isolysine zwar nur bei Anwesenheit des hämolytischen Komplements zur Wirkung gelangen, daß aber eine wenigstens mit der üblichen Technik nachweisbare Komplementbindung bei der Isolyse nicht stattfindet. Schon früher hatte sich für andere hämolytische Reaktionen gezeigt, daß ein Verbrauch von Komplement nicht unbedingt notwendig ist. Nach E. WEIL ist zwischen Komplementwirkung und Komplementverbrauch ein scharfer Unterschied zu machen.

Neben den einfach isolytischen Sera gibt es nun aber noch andere, welche außer Isolysinen (und Isoagglutininen) noch besondere komplementbindende Isoantikörper enthalten.

SCHIFF und ADELSBERGER haben derartige Sera recht selten angetroffen: unter 100 Sera fanden sich nur 3, von denen 2 nur schwach, ein drittes sehr kräftig wirksam war. Diese komplementbindenden Antikörper waren streng gruppenspezifisch, in zwei Fällen aber bestand keine völlige Übereinstimmung mit der Spezifizität der Isoagglutinine und Isolysine, da diese letzteren der Formel $\alpha\beta$ entsprechen, während die Komplementbindung nur mit Blutkörperchen A, bzw. B erfolgte.

Der Titer dieser Antikörper war etwas niedriger als der der Isoagglutinine und Isolysine. Die Fähigkeit zur Komplementbindung war 8 Monate nach der ersten Untersuchung bei dem Serumspender noch unverändert vorhanden. Die spezifische Bindung des Antikörpers gelang mit frischen, gekochten, mit Alkohol behandelten Blutkörperchen, ferner auch mit Blutkörperchenstroma; die Verhältnisse liegen also ebenso wie nach den Beobachtungen von SIRACUSA für die Bindung des Isoagglutinins; dies ist von Bedeutung für die individuelle Diagnose von Blutflecken in der gerichtlichen Medizin. Ob die komplementbindenden Receptoren der roten Blutkörperchen mit denjenigen, welche das Isoagglutinin binden, identisch sind, läßt sich bis jetzt noch nicht entscheiden; bei ihren engen Beziehungen handelt es sich aber auch bei den ersteren zweifellos um ein individuelles Merkmal.

12. Heteroreaktionen.

Für die Individualität des Blutes haben auch diejenigen Reaktionen ein gewisses Interesse, die zwischen dem Blut verschiedener Spezies stattfinden, also die Heteroagglutination und Heterolyse. Daß zwischen Serum und Blutkörperchen verschiedener Tierarten eine Reaktion zustande kommt, ist eine fast regelmäßige Erscheinung, bei der in den meisten Fällen eine ausgesprochene Spezifizität nicht hervortritt. Die tierischen Sera agglutinieren in der Regel (einige Ausnahmen s. S. 58) alle Blutkörperchen des Menschen sehr kräftig, und ebenso die menschlichen Sera die Blutkörperchen von Tieren. Diese zahlreichen Wirkungen werden durch ebenso viele spezifische Amboceptoren hervorgerufen (NEISSER und DOERING 1901; seitdem viele andere). Es besteht indes keine vollständige Gleichförmigkeit im Verhalten aller Individuen in dieser Hinsicht (vgl. die neueren Arbeiten von KOLMER-MATSUMOTO und WILLIAMS-PATTERSON über die Antimenschenagglutinine des Pferdes). Ebenso wie bei den Isoreaktionen und auch bei der Bakterienagglutination bestehen bei der Heteroagglutination und bei der Heterolyse, wie aus den Untersuchungen von HALBAN und LANDSTEINER, HECHT, MORO, ASCHENHEIM hervorgeht, erhebliche Unterschiede je nach dem Lebensalter. Die Heteroantikörper sind beim Neugeborenen nur sehr schwach ausgebildet und entwickeln sich erst in den ersten Lebensmonaten, bis sie allmählich die Stärke erreichen, die beim Erwachsenen vorhanden ist (Abb. 21).

Auch beim Erwachsenen sind die Heteroreaktionen (Menschenblut gegen Hühner-Schafblut usw.) nicht regelmäßig vorhanden, sie fehlen vielmehr in einer gewissen Anzahl von Fällen (KELLING, WEINBERG u. a.). Hierin liegt ein Hinweis auf individuelle, konstitutionell bedingte Unterschiede, über die wir genauere Kenntnisse aber noch nicht besitzen. Die bisherigen Untersuchungen sind im wesentlichen darauf ausgegangen, den Einfluß von Erkrankungen auf den Gehalt des Menschenserums an normalen Heterolysinen festzustellen. Ein solcher Einfluß ist, wie es scheint, im allgemeinen in der Tat vorhanden.

Es besteht also kein Anlaß, bei der Betrachtung der individuellen Bluteigenschaften dieses Gebiet, über das eine reiche Spezialliteratur vorliegt, hier ausführlich zu behandeln. Zur Zeit läßt sich nicht mit Sicherheit sagen, ob und wie weit diese Eigentümlichkeiten im engeren Sinne konstitutionell oder aber von den verschiedensten äußeren Einflüssen abhängig sind.

Es ist aus Gründen der Analogie wahrscheinlich, daß die Antigene und Antikörper, die bei diesen Reaktionen beteiligt sind, ihren Ursprung in konstitutionellen Faktoren haben; eine sichere Unterscheidung von eventuellen sekundären Überlagerungen ist im Augenblick jedoch noch nicht durchführbar.

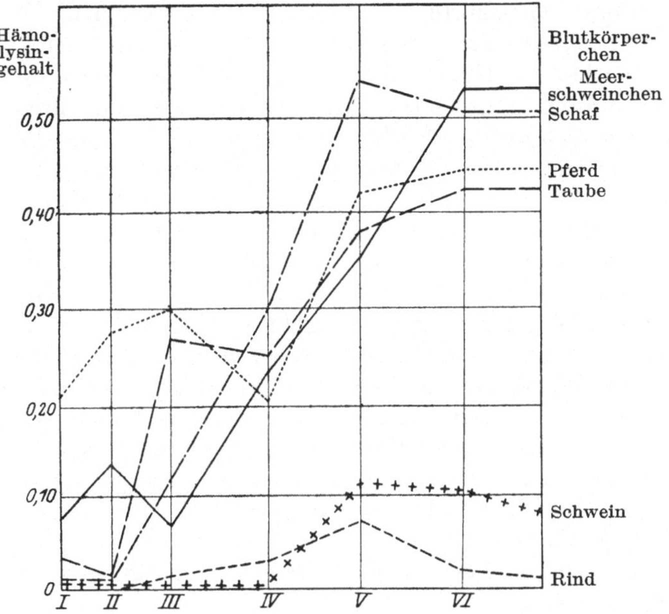

Abb. 21. Heterolysingehalt des menschlichen Blutserums nach dem Lebensalter. I. Bei der Geburt. II. 3. Lebenstag. III. 4.—30. Lebenstag. IV. 2.—6. Lebens-Monat. V. 2.—5. Lebensjahr. VI. Erwachsene.

Immerhin hat die Heteroagglutinationsreaktion es v. DUNGERN und HIRSCHFELD und ihrem Schüler BROCKMANN gestattet, eine individuelle Differenzierung der menschlichen Blutkörperchen zu versuchen, Untersuchungen, die seitdem von anderen nicht wiederholt worden sind.

Sie verwendeten verschiedene Tiersera, nachdem sie zunächst die unspezifischen Heteroagglutinine durch Absorption mit bestimmten menschlichen Blutkörperchen verändert und sozusagen spezifisch gemacht hatten. Mit diesen vorbehandelten tierischen

Sera konnten die Autoren oftmals die Gruppeneinteilung der Isoagglutination bestätigen. Zum Beispiel agglutinierten Rinder- oder Kaninchensera nach Vorbehandlung mit menschlichen Blutkörperchen der Gruppe I ($O\alpha\beta$) noch die Blutkörperchen der anderen drei Gruppen, die also A und B enthielten. Wurden die gleichen Sera mit Blutkörperchen A vorbehandelt, so agglutinierten sie nur noch diejenigen, welche B enthielten. Nach Ausfällung mit Blutkörperchen A + B verloren sie schließlich jedes Agglutinationsvermögen für menschliche Blutkörperchen. Auch hier zeigten sich Unterschiede zwischen den verschiedenen A-haltigen Blutproben, ein Hinweis auf das Vorhandensein von Untergruppen. Dies waren in großen Linien ihre Befunde; im einzelnen aber ergaben sich aus der Wirkung der Sera verschiedener Tiere (Rind, Kaninchen, Hund, Katze, Pferd, Schwein, Schaf) nach Ausfällung mit menschlichen Blutkörperchen zahlreiche eigenartige und außergewöhnliche Reaktionen von ausgesprochen individuellem Charakter. Die Unregelmäßigkeiten hängen dabei mehr von der Tierspezies des Serumspenders, als von der Beschaffenheit der Blutkörperchen ab. So agglutinierten z. B. Kaninchensera nach Vorbehandlung mit allen Arten menschlicher Blutkörperchen niemals Blutkörperchen der Gruppe I ($O\alpha\beta$), während dies mehrfach bei Sera anderer Herkunft der Fall war. Auch mit den Sera von Hund, Rind, und Schaf ergaben sich ausgesprochene Regelmäßigkeiten in der Gruppierung, während dies mit den Sera von Katze und Pferd nicht der Fall war. Bei Affen wurde bisweilen eine spezifische, nur gegen bestimmte Arten menschlicher Blutkörperchen gerichtete Agglutination beobachtet, und zwar bereits ohne Ausfällung.

Im ganzen behaupten die Autoren, mit Hilfe einer größeren Anzahl von verschiedenartig ausgefällten Tiersera die theoretische Möglichkeit einer wirklich individuellen Differenzierung des Blutes jedes einzelnen Menschen bewiesen zu haben. Sie geben aber zu, daß dieser Möglichkeit im Augenblick irgendein praktischer Wert noch nicht zukommt.

Sie haben ferner auch das Verhalten der Blutkörperchen von Tieren gegenüber menschlichen Blutsera untersucht. Es ergab sich, daß die Blutkörperchen mancher Tiere nicht nur die eigentlichen Heteroagglutinine binden, sondern auch eine Affinität zu den Isoagglutininen des Menschen besitzen.

Es ist sehr interessant, daß im allgemeinen die Blutkörperchen einiger dieser Tierarten (Kaninchen, Hund, Katze, Pferd, Rind) ausschließlich das menschliche Agglutinin β und niemals α adsorbieren.

Nur die Blutkörperchen höherer Affen waren imstande, das Agglutinin α zu binden.

Eine genauere Untersuchung zeigt aber, daß diese Agglutinogene der Tiere nicht mit denen des Menschen identisch sind; denn wenn man mit B-haltigen Tierblutkörperchen andere Tiersera ausfällt, so nimmt man ihnen nicht die Fähigkeit, menschliche Blutkörperchen, die den Receptor B besitzen, zu agglutinieren. Ferner aber gelingt es, obwohl eine Art B in den Blutkörperchen des Kaninchens vorhanden ist, durch Einspritzung menschlicher Blutkörperchen B beim Kaninchen ein gruppenspezifisches β-Agglutinin zu gewinnen. Demnach ist das tierische B mit dem menschlichen durchaus nicht identisch, es scheint vielmehr in die Gruppe der heterophilen Antigene von FORSSMAN zu gehören (HOOKER-ANDERSON).

Diese technisch umständlichen und schwierig zu deutenden Untersuchungen verdienen deshalb eine Erwähnung, weil sie von der außerordentlichen Mannigfaltigkeit der natürlichen Antigene des Blutes und der Kompliziertheit der Beziehungen zwischen ihnen und den Antikörpern eine Vorstellung geben. Sie sprechen nicht gegen die Richtigkeit der mit Hilfe der Isoagglutination festgestellten Gruppeneinteilung des Menschen, sondern sie bestätigen sie sogar; gleichzeitig zeigen sie, daß das Blut der verschiedenen zur gleichen Gruppe gehörenden Menschen nicht immer genau das gleiche ist, sondern daß feinste innere Unterschiede existieren, welche sich bisher jeder systematischen Einteilung entziehen.

III. Die Vererbung der Individualität des Blutes.

1. Beobachtungen über die Vererbung der Blutgruppen.

Der Gedanke, daß die individuellen Bluteigentümlichkeiten sich vererben könnten, wurde zuerst von LANGER (1903) und HEKTOEN (1907) erwogen, welche bei Untersuchungen über Isoagglutination beobachteten, daß die Blutgruppe von Vater oder Mutter auf eines der Kinder übergehen kann.

Im Jahre 1908 haben dann OTTENBERG und EPSTEIN anläßlich einer Diskussion in der Pathologischen Gesellschaft in New York mitgeteilt, daß sie bei einem Geschwisterpaar gleiche Blutgruppen gefunden und infolgedessen geprüft hätten, ob hier vererbbare Eigentümlichkeiten vorliegen. Sie sind der Frage aber nicht gründlicher nachgegangen, sondern begnügten sich mit der Untersuchung zweier Familien. Bei der einen fanden sie bei der Mutter und 7 Söhnen (der Vater war nicht untersucht worden), die Gruppe II; bei der anderen hatten die Eltern und die 4 Söhne die Gruppe III. Sie vermuteten, daß hier aller Wahrscheinlichkeit nach Vererbung vorliege.

Wenn sie auch noch ausgedehnte Untersuchungen für erforderlich hielten, so sprachen sie doch schon die Ansicht aus, daß diese so gut definierten Merkmale, falls sie wirklich erblich wären, ein gutes Beispiel für mendelnde Vererbung abgeben dürften.

v. DUNGERN und HIRSCHFELD haben dann im Jahre 1909 die Vererbung von biologischen Strukturen der roten Blutkörperchen des Hundes, nämlich das Verhalten gegenüber Immunisoagglutininen (also ein Analogon zu den Blutgruppen) untersucht, und den Beweis der Vererbung durch Immunisierungsversuche geliefert. Bei der Paarung von zwei Tieren, welche verschiedenen Gruppen angehörten, erhielten sie 4 Junge; eines davon hatte die Gruppenzugehörigkeit des Vaters, ein zweites diejenige der Mutter, während die übrigen beiden Tiere in ihren Blutstrukturen weder Vater noch Mutter folgten.

1910 stellten TODD und WHITE ähnliche Untersuchungen mit Hilfe von Immunisolysinen an Rindern an. In einem ihrer Versuche führten sie den Nachweis individueller Eigentümlichkeiten folgendermaßen: sie vermischten 60 bis 70 durch Immunisierung gewonnene isolytische Sera und setzten dem Gemisch eine bestimmte Sorte Blutkörperchen zu. Alsdann wurden die Blutkörperchen wieder herauszentrifugiert und das Serum geprüft. Es hatte nunmehr seine Wirksamkeit für das Blut der Vorbehandlung verloren, während es alle anderen Blutarten noch hämolysierte. Diese individuelle Widerstandsfähigkeit gegenüber der Hämolyse konnte von der Kuh auf das Kalb übergehen. Das Umgekehrte war aber nicht der Fall; dies zeigt, daß eine erbliche Übertragung des „Individualtypus" zumindest nicht ausnahmslos zustande kommt.

Kürzlich haben LANDSTEINER und VAN DER SCHEER gezeigt, daß sich auf das Maultier die Isoagglutinationseigenschaften, die bei einem Elternteil, dem Pferd, vorhanden waren, vererbten, während dieselben beim Esel fehlten.

Im Jahre 1910 haben v. DUNGERN und HIRSCHFELD die erste systematische Untersuchung über die Vererbung der individuellen Bluteigenschaften des Menschen veröffentlicht. Diese Arbeit ist der Ausgangspunkt für alle seitherigen Untersuchungen geworden.

Sie untersuchten 72 Familien mit 348 Personen; 12mal konnte die Untersuchung auf drei Generationen ausgedehnt werden. Natürlich bestehen bei diesen Untersuchungen dieselben Schwierigkeiten wie bei allen anderen Vererbungsuntersuchungen am Menschen: Unvollständigkeit der Stammbäume, zu geringe Anzahl von Generationen. Diese Schwierigkeiten fallen aber nicht allzusehr ins Gewicht. Denn wenn auch bei den ersten Vererbungsuntersuchungen die Beobachtung vieler Generationen notwendig war, so können doch jetzt, nachdem wir die Erscheinungen der Dominanz und Rezessivität genau kennen gelernt haben, die Schlüsse auf die mendelistische Natur eines Merkmals auch aus der Beobachtung weniger Generationen gezogen werden, in denen alle möglichen Kombinationen auftreten. Infolgedessen sind die von BUCHANAN-HIGLEY und WESZECSKY erhobenen Einwände über den Wert von Beobachtungen an nur zwei oder drei Generationen nicht von entscheidender Bedeutung.

Die Untersuchungen von v. DUNGERN und HIRSCHFELD sind nun in der Tat sehr interessant und überzeugend. Nach ihren Feststellungen tritt die biochemische Blutkörperchenstruktur A ebenso wie die Struktur B nur dann bei den Kindern auf, wenn sie bei einem der Eltern vorhanden war. Haben beide Eltern eine bestimmte Blutstruktur, so erscheint sie in der Regel auch bei allen Kindern, aber sie kann auch bei einigen von ihnen fehlen. Besitzt nur Vater oder Mutter die Struktur, so findet sie sich meist höchstens bei einem Teil der Kinder, nur ausnahmsweise bei allen. Fehlt umgekehrt die Blutstruktur bei den Eltern, so tritt sie niemals bei den Kindern auf[1]).

In der üblichen Gruppenbezeichnung heißt das, wenn die Gruppen II (A), III (B), IV (A B) bei Vater oder Mutter vorhanden

---

[1]) Die in der Tabelle der Autoren unter Nr. 15 aufgeführte Ausnahme beruht augenscheinlich auf einem Druckfehler: in der Spalte „B-Kinder" gehört die Zahl 4 von Nr. 15 in Nr. 16 und die Zahl 2 von 16 in Nr. 17.

sind, so können sie auf die Kinder übertragen werden, oder aber auch nicht; wenn dagegen beide Eltern zur Gruppe I (O) gehören, so müssen auch die Kinder immer zu dieser Gruppe gehören.

Die Untersuchung der Zahlenverhältnisse hat die Autoren zu der Feststellung geführt, daß sich das MENDELsche Gesetz auf die Verteilung der biochemischen Strukturen A und B anwenden läßt. Es lassen sich auf diese Weise alle beobachteten Arten der Übertragung der Blutgruppen von den Eltern auf die Kinder völlig erklären. Die wichtigste Voraussetzung für die Annahme ist, daß die Strukturen A und B nicht ein zusammengehöriges Merkmalspaar bilden, sondern voneinander völlig unabhängig sind.

Als Allelomorphenpaare bezeichnen die Autoren A-Nicht A, sowie B-Nicht B. Kein Paar steht zu dem anderen in irgendeiner Beziehung. Vergleichen wir A-Nicht A mit Weiß und Schwarz, so könnte B ein davon ganz unabhängiges Merkmalspaar sein, etwa groß-klein.

Da A und B bei den Kindern verschwinden können, während sie nicht spontan neu auftreten, so handelt es sich um Merkmale, die, wenn überhaupt im Blute vorhanden, auch in die Erscheinung treten, also um dominante Eigenschaften im Sinne MENDELS. Umgekehrt haben die Merkmale Nicht A und Nicht B, die bei den Kindern auftreten können, ohne daß sie bei den Eltern nachweisbar waren, die Kennzeichen der Rezessivität. Dabei ist zu bemerken, daß die Blutkörpercheneigenschaften Nicht A und Nicht B, die den einen Teil der Allelomorphenpaares bilden, nicht rein negativ sind; denn ihre Anwesenheit fällt, wenigstens beim Erwachsenen, meist zusammen mit dem Auftreten der Agglutinine α und β im Blutserum.

Berücksichtigen wir diese Verhältnisse, so können wir die vier Blutgruppen als das Ergebnis der Kombination von zwei Allelomorphenpaaren auffassen. Jedes Allelomorphenpaar bedingt für sich allein drei Genotypen und, da die Dominanz vollständig ist, nur zwei Phänotypen. So ergibt sich z. B. für die Vererbung von A-Nicht A das folgende Schema (die sichtbaren Merkmale sind mit großen Buchstaben, die latenten mit kleinen Buchstaben angedeutet):

> A-A, dominant homozygot;
> A-nicht a, dominant heterozygot;
> Nicht A-Nicht A, rezessiv homozygot.

Die Verbindung der beiden Allelomorphenpaare ergibt eine größere Anzahl von Genotypen, nämlich 9 (Kombination der 3 Genotypen für A-Nicht A mit den 3 Genotypen für B-Nicht B).

Tabelle 17. Blutgruppen und Vererbungstypen.

Gruppe (Phänotypen)	Genotypen			
I ($O\alpha\beta$)	Nicht A, Nicht A Nicht B, Nicht B rein	—	—	—
II ($A\beta$)	A, A Nicht B, Nicht B rein	A, nicht a Nicht B, Nicht B hybrid	—	—
III ($B\alpha$)	Nicht A, Nicht A B, B rein	Nicht A, Nicht A B, nicht b hybrid	—	—
IV (ABo)	A, A B, B rein	A, nicht a B, B monohybrid	A, A B, nicht b monohybrid	A, nicht a B, nicht b dihybrid

Nach unseren bisherigen Kenntnissen scheint die Dominanz von A und B vollkommen zu sein, d. h. wir haben kein Mittel, um ohne weiteres zu erkennen, ob ein gegebenes A homo- oder heterozygot ist, da in beiden Fällen die Isoagglutinationsreaktionen ganz gleich ausfallen; auch die beträchtlichen quantitativen Unterschiede, die festgestellt worden sind, hat man bisher in keinerlei Beziehung zu den Erblichkeitsverhältnissen bringen können. Es gibt demnach weniger Phänotypen als Genotypen, nämlich anstatt 9 nur 4, wie aus dem obigen Schema hervorgeht (Tabelle 17). Diese 4 Phänotypen, welche sich aus der Kombination zweier MENDELscher Merkmalspaare ergeben, bilden die 4 bekannten Blutgruppen. Die Gruppe O entspricht dem gleichzeitigen Auftreten von Nicht A und Nicht B (stets homozygot), die Gruppe AB der gleichzeitigen Anwesenheit von A und B (homo- oder heterozygot).

Die Untersuchung der Zahlenverhältnisse zeigt nach HIRSCH-FELD, daß die Häufigkeit dieser beiden Gruppen rechnerisch einfach der Wahrscheinlichkeit entspricht, nach der A und B bzw. Nicht A und Nicht B zusammentreffen müssen, wenn ihre allgemeine Häufigkeit bekannt ist und eine gegenseitige Abhängigkeit nicht besteht. Findet sich z. B. die Gruppe A in der Hälfte der Fälle, die Gruppe B in einem Zehntel, so wäre die Gruppe AB in einem Zwanzigstel der Fälle zu erwarten (Produkt der jeweiligen Frequenzen). Dasselbe würde für die Gruppe O in bezug auf Nicht A und Nicht B gelten. Diese Annahme treffe recht genau zu, und zwar unabhängig von der absoluten Häufigkeit der einzelnen Gruppen, wie aus der folgenden Tabelle 18 von L. und H. HIRSCHFELD hervorgeht. (Vergleiche aber S. 92.)

Tabelle 18. Wirkliche und berechnete prozentuale Häufigkeit der Gruppen IV (AB) und I (O). (Nach L. u. H. HIRSCHFELD).

	II (A)	III (B)	IV (AB)		I (O)		Anzahl der Untersuchten
			beobachtet	berechnet	beobachtet	berechnet	
Engländer . . .	43,4	7,2	3,1	3,0	46,4	47,9	500
Franzosen . . .	42,6	11,2	3,0	4,7	43,2	46,6	500
Italiener	38,0	11,0	3,8	4,1	47,2	49,5	500
Deutsche	43,0	12,0	5,0	5,1	40,0	43,1	348
Österreicher . .	40,0	10,0	8,0	4,0	42,0	42,6	
Bulgaren	40,6	14,2	6,2	5,7	39,0	42,3	500
Serben	41,8	15,6	4,6	6,5	38,0	42,7	500
Griechen	41,6	16,2	4,0	6,7	38,2	43,4	500
Araber	32,4	19,0	5,0	6,1	43,6	47,5	500
Türken	38,0	18,6	6,6	7,0	36,8	39,9	500
Russen	31,2	21,8	6,3	6,8	40,7	44,9	1000
Juden	33,0	23,2	5,0	7,6	38,8	44,5	500
Madegassen . .	26,2	23,7	4,5	6,2	45,5	40,5	400
Neger.	22,4	29,2	5,0	6,5	43,2	47,6	500
Indochinesen .	22 4	28,4	7,2	6,4	42,0	45,3	500
Indier	19,0	41,2	8,5	7,8	31,8	43,7	1000

In der Tabelle ist für jede Volksgruppe mit ihren berechneten verschiedenen Prozentwerten von A und B der prozentuale Anteil an AB- und an O-Individuen und daneben der wirklich beobachtete aufgeführt. Die Übereinstimmung der Zahlen ist tatsächlich sehr gut, und wenn auch zumeist die berechneten Werte etwas zu hoch sind, so kommt doch auch das Gegenteil vor.

Hieraus ergibt sich also auf anderem Wege wiederum die gegenseitige Unabhängigkeit von A und B, die schon aus den Laboratoriumsversuchen erschlossen worden war.

Bei der Analyse der Stammbäume empfiehlt es sich, zur Erkennung der Vererbungsverhältnisse die Allelomorphenpaare A-

Nicht A bzw. B-Nicht B in den einzelnen Generationen unabhängig voneinander zu untersuchen.

Die übliche Anwendung der einfachen Gruppenbezeichnung führt leicht zu Unklarheit und zu Fehlschlüssen, vor allem dann, wenn man, wie BUCHANAN, die Gruppe als solche als eine nicht weiter analysierbare Einheit betrachtet und es ohne Grund ablehnt, sie nach den Merkmalen A, B, α, β, weiter aufzulösen, obwohl dies jetzt von zahlreichen Autoren für zweckmäßig, ja erforderlich gehalten wird. Wenn man daran festhält, daß die Gruppe an sich eine nicht weiter zerlegbare biologische Einheit darstellt, deren Vererbung zu beweisen wäre, so kommt man zu der falschen Vorstellung, daß die Gruppe des Kindes als solche bei den Aszendenten vorhanden sein müsse. Dies entspricht nicht den wirklichen Verhältnissen; abgesehen davon, daß Nicht A und Nicht B rezessiv sind, und daß demgemäß die Gruppe O oftmals „neu" entstehen müßte, können verschiedene Kombinationen unter den Merkmalspaaren eintreten, bei denen die Kinder zu ganz anderen Gruppen gehören als die Eltern; es läßt sich aber gleichwohl eine Erklärung mit Hilfe der MENDELschen Regeln stets leicht geben, wie weiter unten gezeigt werden soll.

Auch MINO, der ausführlich darlegt, daß die Blutgruppe eine wirkliche durchaus einheitliche biologische Eigenschaft ist, und der die für die Einzeleigenschaften A und B gesondert aufgestellten Vererbungsschemata in einer den heutigen Lehren der Vererbungswissenschaft formal besser entsprechenden Weise durch das Schema digener Vererbung ersetzt, stimmt in der Hauptsache mit allen Anschauungen von v. DUNGERN und HIRSCHFELD überein, denn auch er nimmt an, daß bei dem vererblichen Merkmal, der Gruppenzugehörigkeit, zwei Paare von allelomorphen Erbfaktoren, A-Nicht A und B-Nicht B, zu unterscheiden seien.

Ich bringe nunmehr das Zahlenmaterial, aus dem v. DUNGERN und HIRSCHFELD ihre Schlüsse gezogen haben. Da sie es in sehr wenig übersichtlicher Form wiedergeben, habe ich es, wenn ich so sagen darf, übersetzt, indem ich für jede Familie auf der linken Seite der Tabelle die Blutkörpercheneigenschaften der Eltern nach A, B, A B, O angebe, auf der rechten Seite die der Kinder. Außerdem habe ich die bei v. DUNGERN und HIRSCHFELD zerstreuten Familien nach ihrer Gruppenzugehörigkeit geordnet aufgeführt (s. Tabelle 19).

Tabelle 19. Vererbung der Blutgruppen nach v. DUNGERN-HIRSCHFELD.

Kombination der Eltern	Nr. der Familie	Anzahl der Kinder in jeder Gruppe			
		I (O)	II (A)	III (B)	IV (A B)
I × I (O × O)	2	4	—	—	—
„	8	2	—	—	—
„	12	1	—	—	—
„	13	2	—	—	—
„	15	2	—	—	—
„	21	2	—	—	—
„	38	1	—	—	—
„	44	4	—	—	—
„	53	2	—	—	—
„	63	4	—	—	—
„	66	2	—	—	—
II × II (A × A)	5	2	—	—	—
„	24	—	3	—	—
„	26	—	5	—	—
„	27	3	1	—	—
„	31	1	1	—	—
„	36	1	5	—	—
„	49	—	5	—	—
„	59	2	—	—	—
„	64	1	6	—	—
„	69	1	3	—	—
I × II (O × A)	3	2	2	—	—
„	4	—	2	—	—
„	6	1	3	—	—
„	9	—	2	—	—
„	14	—	3	—	—
„	18	—	4	—	—
„	19	—	2	—	—
„	20	3	3	—	—
„	23	1	1	—	—
„	25	—	1	—	—
„	29	—	2	—	—
„	30	—	1	—	—
„	34	3	1	—	—
„	37	2	1	—	—
„	41	2	1	—	—
„	42	1	—	—	—
„	43	—	3	—	—
„	47	1	1	—	—
„	48	—	1	—	—
„	50	1	3	—	—
„	52	1	1	—	—
„	54	1	—	—	—
„	56	1	3	—	—
„	57	1	2	—	—
„	58	1	—	—	—

Kombination der Eltern	Nr. der Familie	Anzahl der Kinder in jeder Gruppe			
		I (O)	II (A)	III (B)	IV (A B)
I × II (O × A)	60	1	1	—	—
,,	61	—	1	—	—
,,	62	1	1	—	—
,,	65	—	5	—	—
,,	68	—	6	—	—
III × III (B × B)	17	—	—	2	—
I × III (O × B)	7	2	—	2	—
,,	10	1	—	2	—
,,	32	—	—	1	—
II × III (A × B)	22	—	2	1	1
,,	28	—	1	1	—
,,	33	—	1	1	1
,,	35	—	1	1	—
,,	40	1	1	—	1
,,	51	—	—	—	1
,,	67	—	2	1	—
,,	70	—	1	1	—
I × IV (O × AB)	1	—	1	1	—
,,	11	—	—	1	—
,,	39	1	1	—	—
,,	72	1	—	—	3
II × IV (A × AB)	45	—	1	—	1
,,	55	—	2	1	1
III × IV (B × AB)	16	—	—	3	1
,,	46	3	—	—	—
,,	71	1	2	1	1
IV × IV (AB × AB	Kein Fall				

Betrachten wir in der vorstehenden Tabelle zunächst das Merkmalspaar A-Nicht A, so finden wir bei den Eltern die Verbindung A A 12 mal, A-Nicht A 45 mal, Nicht A-Nicht A 15 mal.

Bei den 12 Familien, in denen beide Eltern A besitzen, haben wir 45 Kinder, davon 36 A (78 %), 10 Nicht A (22 %), also ein Verhältnis, das fast genau demjenigen entspricht, welches sich auf Grund der angenommenen Proportion zwischen homo- und heterozygotem A errechnen läßt (83 % A). Den Ausgangspunkt dieser Berechnung bildet das beobachtete Verhältnis von A und Nicht A in einer bestimmten Bevölkerung und außerdem die Annahme, daß sich dies Verhältnis im Laufe der Generationen konstant hält. Diese Annahme erscheint mit Rücksicht auf die geringen Unterschiede zwischen den europäischen Nationen unter sich und im Vergleich mit den von ihnen abstammenden Nordamerikanern gerechtfertigt. Damit dies zutrifft, muß ein bestimmtes Verhältnis zwischen homo- und heterozygotem A bestehen (AA bzw. A(O)). Die Berechnung ergibt hierfür 1:4,66.

Nur in 4 Familien gehörten sämtliche Kinder, ebenso wie auch beide Eltern zur Gruppe A.

Aus den 45 Familien mit der Elternkombination A-Nicht A gingen 121 Kinder hervor. Von diesen waren 79 (65%) A, 42 (35%) Nicht A. Auf Grund einer entsprechenden Berechnung wie oben nehmen die Autoren an, daß bei 18% der Familien das A des einen Elters homozygot sein muß, alle Kinder aus diesen Ehen müßten demnach heterozygot A (O) sein (in Wirklichkeit waren es 14 von 45 Ehen, von denen manche aber nur ein einziges Kind hatten), dagegen in 82% heterozygot. Nach dieser Berechnung müßten in 18% der Ehen sämtliche Kinder A besitzen, d. h. zunächst auch 18% der Gesamtheit der Kinder. Denn bei den übrigen 82% der Ehen ist das A des einen Elters heterozygot, so daß man bei Kreuzung mit O nach der MENDELschen Regel zur Hälfte A (O), zur Hälfte O, also $\dfrac{82}{2} = 41\%$ A zu erwarten hätte.

Bei allen Familien zusammen hätte man also $18 + 41 = 59\%$ Kinder mit A (O) zu erwarten. Gefunden wurden 65%, also bei den kleinen Zahlen eine gute Übereinstimmung. Die Kombination Nicht A-Nicht A bei den Eltern kam 15mal vor; bei 36 Kindern fand sich ausnahmslos Nicht A; A war also niemals rezessiv.

Bei dem Allelomorphenpaar B × Nicht B fanden sich ganz entsprechende Verhältnisse. B × B-Ehen waren 4mal vertreten; unter den 14 Kindern fand sich B 8mal, Nicht B 6mal. In 17 B × NichtB-Ehen hatten von 42 Kindern 23 B, 19 Nicht B. Da B nur bei 16% aller untersuchten Individuen vorkam, muß angenommen werden, daß homozygotes B sehr selten ist. Setzt man B für gewöhnlich als heterozygot, so müßten bei Vererbung nach den MENDELschen Regeln aus B(O) × B(O)-Ehen 75% B(O)-Kinder, aus den B(O) × Nicht B-Ehen 50% B(O)-Kinder hervorgehen. Für den ersten Fall fanden sich in Wirklichkeit etwas weniger, für den zweiten etwas mehr, eine Abweichung, die sich ohne weiteres aus der geringen Zahl der Beobachtungen erklärt.

Die Kombination Nicht B × Nicht B boten 51 Ehen; sämtliche 147 Kinder waren rein Nicht B. Es vererbt sich also B ebenso wie A niemals latent.

Diese Ergebnisse entsprechen in jeder Beziehung den MENDELschen Regeln. Aus den Angaben von v. DUNGERN und HIRSCHFELD lassen sich einige Stammbäume über drei Generationen rekonstruieren. Sie folgen völlig den MENDELschen Regeln; für einige Individuen läßt sich ohne weiteres erkennen, daß sie heterozygot sein müssen (Abb. 21—23).

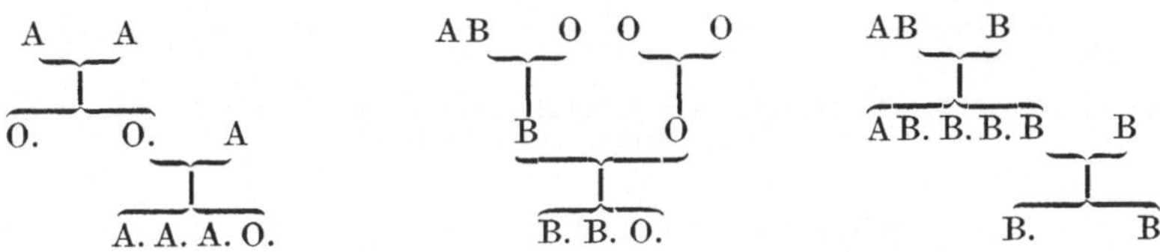

Abb. 22. (Familien 5—6; 10—11—12; 16—17.)

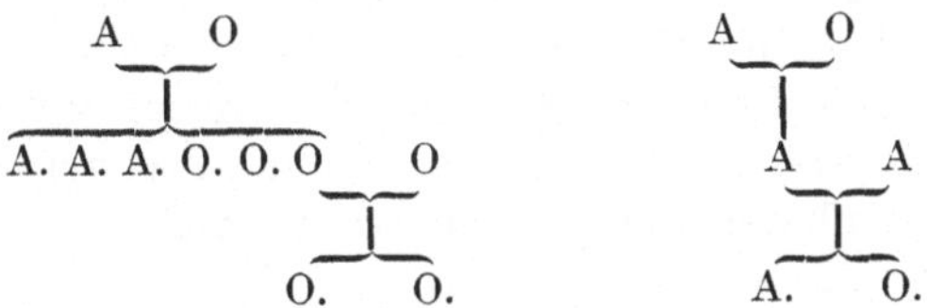

Abb. 23. (Familien 20—21; 30—31).

Einige andere Fälle zeigen die Unabhängigkeit von A und B. So besitzt in einem Fall eines der Eltern AB, und dies findet sich als solches bei einem der Kinder. In anderen Fällen dagegen hat eines der Eltern A und B gleichzeitig, bei den Kindern dagegen finden sich A und B getrennt; oder aber der eine Elternteil besitzt A, der andere B, und bei einem der Kinder finden sich A

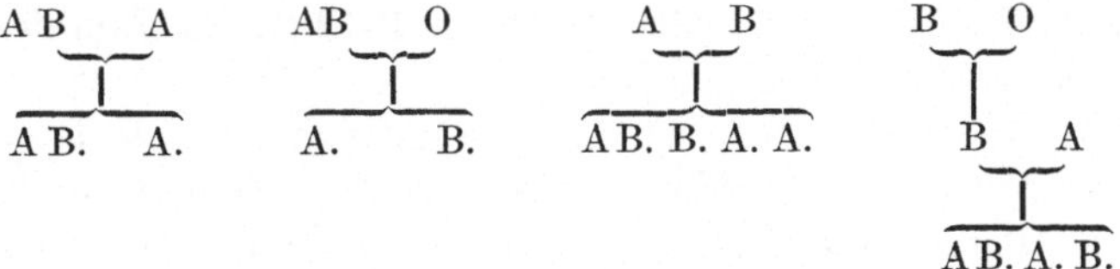

Abb. 24. (Familien 45, 1, 22, 32—33.)

und B vereinigt (Abb. 24). Diese Möglichkeit der Vereinigung oder Trennung von A und B und gleichzeitig die Rezessivität

von O erklärt es, daß in manchen Fällen bei den Kindern alle
4 Gruppen nebeneinander auftreten können. So lassen sich in
dem folgenden Fall die zunächst paradox erscheinenden Vererbungsverhältnisse ohne weiteres verstehen, wenn wir den einen
Stammbaum mit der Gruppenbezeichnung in Ziffern durch zwei
Stammbäume mit den Allelomorphenpaaren A-Nicht A und
B-Nicht B ersetzen (Abb. 25).

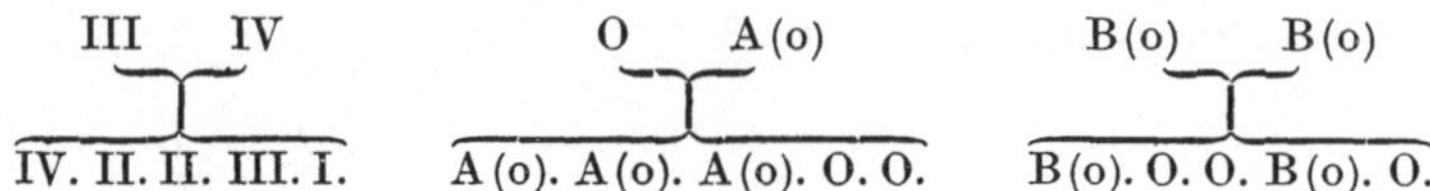

Abb. 25. (Familie 71.) (Nicht A und Nicht B sind als O wenn manifest, und als (o)
wenn latent, bezeichnet.)

Die Untersuchungen von v. Dungern und Hirschfeld sind
von mehreren anderen Forschern nachgeprüft worden. Ihre Ergebnisse sollen im folgenden näher betrachtet werden.

Learmonth hat 40 Familien mit 179 Köpfen untersucht.
Seine Befunde sind in der nachstehenden seiner Arbeit entnommenen
Tabelle 20 verzeichnet, in der hier noch die Vererbungssymbole
neben die Gruppenbezeichnungen eingesetzt sind.

Zerlegen wir die Tabelle in derselben Weise wie vorher die
Zahlen von v. Dungern und Hirschfeld, so finden wir 10 Ehen
A × A, 18 Ehen A × Nicht A, 12 Ehen Nicht A × Nicht A.

Aus den 10 Ehen zwischen A-Vater und A-Mutter sind 18 Kinder
hervorgegangen, darunter 17 A, eines Nicht A; die 18 Ehen A ×
Nicht A ergaben 55 Kinder, darunter 46 A, 9 Nicht A; endlich
die 12 Ehen von Nicht A-Eltern unter sich ergaben 27 Kinder,
die bis auf eines sämtlich Nicht A waren.

Bei dem Merkmal B fand sich die Kombination B × B der
Eltern keinmal; B × Nicht B-Ehen gab es nur 10 mit 29 Kindern,
davon 23 B, 6 Nicht B, Nicht B × Nicht B-Ehen 30 Familien mit
71 Kindern, sämtlich Nicht B.

Diese Zahlen stimmen fast sämtlich mit denen von v. Dungern
und Hirschfeld genau überein, die einzige Ausnahme bildet der
Fall, in dem zwei Eltern, die beide zur Gruppe Nicht A —
Nicht B gehören, ein Kind A haben sollen. Learmonth möchte
glauben, daß hier illegitime Vaterschaft vorlag. Seine Untersuchungen bestätigen die Vererbbarkeit der Blutgruppen und die
Gültigkeit der Mendelschen Regel hierbei.

Tabelle 20. Vererbung der Blutgruppen nach LEARMONTH.

Kombination der Eltern	Nr. der Familie	Anzahl der Kinder in jeder Gruppe			
		I (O)	II (A)	III (B)	IV (AB)
I × I (O × O)	1	1	—	—	—
„	3	1	—	—	—
„	7	3	—	—	—
„	10	4	—	—	—
„	12	1	1	—	—
„	13	2	—	—	—
„	31	2	—	—	—
„	33	2	—	—	—
„	36	2	—	—	—
II × II (A × A)	2	—	2	—	—
„	5	1	1	—	—
„	6	—	2	—	—
„	15	—	2	—	—
„	26	—	1	—	—
„	30	—	2	—	—
„	40	—	1	—	—
I × II (O × A)	4	—	2	—	—
„	8	—	1	—	—
„	11	3	4	—	—
„	14	2	3	—	—
„	16	1	3	—	—
„	17	—	3	—	—
„	19	—	4	—	—
„	22	—	1	—	—
„	24	—	1	—	—
„	25	—	2	—	—
„	27	1	2	—	—
„	32	—	2	—	—
„	34	1	2	—	—
„	37	—	2	—	—
III × III (B × B)	kein Fall				
I × III (O × B)	20	2	—	—	—
„	21	—	—	3	—
„	35	2	—	1	—
II × III (A × B)	39	—	—	1	2
I × IV (O × AB)	23	—	—	—	2
„	29	—	—	—	6
„	38	—	—	—	4
II × IV (A × AB)	9	—	1	—	2
„	18	—	—	—	1
„	28	—	1	—	1
III × IV (B × AB)	kein Fall				
IV × IV (AB × AB)	kein Fall				

Später hat OTTENBERG die von ihm selber früher geforderten Untersuchungen wieder aufgenommen und zunächst 8, später im ganzen 67 Familien mit 255 Köpfen geprüft. Er hat niemals eine Tatsache beobachtet, die zu den Ergebnissen von v. DUNGERN und HIRSCHFELD in Widerspruch stünde, diese vielmehr vollständig bestätigt, wie aus seinen Tabellen hervorgeht. Er gibt dort die Zusammensetzung und Herkunft der Familien bis ins Einzelnste an. Da ein Teil dieser Daten aber für die Beurteilung seiner Befunde belanglos ist, sei nachstehend das zur Darlegung der Vererbungsverhältnisse nicht Erforderliche weggelassen, unter anderem die Angabe ob Vater oder Mutter, da das Geschlecht der Eltern anscheinend auf die Art der Vererbung ohne jeden Einfluß ist.

Betrachten wir in dieser Tabelle 21 (was OTTENBERG unterlassen hat) das Merkmalspaar A-NichtA, so finden wir zunächst 16mal Ehen A×A. Unter den 23 Kindern haben 19 A, 4 NichtA;

Tabelle 21.   Vererbung der Blutgruppen nach OTTENBERG.

Kombination der Eltern	Nr. der Familie	Anzahl der Kinder in jeder Gruppe			
		I (O)	II (A)	III (B)	IV (A B)
I × I (O × O)	14	1	—	—	—
„	17	1	—	—	—
„	22	5	—	—	—
„	25	1	—	—	—
„	26	1	—	—	—
„	39	1	—	—	—
„	40	2	—	—	—
„	40 2. Gen.	4	—	—	—
„	42	1	—	—	—
„	43	1	—	—	—
„	50	1	—	—	—
„	50 2. Gen.	2	—	—	—
„	53	2	—	—	—
„	59	2	—	—	—
II × II (A × A)	4	1	—	—	—
„	12	—	1	—	—
„	19	—	2	—	—
„	31	—	1	—	—
„	33	—	3	—	—
„	41	—	1	—	—
„	51	—	1	—	—
„	52	1	—	—	—
„	62	2	1	—	—
„	62 2. Gen.	—	1	—	—
„	61	—	2	—	—

Kombination der Eltern	Nr. der Familie	Anzahl der Kinder in jeder Gruppe			
		I (O)	II (A)	III (B)	IV (A B)
I × II (O × A)	3	3	1	—	—
,,	6	—	2	—	—
,,	8	—	1	—	—
,,	9	—	1	—	—
,,	10	1	—	—	—
,,	15	—	1	—	—
,,	20	—	2	—	—
,,	21	1	—	—	—
,,	27	—	1	—	—
,,	28	1	2	—	—
,,	29	3	2	—	—
,,	30	—	1	—	—
,,	35	2	—	—	—
,,	47	4	1	—	—
,,	64	1	2	—	—
,,	66	2	1	—	—
,,	67	2	—	—	—
III × III (B × B)	16	1	—	—	—
,,	32	—	—	2	—
,,	55	—	—	4	—
I × III (O × B)	5	2	—	2	—
,,	11	1	—	—	—
,,	18	1	—	—	—
,,	23	—	—	2	—
,,	24	1	—	—	—
,,	36	1	—	—	—
,,	37	—	—	1	—
,,	37 2. Gen.	1	—	1	—
,,	38	—	—	1	—
,,	48	—	—	1	—
,,	54	—	—	2	—
,,	56	1	—	1	—
,,	56 2. Gen.	—	—	1	—
II × III (A × B)	34	1	—	1	1
,,	49	—	—	1	—
,,	65	1	—	1	—
I × IV (O × A B)	7	—	2	4	—
,,	46	—	3	1	—
II × IV (A × A B)	2	—	1	—	1
,,	13	—	1	—	—
,,	44	—	—	—	1
,,	45	—	1	—	—
,,	60	—	1	—	—
III × IV (B × A B)	1	—	—	—	1
IV × IV (A B × A B)	kein Fall				

das ist gerade das von v. DUNGERN und HIRSCHFELD auf Grund
der MENDELschen Vererbung errechnete Verhältnis.

Die Kombination A-Nicht A liegt in 23 Ehen vor; von 65 Kindern
sind 25 A (39%) und 30 Nicht A (61%), Zahlen, die allerdings
von den berechneten (59% A nach v. DUNGERN und HIRSCHFELD)

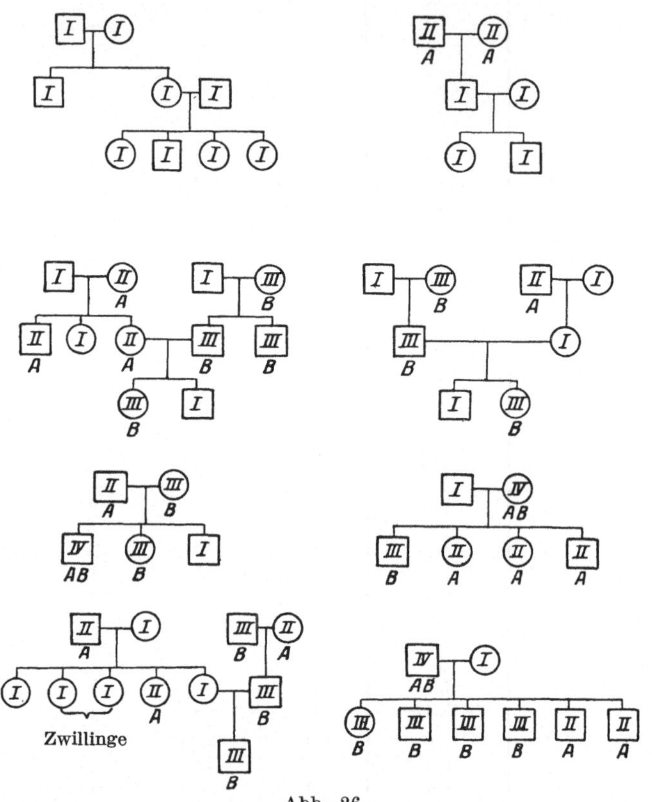

Abb. 26.

stark abweichen. Die Verbindung Nicht A-Nicht A findet sich in
30 Ehen mit 51 Kindern, welche ausnahmslos zum Typus Nicht A
gehören.

Die Verbindung B-B der Eltern ist 4 mal vertreten, und zwar
mit 8 Kindern, darunter 7 B, 1 Nicht B; die Kombination B-Nicht B
tritt in 23 Ehen mit 41 Kindern auf; unter diesen sind 23 B, 18
Nicht B, Zahlenwerte, die den von v. DUNGERN und HIRSCHFELD

berechneten recht nahe kommen ($75\,^0/_0$ bzw. $50\,^0/_0$ B im ersten und zweiten Fall).

In 42 Ehen haben wir die Verbindung Nicht B $\times$ Nicht B. Alle 80 Kinder sind ausschließlich Nicht B.

Es bestätigt sich also, daß Nicht A und Nicht B rezessiv und demgemäß, wenn sie überhaupt auftreten, stets homozygot sind. Umgekehrt zeigt es sich, daß weder A noch B latent vererbt werden. OTTENBERG hat einige Stammbäume mitgeteilt, aus denen die Art der Vererbung sehr klar zu ersehen ist, insbesondere auch die Möglichkeit, daß A und B neben- oder getrennt voneinander auftreten können (Abb. 26).

Im Falle Nr. 7 (der letzte in der Abbildung) gab die Untersuchung durch die Art ihrer Durchführung einen besonderen anschaulichen Beweis für die Richtigkeit der Theorie. Es ließ sich nämlich zeigen, daß sie es erlaubt, noch unbekannte Tatsachen vorauszusagen. OTTENBERG hatte die Gruppen der Mutter und dreier kleiner Kinder bestimmt; nachdem er gefunden hatte, daß die Mutter zur Gruppe O (Nicht A, Nicht B), die Söhne zum Teil zur Gruppe A, zum Teil zur Gruppe B gehörten, konnte er vorhersagen, daß der Vater zur Gruppe AB gehören, nämlich die beiden dominant-übertragbaren Substanzen besitzen müßte. Diese Voraussage wurde alsbald bestätigt.

P. MINO hat nach den gleichen Gesichtspunkten 90 Familien mit 438 Köpfen untersucht. Die Ergebnisse dieser Arbeit sind in der folgenden Tabelle 22 (S. 76) zusammengestellt.

Man ersieht aus der Tabelle, daß eine Ehe zwischen 2 A-Eltern 17 mal beobachtet wurde; es waren 49 Söhne, darunter 40 A, 9 Nicht A ($82{,}6$ und $17{,}4\,^0/_0$) vorhanden, also auch hier fast genau der von v. DUNGERN und HIRSCHFELD berechnete Prozentsatz.

Die Kombination der Eltern A-Nicht A fand sich 53 mal; von 145 Söhnen waren 85 A, 60 Nicht A ($58{,}2$ und $41{,}8\,^0/_0$), also wiederum das von v. DUNGERN und HIRSCHFELD berechnete Verhältnis.

Die Kombination Nicht A-Nicht A hatten 20 Familien mit 59 Kindern; zweimal traten unter ihnen A-Kinder auf.

Die Kombination B-B war nur durch 2 Ehen vertreten; die 4 Kinder waren sämtlich B.

B $\times$ Nicht B-Ehen fanden sich 29 mal; von den 31 Kindern hatten 37 B, 44 Nicht B (also fast genau das von v. DUNGERN und HIRSCHFELD berechnete Zahlenverhältnis).

Tabelle 22. Vererbung der Blutgruppen nach MINO.

Kombination der Eltern	Nr. der Familie	Anzahl der Kinder in jeder Gruppe			
		I (O)	II (A)	III (B)	IV (A B)
I × I (O × O)	2	4	2	—	—
„	5	2	—	—	—
„	9	2	—	—	—
„	24	4	—	—	—
„	25	2	—	—	—
„	36	2	—	—	—
„	37	2	3	—	—
„	56	3	—	—	—
„	59	2	—	—	—
„	64	2	—	—	—
„	66	3	—	—	—
„	81	3	—	—	—
II × II (A × A)	14	—	2	—	—
„	15	—	4	—	—
„	19	—	1	—	—
„	30	1	2	—	—
„	38	—	3	—	—
„	40	—	3	—	—
„	42	1	1	—	—
„	60	1	3	—	—
„	61	1	2	—	—
„	62	—	2	—	—
„	63	—	4	—	—
„	87	2	—	—	—
I × II (O × A)	3	1	1	—	—
„	4	2	2	—	—
„	6	2	4	—	—
„	7	2	—	—	—
„	10	2	1	—	—
„	11	2	1	—	—
„	12	1	1	—	—
„	16	—	1	2	1
„	20	—	2	—	—
„	21	—	—	—	1
„	23	—	3	—	—
„	27	1	2	—	—
„	28	—	2	1	1
„	35	1	1	—	—
„	39	1	—	—	—
„	41	—	4	—	—
„	43	—	2	—	—
„	45	—	3	—	—
„	46	—	3	—	—
„	48	1	2	—	—
„	49	—	4	—	—
„	52	3	—	—	—

Kombination der Eltern	Nr. der Familie	Anzahl der Kinder in jeder Gruppe			
		I (O)	II (A)	III (B)	IV (A B)
I × II (O × A)	54	2	—	—	—
,,	55	1	1	—	—
,,	70	—	2	—	—
,,	71	2	—	—	—
,,	72	1	1	—	—
,,	73	2	3	—	—
,,	75	1	—	—	1
,,	76	—	1	—	—
,,	78	1	1	—	—
,,	82	3	3	—	—
,,	83	4	—	—	—
,,	85	2	1	—	—
,,	86	—	2	—	—
III × III (B × B)	69	—	—	3	—
I × III (O × B)	17	2	—	—	—
,,	47	2	—	—	—
,,	50	2	—	1	—
,,	51	1	—	1	—
,,	57	1	—	1	—
,,	65	4	—	2	—
,,	68	1	—	2	—
II × III (A × B)	13	1	—	2	—
,,	22	—	2	—	—
,,	31	3	1	—	1
,,	32	2	—	—	—
,,	34	—	—	—	3
,,	44	1	—	—	2
,	58	—	—	1	—
,,	67	1	1	—	—
,,	77	—	1	—	—
,,	79	—	1	1	—
,,	80	—	—	2	5
,,	89	—	2	—	—
,,	90	—	1	—	—
I × IV (O × A B)	1	—	1	—	2
,,	8	—	1	1	—
,,	53	—	2	3	—
,,	84	—	1	—	—
II × IV (A × AB)	18	—	3	—	1
,,	26	—	1	—	—
,,	29	—	2	—	—
,,	33	—	2	3	1
,,	74	—	1	—	2
III × IV (B × A B)	88	—	—	1	—
IV × IV (AB × AB)	kein Fall				

In 59 Ehen fand sich die Kombination Nicht B × Nicht B mit
168 Kindern; auch hier gab es, wie bei den Ehen Nicht A × Nicht A
einige (4) Ausnahmefälle, bei denen B-Kinder auftraten.

JERVELL hat in Norwegen 32 Familien mit 135 Individuen
untersucht, davon allerdings nur 24 Familien vollständig; bei den
übrigen 8 wurden die Neugeborenen der Frauenklinik und deren

Tabelle 23. Vererbung der Blutgruppen nach JERVELL.

Kombination der Eltern	Nr. der Familie	Anzahl der Kinder in jeder Gruppe			
		I (O)	II (A)	III (B)	IV (A B)
I × I (O × O)	16	4	—	—	—
„	20	1	—	—	—
I × II (O × A)	2	1	1	—	—
„	3	—	1	—	—
„	4	—	3	—	—
„	8	—	2	—	—
„	14	—	3	—	—
„	23	1	—	—	—
„	(25	—	1)	—	—
„	(27	—	1)	—	—
II × II (A × A)	10	—	2	—	—
„	12	—	2	—	—
„	15	3	—	—	—
„	17	—	6	—	—
„	21	—	2	—	—
„	22	—	3	—	—
I × III (O × B)	1	2	—	1	—
„	(29	—	—	1)	—
„	(32	—	—	1)	—
II × III (A × B)	5	2	—	3	—
„	7	—	—	—	1
„	13	1	1	2	—
„	18	—	—	1	—
„	(28	—	—	—	1)
„	(30	—	—	—	1)
„	(31	—	—	—	1)
I × IV (O × A B)	6	—	3	2	—
„	19	—	—	1	—
„	(26	—	2)	—	—
II × IV (A × A B)	9	—	4	1	—
„	11	—	1	—	1
„	24	—	1	—	1

Eltern geprüft. Diese Angaben (in der Tabelle eingeklammert) und auch die Zahlen der im ganzen untersuchten Familien sind zu klein, um für sich allein eine rechnerische Auswertung zu gestatten. Immerhin stimmen auch sie mit den von v. DUNGERN und HIRSCHFELD aufgestellten Regeln vollständig überein. (Tabelle 23 S. 78.)

KIRIHARA hat 120 vollständige japanische und koreanische Familien mit 340 Kindern und 23 Fällen von drei Generationen untersucht, wobei besonders hervorzuheben ist, daß in diesen Länder eine große Reinheit der Sitten besteht. Seine Befunde sind in den folgenden Tabellen zusammengestellt.

Tabelle 24. Vererbung der Blutgruppen nach KIRIHARA.

Kombination der Eltern	Nr. der Familie	Anzahl der Kinder in jeder Gruppe			
		I (O)	II (A)	III (B)	IV (AB)
I × I (O × O)	10	2	—	—	—
„	43	3	—	—	—
„	50	5	—	—	—
„	72	3	—	—	—
„	82	5	—	—	—
„	110	2	—	—	—
II × II (A × A)	4	—	1	—	—
„	8	—	3	—	—
„	11	—	3	—	—
„	12	—	2	—	—
„	15	1	2	—	—
„	28	—	4	—	—
„	53	—	2	—	—
„	61	—	3	—	—
„	71	—	6	—	—
„	103	—	3	—	—
„	106	—	1	—	—
„	112	1	2	—	—
„	113	—	1	—	—
„	132	—	3	—	—
„	133	—	2	—	—
„	137	—	3	—	—
I × II (O × A)	2	1	—	—	—
„	5	1	4	—	—
„	19	1	1	—	—
„	27	—	4	—	—
„	34	3	—	—	—
„	36	2	1	—	—
„	40	2	2	—	—
„	45	1	—	—	—

Kombination der Eltern	Nr. der Familie	Anzahl der Kinder in jeder Gruppe			
		I (O)	II (A)	III (B)	IV (AB)
I × II (O × A)	55	2	1	—	—
,,	59	2	—	—	—
,,	62	2	3	—	—
,,	75	1	—	—	—
,,	77	3	—	—	—
,,	78	1	4	—	—
,,	90	5	—	—	—
,,	92	1	—	—	—
,,	97	—	2	—	—
,,	100	1	1	—	—
,,	101	1	1	—	—
,,	107	4	1	—	—
,,	119	—	1	—	—
,,	127	—	2	—	—
,,	134	1	1	—	—
III × III (B × B)	9	—	—	5	—
,,	22	—	—	5	—
,,	51	—	—	1	—
,,	76	—	—	6	—
,,	88	2	—	6	—
,,	98	2	—	3	—
,,	129	—	—	1	—
,,	130	—	—	2	—
I × III (O × B)	1	—	—	2	—
,,	13	1	—	—	—
,,	16	—	—	1	—
,,	17	—	—	2	—
,,	24	3	—	1	—
,,	25	—	—	3	—
,,	31	2	—	4	—
,,	37	—	—	2	—
,,	38	—	—	4	—
,,	39	—	—	2	—
,,	41	2	—	1	—
,,	44	—	—	3	—
,,	46	—	—	1	—
,,	47	—	—	4	—
,,	52	—	—	3	—
,,	57	1	—	1	—
,,	58	—	—	2	—
,,	73	2	—	—	—
,,	74	2	—	1	—
,,	85	1	—	1	—
,,	89	2	—	1	—
,,	93	2	—	2	—
,,	94	2	—	—	—
,,	96	—	—	2	—
,,	108	2	—	—	—

Kombination der Eltern	Nr. der Familie	Anzahl der Kinder in jeder Gruppe			
		I (O)	II (A)	III (B)	IV (AB)
I × III (O × B)	109	1	—	3	—
„	121	1	—	1	—
„	125	1	—	1	—
„	136	—	—	2	—
II × III (A × B)	14	—	—	1	—
„	18	—	1	—	1
„	21	—	—	3	1
„	48	1	2	—	—
„	49	—	1	1	2
„	60	—	1	1	—
„	64	—	—	—	2
„	79	1	6	—	—
„	83	1	1	1	—
„	91	1	1	1	—
„	95	—	1	—	1
„	102	—	1	—	1
„	105	—	1	1	—
„	111	—	—	—	6
„	114	—	—	1	1
„	118	—	2	—	—
„	123	—	—	—	1
„	124	1	—	—	—
I × IV (O × AB)	7	—	1	—	—
„	20	—	—	1	—
„	63	—	2	2	—
„	117	—	1	3	1
„	122	—	3	2	—
„	138	—	2	—	—
II × IV (A × AB)	6	1	—	—	—
„	32	—	—	1	1
„	35	—	—	3	2
„	42	—	1	2	1
„	56	—	2	1	1
„	69	—	1	—	—
„	70	—	1	—	1
„	120	—	1	—	—
III × IV (B × AB)	3	—	—	—	1
„	65	—	—	2	2
„	67	—	1	—	2
„	104	—	—	1	—
„	126	1	—	5	—
„	135	—	—	1	1

Eine Widergabe der Darlegungen des Autors über die Zahlenverhältnisse erübrigt sich, da bei seiner Berechnung, wie ein

Vergleich mit der Tabelle selbst ergibt, zahlreiche Irrtümer unterlaufen sind. Jedenfalls entspricht die Gruppenzugehörigkeit der Kinder in allen Fällen ohne jede Ausnahme den Anschauungen von v. DUNGERN und HIRSCHFELD.

AVDEJEVA und GRIZEVICZ haben in Rußland 84 Familien mit 195 Kindern untersucht, wie aus der folgenden zusammenfassenden Tabelle hervorgeht, die ich der Arbeit von KOLZOFF entnehme.

Tabelle 25. Vererbung der Blutgruppen nach AVDEIEVA und GRIZEVICZ.

Kombination der Eltern	Anzahl der Familien	Anzahl der Kinder in jeder Blutgruppe			
		I (O)	II (A)	III (B)	IV (AB)
I × I (O × O)	16	33	—	—	—
I × II (O × A)	14	15	14	3[1])	1
II × II (A × A)	16	6	27	—	—
I × III (O × B)	13	18	2	19	—
III × III (B × B)	3	1	—	8	—
II × III (A × B)	14	4	12	12	2
I × IV (O × AB)	2	2	—	—	1
II × IV (A × AB)	4	—	6	3	4
III × IV (B × AB)	2	—	—	1	1

6 Kinder aus drei Familien entsprachen der Regel von v. DUNGERN und HIRSCHFELD nicht, d. h. es trat die Eigenschaft A oder B auf, während sie bei den Eltern fehlte.

PLÜSS hat ferner in der Schweiz die Erblichkeit der Blutgruppen bei 35 Sippschaften untersucht, von denen eine 41 Personen umfaßte. Diese Sippschaften entsprechen 84 Familien mit 388 Köpfen.

In der Arbeit selbst sind die Daten nur unvollständig mitgeteilt. Die Daten der nachstehenden Tabelle sind den von der Autorin freundlicherweise zur Verfügung gestellten ungedruckten Stammbäumen entnommen.

---

[1]) In einer einzigen Familie.

Tabelle 26. Vererbung der Blutgruppen nach Plüss.

Kombination der Eltern	Anzahl der Familien	Anzahl der Kinder in jeder Blutgruppe			
		I (O)	II (A)	III (B)	IV (AB)
I × I (O × O)	12	27	—	—	—
I × II (O × A)	36	37	56	1	—
II × II (A × A)	12	7	27	—	—
I × III (O × B)	7	12	—	9	—
III × III (B × B)	—	—	—	—	—
II × III (A × B)	7	1	7	8	3
I × IV (O × AB)	7	2	8	8	—
II × IV (A × AB)	2	—	2	—	1
III × IV (B × AB)	—	—	—	—	—
IV × IV (AB × AB)	1[1])	—	—	—	4

Alle Fälle entsprachen der Regel von v. DUNGERN und HIRSCH-FELD; ein einziger Fall schien zunächst abzuweichen, erklärte sich dann aber durch einen Irrtum bei der Gruppenbestimmung veranlaßt durch elektrische Behandlung des Patienten.

Andere an Umfang geringe Beobachtungen ähnlicher Art haben TEBUTT und CONNEL in Australien an 12 Familien erhoben, und zwar mit dem gleichen Ergebnis. Ihre Befunde stellen die Autoren in der nachstehenden Tabelle zusammen.

Tabelle 27. (Nach TEBBUT und CONNEL.)

Kombination der Eltern	Zahl der Familien	Anzahl der Kinder in jeder Gruppe			
		I (O)	II (A)	III (B)	IV (AB)
I × I (O × O)	5	17	—	—	—
II × II (A × A)	1	1	2	—	—
I × II (O × A)	3	3	7	—	—
I × III (O × B)	1	2	—	1	—
I × IV (O × AB)	2	—	7	5	—

[1]) Das einzige bisher bekannte Beispiel dieser Kombination.

DYKE und BUDGE sowie DOSSENA haben schließlich bei 97 bzw. 150 Familien ähnliche Untersuchungen angestellt, aber in wesentlich kleinerem Umfang. Sie haben das Nabelschnurblut der Neugeborenen und das Blut der Eltern untersucht. Mit Rücksicht darauf, daß die Agglutinine bei den Neugeborenen noch fehlen oder nur mangelhaft entwickelt sind, haben sie die Gruppenbe-

Tabelle 28. Blutgruppen der Neugeborenen und ihrer Eltern (DYKE und BUDGE).

Kombination der Eltern	Anzahl der Fälle	Gruppe des Kindes			
		I (O)	II (A)	III (B)	IV (AB)
I × I (O × O)	31	31	—	—	—
II × II (A × A)	15	4	11	—	—
I × II (O × A)	32	16	16	—	—
I × III (O × B)	12	5	—	7	—
II × III (A × B)	5	1	1	1	2
I × IV (O × AB)	1	—	—	1	—
II × IV (A × AB)	1	1	—	—	—

Tabelle 29. Blutgruppen der Neugeborenen und ihrer Eltern (DOSSENA).
(Die Ziffern sind der ersten Tabelle DOSSENAS entnommen.)

Kombination der Eltern	Anzahl der Familien	Gruppe des Kindes			
		I (O)	II (A)	III (B)	IV (AB)
I × I (O × O)	31	31	—	—	—
I × II (O × A)	57	20	37	—	—
II × II (A × A)	14	1	13	—	—
I × III (O × B)	14	6	—	8	—
III × III (B × B)	4	1	—	3	—
II × III (A × B)	15	1	7	7	—
I × IV (O × AB)	7	2	2	3	—
II × IV (A × AB)	6	—	5	1	—
III × IV (B × AB)	2	—	—	2	—

zeichnung auf Grund des Verhaltens der Blutkörperchen ermittelt. Die Erhebungen erstreckten sich immer nur auf ein Kind, weil lediglich festgestellt werden sollte, ob Ausnahmen vorkommen, die die Anwendung der Theorie von v. Dungern und Hirschfeld über die beiden Allelomorphenpaare und ihre Unabhängigkeit voneinander in Frage stellen. Das Ergebnis stimmte mit der Theorie ausnahmslos überein, wie aus den vorstehenden Tabellen hervorgeht. (Die Bezeichnung der Gruppen ist nach Jansky abgeändert.)

Keynes hat einen Stammbaum über 4 Generationen mit 56 Personen mitgeteilt, der mit der Vererbungstheorie der Blutgruppen völlig in Einklang steht. Die Familie ist die größte bisher beschriebene, weswegen der Stammbaum nachstehend wiedergegeben sei.

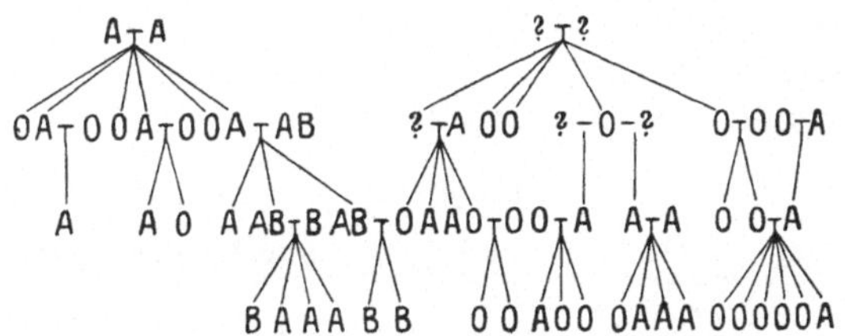

Abb. 27. Stammbaum über 4 Generationen mit 56 Personen (Keynes).

Er enthält die folgenden Vererbungskombinationen:

Tabelle 30 (nach Keynes).

Kombination der Eltern	Nr. der Familie	Anzahl der Kinder in jeder Gruppe			
		I (O)	II (A)	III (B)	IV (AB)
I × I (O × O)	2	4	—	—	—
II × II (A × A)	2	4	6	—	—
I × II (O × A)	5	8	5	—	—
I × IV (O × AB)	1	—	—	2	—
II × IV (A × AB)	1	—	1	—	2
III × IV (B × AB)	1	—	3	1	—

Eine kräftige Stütze für die Vererbbarkeit der Blutgruppen, die allerdings von niemanden mehr ernstlich bestritten wird, bildet

das Verhalten bei Zwillingen. Aus den Einzelbeobachtungen von
Schiff, Jervell, Ottenberg, Plüss und den systematischen
Untersuchungen von Mino und Garlasco (an 17 Fällen) ergibt
sich, daß bei eineiigen Zwillingen, die ja die gleichen Erbanlagen
besitzen, die Blutgruppen stets übereinstimmen, während bei
zweieiigen Zwillingen ebenso wie bei gewöhnlichen Geschwistern
die Blutgruppen entsprechend der Ungleichheit der Erbanlagen
verschieden sein können.

2. Anwendung für gerichtlich-medizinische Zwecke.

Auf Grund einer eingehenden Analyse seines eigenen Materials
und der Fälle von v. Dungern und Hirschfeld ist Ottenberg
— und seine Ansicht teilen auch Dyke, Jervell, Wolff und
andere — zu dem Ergebnis gekommen, daß die mögliche Blutgruppenzugehörigkeit der Kinder in bestimmten Fällen in gesetz-
mäßiger Weise begrenzt ist. Die einzelnen Möglichkeiten sind in
der nachstehenden Tabelle aufgeführt.

Tabelle 31.

```
Ehen zwischen   I (O) und   I (O) geben nur Kinder I (O)
    „       „   II (A)  „   II (A)  „    „    „     I (O) und  II (A)
    „       „   III (B) „   III (B) „    „    „     I (O)  „   III (B)
    „       „   I (O)   „   II (A)  „    „    „     I (O)  „   II (A)
    „       „   I (O)   „   III (B) „    „    „     I (O)  „   III (B)
```

Diese erblich festgelegten Beziehungen müßten, worauf bereits
v. Dungern und Hirschfeld hingewiesen haben, auch für die
gerichtliche Medizin Bedeutung haben, und zwar bei der Nachprüfung von Abstammungsverhältnissen.

Die Anwendungsmöglichkeiten sind recht zahlreich, da die in
der Tabelle aufgeführten Elternkombinationen über $80^0/_0$ aller
Ehen ausmachen. Andererseits können natürlich Kinder jeder
Gruppe aus einer Ehe hervorgehen, wenn der eine Elter zur Gruppe
AB gehört, oder wenn die Eltern die Kombination A × B bieten,
da ja das Auftreten der Eigenschaft O (Nicht A-Nicht B), weil sie
rezessiv ist, in jedem Falle möglich ist.

Aus der relativen Häufigkeit der Blutgruppen in unseren
Gegenden hat Schiff berechnet, daß man bei bekannter Gruppen-
zugehörigkeit von Mutter und Kind in rund einem Viertel der
Fälle in der Lage ist, aus der Blutdiagnose Schlüsse auf die
Bluteigenschaft des Vaters zu ziehen.

Für die gerichtlich-medizinische Anwendung hat OTTENBERG die folgenden Richtlinien aufgestellt. Wenn die Gruppe des Kindes nach dem Schema der Tabelle 31 mit der der Eltern übereinstimmt, so kann das Kind legitim sein, braucht es aber nicht zu sein. Wenn aber die Gruppe des Kindes zu der der angeblichen Eltern nicht paßt (hierzu ist es nicht notwendig, daß die Gruppen identisch sind), so läßt sich aussagen, daß Vater oder Mutter falsch angegeben ist. Eine Anwendung kommt also in Betracht bei ungewisser Vaterschaft (die Rechtmäßigkeit der Mutter wird nur sehr selten bestritten); dies zeigt eine Tabelle, welche OTTENBERG für diejenigen Fälle aufgestellt hat, in welchen man nach seiner Ansicht sicher sein kann, daß der Sohn illegitim ist oder wenigstens nicht von dem angeblichen Vater abstammt.

Tabelle 32.

Mutter bekannt	Vermeintlicher Vater	Kinder können nicht sein
I (O)	I (O)	II (A); III (B); IV (A B)
I (O)	II (A)	III (B); IV (A B)
I (O)	III (B)	II (A); IV (A B)
II (A)	I (O)	III (B); IV (A B)
II (A)	II (A)	III (B); IV (A B)
III (B)	I (O)	II (A); IV (A B)
III (B)	III (B)	II (A); IV (A B)

Kinder der Gruppe O können aus jeder Kombination hervorgehen, so daß keinerlei Schlüsse möglich sind, wenn das Kind zu dieser Gruppe gehört.

Diese theoretisch gut begründeten und auf ein ansehnliches Beobachtungsmaterial gestützten Schlußfolgerungen haben zweifellos für die gerichtliche Medizin erhebliche Bedeutung.

3. Einwände gegen die gerichtlich-medizinische Verwertbarkeit.

Immerhin sind kritische Einwände erhoben worden, und zwar von BUCHANAN. Der wesentlichste Teil seiner Kritik besteht in der Behauptung, daß die Theorie der beiden spezifischen Blutkörpereigenschaften, die der Gruppeneinteilung zugrunde liegen, falsch und daß die diesbezüglichen Laboratoriumsversuche unrichtig gedeutet seien. Einen wirklichen Beweis für diese Behauptung aber bringt BUCHANAN nicht. Er führt keinerlei Tatsachen an, welche die in der ganzen Welt anerkannte und durch eindeutige Experimente bewiesene Annahme widerlegen, wonach die Gruppenzugehörigkeit nicht eine Einheit für sich darstellt, sondern nach der Anwesenheit oder Abwesenheit der Eigenschaften A und B zerlegbar ist.

Die Betrachtung einiger von BUCHANAN wiedergegebenen Stammbäume (Abb. 28; an Stelle der Zahlen sind hier Buchstaben eingesetzt, das Geschlecht ist nicht mit vermerkt), deren Erklärung er auf der Grundlage dieser Lehre für schwierig hält, zeigt, daß sie den von v. DUNGERN und HIRSCHFELD sowie OTTENBERG aufgestellten Vererbungsregeln ganz genau entsprechen.

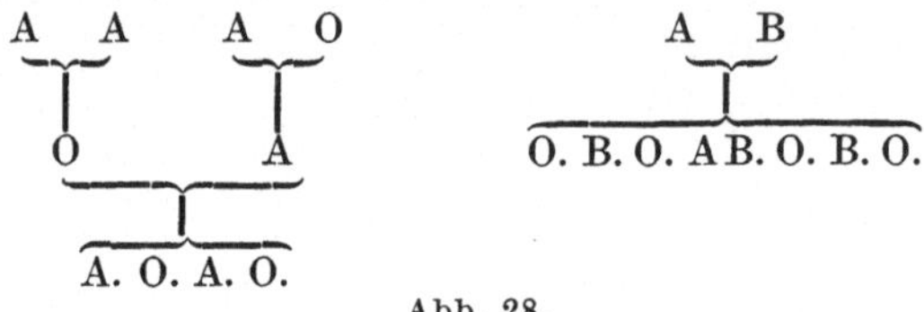

Abb. 28.

BUCHANAN nimmt an, daß die Vererbung der Gruppen als solcher nach den beiden MENDELschen Gesetzen erfolgt; gleichwohl aber soll jede der vier Gruppen auch rezessiv sein und demgemäß in einer Generation latent bleiben können, indem sie unter Überspringung einer Generation bei Großvater und Enkel auftreten würde. Es ist aber nicht zu erkennen, welche allelomorphen Merkmalspaare er annimmt und welche derselben dominant sein sollen. Seine übrigen vererbungstheoretischen Ausführungen sind noch weniger begründet, ja eigentlich kaum verständlich. Jedenfalls sind sie nicht imstande, worauf auch GICHNER (1922), OTTENBERG (1923), MINO (1924) nachdrücklich hingewiesen haben, die Annahme zweier unabhängig voneinander vererbbaren Allelomorphenpaare in ihren allgemeinen Linien irgendwie in Frage zu stellen.

Immerhin müssen aber einige von BUCHANAN mitgeteilte Beobachtungen deshalb beachtet werden, weil sie die Grundlage für die Schlußfolgerungen von OTTENBERG erschüttern würden, nämlich das für die Vererbung der Gruppen angenommene Gesetz, daß Eltern der Gruppe O nur immer Kinder der Gruppe O haben, und daß folglich aus den Elternkombinationen Nicht A × Nicht A bzw. Nicht B × Nicht B immer nur Kinder der entsprechenden Gruppen hervorgehen.

Tatsächlich hatten bei der Untersuchung von 139 Familien mit 603 Personen weder v. DUNGERN und HIRSCHFELD noch OTTENBERG Ausnahmen von dieserRegel gefunden und ebensowenig später auch Dyke und Budge, Jervell, Keynes, Tebutt-Connel, Kirihara, Dossena.

Dagegen teilt Buchanan, zum Teil unter Widergabe von Stammbäumen (Abb. 29), einige offensichtliche Abweichungen mit. Zu diesen treten noch diejenige von Learmonth, zwei von Weszeczky und die bereits oben erwähnten von Mino (Abb. 30), Avdeieva-Grizevicz und Plüss.

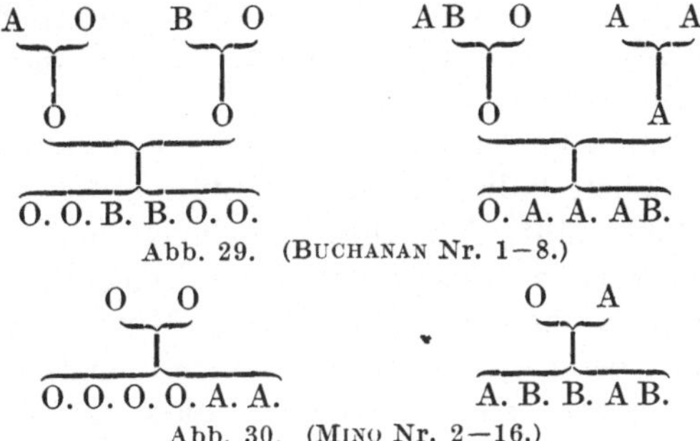

Abb. 29. (Buchanan Nr. 1—8.)

Abb. 30. (Mino Nr. 2—16.)

Diese wenigen Fälle sind sämtlich in der nachstehenden Tabelle aufgeführt.

Tabelle 33.

Autor	Eltern	Kinder					
		1.	2.	3.	4.	5.	6.
Buchanan .	I (O) × I (O)	I (O)	I (O)	III (B)	II (B)	I (O)	I (O)
„ .	I (O) × II (A)	II (A)	II (A)	IV(AB)	I (O)		
„ .	I (O) × I (O)	I (O)	II (A)				
„ .	I (O) × I (O)	IV(AB)	IV(AB)	IV(AB)	I (O)		
Learmonth	I (O) × I (O)	II (A)	I (O)				
Weszeczky	I (O) × II (A)	I (O)	III (B)				
„ .	I (O) × III (B)	II (A)					
Mino	I (O) × I (O)	I (O)	I (O)	I (O)	I (O)	II (A)	II (A)
„	I (O) × I (O)	I (O)	I (O)	II (A)	II (A)	II (A)	
„	I (O) × II (A)	II (O)	III (B)	III (B)	IV(AB)		
„	I (O) × II (A)	IV(AB)					
„	I (O) × II (A)	II (A)	II (A)	III (B)	IV(AB)		
„	I (O) × II (A)	I (O)	IV(AB)				
Avdeieva-Grizevicz [1])	I (O) × II (A)	III (B)	III (B)	III (B)			
	I (O) × II (A)	IV(AB)					
	I (O) × III (B)	II (A)	II (A)				
Plüss	I (O) × II (A)	II (A)	III (B)				

[1]) Diese drei Familien sind in der Arbeit nicht vollständig angegeben; nur die abweichenden Kinder sind bezeichnet.

Diese wenigen Angaben sind die einzigen, auf die sich eine ernsthafte Kritik der bisher geltenden Lehre von der Vererbung der Blutgruppen stützen kann. Wie lassen sie sich erklären?

Im ganzen sind von v. Dungern und Hirschfeld, Ottenberg, Learmonth, Mino, Dyke, Jervell, Keynes, Tebutt-Connel, Buchanan, Weszeczky, Kirihara, Plüss, Dossena, Avdeieva-Grizevicz (andere Untersuchungen sind bisher nicht zu meiner Kenntnis gelangt) ungefähr 900 Familien mit 2000 Kindern untersucht worden. Von diesen allen weichen nur 29 Kinder aus 17 Familien von der Regel ab.

Offenbar sind also Ausnahmen selten. Buchanan versichert zwar, daß in seinen Fällen die Legitimität außer Zweifel steht; mit Bestimmtheit läßt sich aber unmöglich ausschließen, daß unter einer so kleinen Anzahl von Ausnahmefällen nicht doch, wie auch Learmonth, Dyke, Keynes, Mino vermuten, sich illegitime Kinder befinden. Es erscheint kaum möglich, bei einigermaßen ausgedehnten Untersuchungen diese Fehlerquelle mit Sicherheit zu vermeiden. Ottenberg hat für künftige Untersuchungen den ganz guten Vorschlag gemacht, eine Familie nur zu untersuchen, wenn die Mutter den Sinn der Untersuchung völlig eingesehen hat und keinerlei Bedenken gegen die Blutentnahme äußert; eine absolut sichere Gewähr zur Vermeidung der Illegitimität als Fehlerquelle ist hierdurch aber auch nicht gegeben.

Immerhin ist bei einem der Fälle von Mino (Fall 2), auch die Möglichkeit einer anderen Erklärung vorhanden. In dieser Familie gehörten Vater und Mutter zur Gruppe I (O) und waren nicht miteinander verwandt; 4 Kinder gehörten ebenfalls zur Gruppe I (O), zwei dagegen zur Gruppe II (A). Nun zeigten drei der ersteren eine mäßige Syndaktylie der ersten Phalange der beiden 2. und 3. Zehen, bei einem der Kinder der II. Gruppe war die Syndaktylie sehr stark ausgebildet. Der Vater war normal, aber in der Familie des Vaters sollte die Anomalie wiederholt aufgetreten sein.

Diese Beobachtung legt (wenn man nicht mit Mino an einen Ehebruch durch einen Verwandten des Vaters denken will) zumindest die Vermutung nahe, daß Abweichungen in der Blutgruppe der Kinder doch nicht immer auf Illegitimität zurückzuführen seien.

Überdies möchte ich es nicht für unwahrscheinlich halten, daß Irrtümer auch durch falsche Gruppenbestimmung bei einem der

Eltern zustande kommen, wie dies in einem Falle von Plüss festgestellt wurde. Man wird dies ohne weiteres zugeben müssen, wenn man berücksichtigt, daß selbst an einer so kompetenten Stelle wie der Mayoklinik Irrtümer sich nicht ganz vermeiden lassen (9 Fehlbestimmungen auf im ganzen etwa 1000 Untersuchungen, Pemberton). Buchanan teilt seine Technik nicht mit; infolgedessen läßt sich die Zuverlässigkeit seiner Daten nicht beurteilen. Dagegen läßt sich ohne weiteres sagen, daß die Technik von Weszeczky und von Learmonth nicht einwandfrei war; denn diese Autoren arbeiteten mit Vollblut und unverdünntem Serum, so daß sie, abgesehen von störenden Gerinnseln, infolge der Pseudoagglutination durch Geldrollenbildung Irrtümern ausgesetzt waren. Mino hat dagegen diesen Fehler zu vermeiden versucht.

Zu einer fehlerhaften Gruppenbestimmung kann es aber, wie oben bereits erwähnt, in manchen Fällen auch dann kommen, wenn das Agglutinogen oder das Agglutinin so schwach ist, daß eine Reaktion nur mit hoch wirksamem Serum bzw. hochempfindlichen Blutkörperchen eintritt. Es könnten also offenbar (besonders auch, da das Agglutinin α nicht immer sehr kräftig ist) die Blutkörperchen des einen Elters unter Umständen einmal so wenig empfindlich sein, daß sie fälschlich zur Gruppe O gerechnet werden: nur bei Wiederholung der Prüfung mit einem hochwirksamen Serum würde seine wahre Natur zu erkennen sein. Derartige Irrtümer, wie sie mehrfach belegt sind (Brem, Dyke), müssen natürlich „paradoxe" und „abweichende" Blutgruppen des Kindes zur Folge haben.

Es ist bemerkenswert, daß in allen angeblich abweichenden Fällen Vater und Mutter, zumindest aber eines der Eltern zur Gruppe O gehört, während die Verbindung $A \times A$ oder $B \times B$ niemals beobachtet wurde. Nun sind gerade die Blutkörperchen, die bei O eingereiht werden, also die inagglutinablen, diejenigen, bei denen es infolge einer zu geringen Empfindlichkeit eines vielleicht doch vorhandenen Agglutinogens leicht zu Irrtümern kommen kann; dies gilt ganz besonders, wenn die Blutgruppenbestimmung, wie das fast immer geschieht, nur auf Grund der Prüfung der Blutkörperchen erfolgte.

Mino hat versucht, einige seiner Ausnahmefälle aufzuklären, indem er die Typenbestimmung auch durch Untersuchung des

Serums mit Hilfe von Testblutkörperchen kontrollierte; es gelang ihm aber gleichwohl nicht, den erwarteten Fehler in der Typenbestimmung aufzudecken.

Es ist notwendig, daß Fälle dieser Art weiter gründlich untersucht werden, und zwar mit einer größeren Anzahl von Testblutkörperchen und Testsera. Auf diesem Wege werden wir Aufschluß darüber bekommen, aus welchen Gründen (möglicherweise Mutationen, SCHIFF-ADELSBERGER) die experimentellen Ergebnisse anscheinend nicht immer ganz klar sind und warum es so heikel ist, allgemeingültige Schlüsse zu ziehen.

Einstweilen muß also die Frage noch offen bleiben, ob ausnahmsweise vereinzelte Abweichungen von dem durch v. DUNGERN und HIRSCHFELD erkannten Vererbungstypus wirklich vorkommen und welche Bedeutung ihnen zukommt.

Im allgemeinen gibt sie heute jedenfalls die beste und für fast alle Beobachtungen gültige Erklärung der tatsächlichen Verhältnisse.

KOLZOFF und später auch BERNSTEIN haben insbesondere auf Grund der zahlenmäßigen Verteilung der Blutgruppen in der Bevölkerung, sowie auch unter Berücksichtigung der Verteilung der Kinder, die Hypothese aufgestellt, daß für das Auftreten der 4 Gruppen nicht nur 2, sondern drei Erbfaktoren (Gene) maßgebend seien. Die beiden Agglutinogene und die beiden Agglutinine, deren Existenz von den Autoren nicht bestritten wird, wären danach nicht der unmittelbare Ausdruck zweier Erbfaktoren, sondern das Ergebnis der Kombination dreier multipler Allelomorphen.

Nach BERNSTEIN würde für die 4 serologisch nachweisbaren Blutgruppen die folgende Formel gelten (die Buchstaben bezeichnen in der 1. Zeile die serologisch nachweisbaren Blutkörperchenantigene, in der 2. Zeile die hypothetischen Gene):

Gruppe	I (O)	II (A)		III (B)		IV (AB)
Gene	RR	RA	AA	RB	BB	AB

Die relative Häufigkeit der einzelnen Gruppen wäre nach der Theorie von HIRSCHFELD auf Grund der Formel $(A + AB) \cdot (B + AB) = AB$ (vgl. Tabelle 18) zu berechnen; hierbei ergeben sich nach BERNSTEIN erhebliche Abweichungen von den beobachteten Zahlenwerten. Dagegen sollen nach der neuen auf Grund der 3-Genhypothese von BERNSTEIN aufgestellten Formel:

$$1 - \sqrt{B+O} + 1 - \sqrt{A+O} + \sqrt{O} = 1$$

die Übereinstimmungen mit der Beobachtung weit vollkommener sein.

Diese Hypothesen, die sich auf mathematische Überlegungen über das Wesen der der Gruppeneinteilung zugrunde liegenden Erbanlagen stützen, vermögen unsere Vorstellungen über die Beziehungen zwischen den Isoreaktionen von Eltern und Kindern nicht zu verändern.

Die für die verschiedenen Elternkombinationen gefundene zahlenmäßige Verteilung der Kinder auf die einzelnen Blutgruppen stimmt mit der v. DUNGERN-HIRSCHFELDS Berechnung überein, die nur von einer einzigen, durchaus einleuchtenden Voraussetzung ausgeht, daß nämlich die Blutgruppenformel einer Bevölkerung konstant bleibt.

In diesem Zusammenhang muß darauf hingewiesen werden, daß die Berechnungen von v. DUNGERN und HIRSCHFELD sich nur auf die von ihnen untersuchte Bevölkerung, also auf Deutsche beziehen; für diese nehmen sie mit Rücksicht auf die Seltenheit des Blutes B an, das B im allgemeinen heterozygotisch sei. Dehnt man aber die Untersuchung auf andere Volksgruppen aus, bei denen B weit häufiger vorkommt, (Russen, Japaner usw.), so nimmt die Wahrscheinlichkeit für homozygotes B erheblich zu; demgemäß kommen, wie aus der nachstehenden Tabelle hervorgeht, die Relativzahlen für das Paar B-Nicht B sehr nahe an die für das Paar A-Nicht A heran.

Die folgenden Tabellen geben eine Übersicht über die bisher veröffentlichten Befunde; sie zeigen die Zahlenverhältnisse für die Gesamtheit der Kinder.

Bei dieser Reihe von annähernd 2000 systematisch untersuchten Kindern ist die Übereinstimmung zwischen gefundenen und berechneten Werten ausgezeichnet.

Abgesehen davon, daß die von niemand bestrittene erbliche Übertragbarkeit der Blutgruppen bestätigt wird, liefern die Zahlenwerte auch eine kräftige Stütze für die Theorie von v. DUNGERN-HIRSCHFELD über die Gültigkeit der MENDELschen Regeln bei der Vererbung und über das Verhältnis der Dominanz und Rezessivität der einzelnen Merkmale.

Diese Feststellung ist bemerkenswert und insbesondere biologisch höchst interessant. Gerichtlich-medizinisch kann sie aber nur mit Vorsicht verwertet werden, denn die Tatsache, daß

Abweichungen, wenn auch nur ganz ausnahmsweise, beobachtet worden sind, muß das Urteil in bestimmten Einzelfällen notwendig erschweren.

Tabelle 34. Zahlenmäßige Verteilung des Allelomorphenpaares A-Nicht A bei den Kindern.

Kombination der Eltern	Autor	Zahl der Ehen	Kinder A abso-lut	Kinder A %	Kinder Nicht A abso-lut	Kinder Nicht A %	% berechnet von v. DUNGERN und HIRSCHFELD
A × A d. h. II × II II × IV IV × IV	v. DUNGERN-HIRSCHFELD .	12	36		10		
	LEARMONTH . .	10	17		1		
	OTTENBERG. . .	16	19		4		
	MINO	17	40		9		
	JERVELL	9	23		4		
	TEBBUT-CONNEL	1	2		1		
	KEYNES	3	7		4		
	DYKE-BUDGE .	17	12		5		
	WESZECZKY . .	12	10		6		
	BUCHANAN . . .	6	12		4		
	KIRIHARA . . .	24	53		10		
	AVDEIEVA-GRIZEVICZ . .	20	37		9		
	PLÜSS	15	34		7		
	DOSSENA	20	18		2		
	im ganzen	182	320	80,9	76	19,1	83 A-17 Nicht A
A × Nicht A d. h. I × II I × IV II × III III × IV	v. DUNGERN-HIRSCHFELD .	45	79		42		
	LEARMONTH . .	18	46		9		
	OTTENBERG. . .	23	25		30		
	MINO	53	85		60		
	JERVELL	12	15		14		
	TEBBUT-CONNEL	5	14		3		
	KEYNES.	7	9		8		
	DYKE-BUDGE .	38	19		19		
	WESZECZKY . .	2	—		3		
	BUCHANAN . . .	13	17		13		
	KIRIHARA . . .	53	80		68		
	AVDEIEVA-GRIZEVICZ . .	32	31		37		
	PLÜSS	50	74		57		
	DOSSENA	81	46		35		
	im ganzen	432	540	57,7	398	42,3	59 A-41 Nicht A

Kombination der Eltern	Autor	Zahl der Ehen	Kinder A		Kinder Nicht A		% berechnet von v. DUNGERN und HIRSCHFELD
			ab-solut	%	ab-solut	%	
NichtA × NichtA d. h. I × I I × III III × III	v. DUNGERN- HIRSCHFELD	15	—		36		
	LEARMONTH . .	12	1		26		
	OTTENBERG. . .	30	—		51		
	MINO	20	5		54		
	JERVELL	3	—		8		
	TEBBUT-CONNEL	6	—		19		
	KEYNES.	2	—		4		
	DYKE-BUDGE .	42	—		43		
	WESZECZKY . .	4	1		4		
	BUCHANAN . . .	4	4		9		
	KIRIHARA . . .	43	—		128		
	AVDEIEVA- GRIZEVICZ . .	32	2		79		
	PLÜSS	19	—		48		
	DOSSENA	49	—		49		
	im ganzen	281	13	2,2	558	97,8	— 100 Nicht A

Tabelle 35. Zahlenmäßige Verteilung des Allelomorphenpaares B-NichtB bei den Kindern.

Kombination der Eltern	Autor	Zahl der Ehen	Kinder B		Kinder Nicht B		% berechnet von v. DUNGERN und HIRSCHFELD
			abso-lut	%	abso-lut	%	
B × B d. h. III × III III × IV IV × IV	v. DUNGERN- HIRSCHFELD .	4	8		6		
	LEARMONTH . .	—	—		—		
	OTTENBERG. . .	4	7		1		
	MINO	2	4		—		
	JERVELL	—	—		—		
	TEBBUT-CONNEL	—	—		—		
	KEYNES.	1	1		3		
	DYKE-BUDGE .	—	—		—		
	WESZECZKY . .	3	4		—		
	BUCHANAN . . .	1	2		—		
	KIRIHARA . . .	14	43		6		
	AVDEIEVA- GRIZEVICZ . .	5	10		1		
	PLÜSS	1	4		—		
	DOSSENA	6	5		1		
	im ganzen	41	88	83	18	17	75 B-25 Nicht B

Kombination der Eltern	Autor	Zahl der Ehen	Kinder B		Kinder Nicht B		% berechnet von v. DUNGERN und HIRSCHFELD
			ab-solut	%	ab-solut	%	
B × Nicht B d. h. I × III I × IV II × III II × IV	v. DUNGERN-HIRSCHFELD .	17	23		19		
	LEARMONTH . .	16	23		6		
	OTTENBERG. . .	23	23		18		
	MINO	29	37		44		
	JERVELL	10	14		11		
	TEBBUT-CONNEL	3	6		9		
	KEYNES	2	3		4		
	DYKE-BUDGE .	19	11		9		
	WESZECKY . .	1	—		1		
	BUCHANAN . . .	3	4		5		
	KIRIHARA . . .	61	98		64		
	AVDEIEVA-GRIZEVICZ . .	33	41		44		
	PLÜSS	23	29		32		
	DOSSENA	42	19		23		
	im ganzen	274	331	53,4	289	46,6	50 B-50 Nicht B
Nicht B × Nicht B d. h. I × I I × II II × II	v. DUNGERN-HIRSCHFELD .	51	—		147		
	LEARMONTH . .	30	—		71		
	OTTENBERG. . .	42	—		80		
	MINO	59	7		161		
	JERVELL	14	—		35		
	TEBBUT-CONNEL	9	—		30		
	KEYNES	9	—		26		
	DYKE-BUDGE .	78	—		78		
	WESZECZKY . .	14	6		13		
	BUCHANAN . . .	19	6		42		
	KIRIHARA . . .	45	—		127		
	AVDEIEVA-GRIZEVICZ . .	46	4		95		
	PLÜSS	60	1		154		
	DOSSENA	102	—		102		
	im ganzen	578	24	2,0	1161	98,0	— 100 Nicht B

Auch hier wird man, wie auf allen anderen Gebieten der
Wissenschaft, vermuten dürfen, daß die seltenen Abweichungen
von einem an einem außerordentlich großen Material erhärteten
Gesetz auf das Vorhandensein einer noch nicht erkannten Fehlerquelle hinweisen. Hierin liegt ein Antrieb, die Untersuchungen
fortzuführen, um die Fehlerquelle zu erkennen und auszuschalten.
Bis dahin aber bilden die Beziehungen, die zwischen Blutgruppen-

zugehörigkeit von Kindern und Eltern bestehen, nur ein vorläufiges, allerdings sehr wichtiges, aber nicht absolut entscheidendes Beweismoment für die gerichtlich-medizinische Aufklärung der Herkunft eines Kindes. Wir müssen daher der „absoluten Gewißheit", die OTTENBERG seinen gerichtlich-medizinischen Schlußfolgerungen zuschreibt, mit einiger Zurückhaltung gegenüberstehen. Unbeschadet dieser Zurückhaltung auf dem Gebiete der gerichtlichen Medizin darf aber zugestanden werden, daß die Vererbung der Blutgruppenzugehörigkeit einen der einfachsten und übersichtlichsten Fälle der Gültigkeit der Vererbungsgesetze beim Menschen darstellt.

IV. Die Individualität des Blutes als ethno-anthropologisches Merkmal.

In den vorhergehenden Abschnitten ist absichtlich die relative Häufigkeit der Blutgruppen, wie sie sich bei der Untersuchung einer größeren Anzahl von Personen ergibt, nicht berücksichtigt worden. Es wurde nur darauf hingewiesen, daß die Isoagglutinine durch Krankheiten nicht beeinflußt werden und daß die Blutgruppenzugehörigkeit von äußeren Verhältnissen unabhängig ist. Die ersten Untersuchungen über die Häufigkeit der einzelnen Gruppen zeigten eine auffallende Konstanz, ja eine fast völlige Übereinstimmung der Zahlenverhältnisse bei räumlich sehr weit voneinander entfernten Volksgruppen, so bei den durch v. DUNGERN und HIRSCHFELD untersuchten Deutschen und den Nordamerikanern, welche Moss studiert hatte. Erst später wurde die Vermutung geäußert, daß die Verteilung der Blutgruppen mit anthropologischen Verhältnissen zusammenhängen könne. Untersuchungen in dieser Richtung haben unter besonders günstigen äußeren Bedingungen L. und H. HIRSCHFELD angestellt, die sich während des Weltkrieges als Militärärzte bei den Truppen der Entente im Orient befanden. Hierbei hatten sie Gelegenheit, Soldaten und Zivilisten aus den verschiedensten Ländern und verschiedenster Rassenzugehörigkeit zu untersuchen, und zwar gleichzeitig in ein und derselben Gegend. Die Autoren untersuchten meistens je 500 Personen einer Volksgruppe. Es ergab sich dabei, daß der größte Unterschied zwischen dem Gesamtmittel und dem für je 100 untersuchte Personen zwischen 2 und $11^0/_0$ schwankte. Ein besonderer Vorteil der bei diesem Völkergemisch ausgeführten Untersuchungen lag darin, daß sie mit denselben Testsera angestellt werden konnten und so ein einheitliches Urteil gestatten. Diese sehr ausgedehnten Erhebungen waren für die Frage grundlegend. Spätere Untersuchungen anderer Autoren haben wertvolle Ergänzungen und Bestätigungen gebracht. Anstatt die vorhandenen Angaben einzeln zu analysieren, seien die zur Verfügung stehenden Daten in einer Tabelle zusammengestellt; hierbei treten auch die Unterschiede zwischen den einzelnen Autoren hervor. Die Zahl der untersuchten Personen ist, von einigen Ausnahmen abgesehen, groß genug, um als Grundlage für statistische Betrachtungen zu dienen.

Tabelle 36.

Autor	Volksgruppe	Anzahl der Untersuchten	Gruppe I O $\%$	Gruppe II A $\%$	Gruppe III B $\%$	Gruppe IV AB $\%$	Index $\dfrac{A + (AB)}{B + (AB)}$	Gesamtindex (etwa)
				Volksgruppen europäischen Ursprungs				
L. und H. HIRSCHFELD .	Engländer	500	46,4	43,4	7,2	3,1	4,5	
BUCHANAN und HIGLEY	„	218	60,6	28,0	9,6	1,8	2,6	3,0
DYKE	Schotten	72	42,7	40,0	10,7	6,6	2,7	
ALEXANDER . .	„	225	43,6	33,9	16,8	5,7	1,8	
RIETZ	Schweden	251	50,0	41,0	7,0	2,0	4,7	
HESSER	„	533	36,9	46,9	9,7	6,4	3,3	
BUCHANAN und HIGLEY . . .	Skandinavier	138	33,4	48,6	13,7	4,3	2,9	3,0
JERVELL	Norweger	136	35,6	49,8	10,3	4,3	3,7	
JOHANNSEN . . .	Dänen	150	47,3	36,7	12,0	4,0	2,5	
JONSSON	Isländer	800	55,7	32,1	9,6	2,6	2,8	
SANDFORD . . .	Nord-Amerika (gemischt)	3000	44,5	42,3	8,7	4,5	3,5	
CULPEPPER und ABLESON . . .	„	5000	44,48	36,06	14,28	5,18	2,1 / 3,9	
KARSNER	„	—	46,2	42,4	8,3	3,1	2,9	
MOSS	„	80	43,0	40,0	7,0	10,0	3,1	2,9
OTTENBERG . . .	„	286	44,0	42	12	2	3,6	
BUCHANAN und HIGLEY	Staatsangehörige U. S. A.	1536	46,95	40,82	8,58	3,6		
JONES	(Neugeborene) Weiße	197	47,2	35,5	13,7	3,5	2,05	
TEBBUT und CONNEL	Australier	405	51,4	36,0	7,9	4,7	4,6	
L. u. H. HIRSCHFELD	Franzosen	500	43,2	42,6	11,2	3,0	3,2	3,2
WEIL	—	—	43	45	10	2	3,9	
v. DUNGERN und HIRSCHFELD .	Deutsche	348	40,0	43,0	12,0	5,0	2,8	2,8

Autor	Volksgruppe	Anzahl der Untersuchten	Gruppe I O%	Gruppe II A%	Gruppe III B%	Gruppe IV AB%	Index $\frac{A+(AB)}{B+(AB)}$	Gesamtindex (etwa)
v. Decastello und Sturli .	„	155	42,6	37,4	17,4	2,6	2,0	
Buchanan und Higley	„	106	38,6	47,1	10,3	4,0	3,5	
Verzar und Weszeczky . .	„	476	40,8	43,5	12,6	3,1	2,9	
Schiff und Ziegler . . .	Deutsche (Berliner)	750	37,8	39,4	16,4	6,4	2,1	2,8
Steffan	Deutsche	500	39,8	42,8	14,0	3,4	2,8	
Schutz und Wohlisch . .	„ (Schleswig)	1679	42,7	42,7	11,7	2,9	3,1	
Manuila	Deutsche (Transsylvanen)	301	33,5	50,5	12,0	4,0	3,4	
. . . . .	Deutsche (Banat).	414	40,0	42,1	14,0	3,9	2,6	
Sucker	Deutsche	1000	34,5	41,5	16,5	7,5	2,0	
Schiff und Ziegler . . .	Deutsche (Juden)	230	42,1	41,1	11,9	4,9	2,7	
Plüss	Deutsche (Schweizer)	543	42,6	43,1	8,8	5,5	4,0	
Landsteiner . .	Österreicher	—	42,0	40,0	10,0	8,0	2,6	
L. und H. Hirschfeld .	Italiener	500	47,2	38,0	11,0	3,8	2,8	3,0
Cavalieri . . .	„	139	35,91	51,08	8,63	4,17	4,3	
Mino	„	736	38,6	44,2	10,4	6,5	3	
Rizzatti	„	559	46,3	45,0	6,0	2,7	5,4	
Romanese . . .	Italien. (Sarden)	947	49,8	31,3	11,9	6,7	2,1	
Verzar und Weszeczky .	Ungarn	1500	31,0	38,0	18,8	12,2	1,6	1,6
Manuila	„	688	27,8	40,8	20,2	11,2	1,6	
Verzar und Weszeczky .	Zigeuner	385	34,2	21,1	38,9	5,8	0,6	0,6
Popoviciu . . .	Rumänen	3650	36,0	41,0	16,8	7,2	2,01	
Manuila	Bulgaren	372	31,5	45,4	14,8	8,3	2,3	2,5
L. und H. Hirschfeld .	Bulgaren	500	39,0	40,6	14,2	6,2	2,6	
Manuila	Slovakken	461	44,7	31,3	15,8	8,2	1,7	
„ . . .	Kleinrussen	400	18,0	39,2	22,5	20,3	1,4	
L. und H. Hirschfeld .	Serben	500	38,0	41,8	15,6	4,6	2,5	
„	Griechen	500	38,2	41,6	16,2	4,0	2,5	
„	Macedon.Türken	500	36,8	38,0	18,6	6,6	1,8	
„	„ Juden	500	38,8	33,0	23,2	5,0	1,3	1,4
Manuila	Balkan. Juden	211	26,1	38,8	19,8	15,3	1,6	
L. und H. Hirschfeld .	Russen	1000	40,7	31,2	21,8	6,3	1,3	1,5
Avdeieva und Grizevicz . .	„	1600	32,0	38,5	23	6,5	1,5	

Autor	Volksgruppe	Anzahl der Untersuchten	Gruppe I O%	Gruppe II A%	Gruppe III B%	Gruppe IV AB%	Index $\frac{A+(AB)}{B+(AB)}$	Gesamtindex (etwa)
Schiamoff und Jelanski . . .	Russen	212	35,4	38,2	20,3	6,1	1,6	1,5
Barinstein . . .	„	295	36,3	38,6	20,7	4,4	1,7	
Halber und Midlarski . .	Polen	11488	32,5	37,6	20,9	9	1,55	
„	Polnische Juden	818	33,1	41,5	17,4	8	1,95	
Außereuropäische Volksgruppen								
L. und H. Hirschfeld	Araber	500	43,6	32,4	19,0	5,0	1,5	
„	Madegassen	400	45,5	36,2	23,7	4,5	1,09	
„	Senegalneger	500	43,2	22,4	29,2	5,0	0,8	
Pirie	Bantuneger	250	52	27,2	19,2	1,6	1,4	
Lewis-Henderson .	Amerik. Neger	270	49	26,9	18,4	5,53	1,4	
L. und H. Hirschfeld .	Indochinesen	500	42,0	22,4	28,4	7,2	0,8	
Korthoff . . .	Ostindier	150	50	40,0	7,0	3,0	6,1	
Bais und Verhoef . . .	Ostindien, Java	1346	39,9	25,7	29,0	5,4	0,9	
„ . . .	„ Sumatra	546	43,7	23,0	29,0	4,3	0,82	
„ . . .	Chinesen	592	40,2	25,0	27,6	7,2	0,92	
Cabrera - Wade	„	—	32	24	34	10	0,7	
Kilgore-, Liu-Hua	„	100	28	36	25	11	1,3	
Liu-Heng-Wang	„	1000	30	25	34	10	0,79	1
Coca-Deibert .	„	111	29,0	32	29	10	1,08	
Liang	„	1000	38,3	30,3	25,7	6,0	1,13	
Li-Chi-Pan . . .	„	1500	31,3	38,1	20,7	9,9	1,2	
Fukamachi . . .	„	80	33,7	33,7	25,0	7,6	1,2	
„ . . .	Koreaner	363	28,2	32,8	26,4	12,6	1,1	1
Kirihara	„	948	26,3	32,7	32,2	8,8	1,01	
Fukamachi . . .	Mandschus	199	26,6	26,6	38,2	8,6	0,75	
„ . . .	Japaner	170	24,1	45,3	20,2	10,6	1,82	
Haya und Kobayashi . .	„	353	24,0	40,5	16,0	20,0	1,68	1,7
Matubara . . .		—	32,5	37,0	19,2	11,3	1,58	
Kirihara	Japaner	502	29,4	42,2	20,6	7,8	1,78	
Kabrera und Wade	Philippinern (Malaien)	204	64,7	14,7	19,6	1,0	0,7	
Heydon und Murphy . . .	Melanesier	753	53,7	26,8	16,3	3,2	1,54	
L. und H. Hirschfeld .	Inder	1000	31,3	19,0	41,2	8,5	0,6	
Coca-Deibert .	echte Indianer	862	77,7	20,2	2,1	—	9,6	
Tebbut und Connel	Uraustralier	141	57,0	38,5	3	1,5	8,8	

Nicht wiedergegeben sind in der Tabelle die Untersuchungen von JENEY an rund 2000 Ungarn, weil bei ihnen offenbar technische Fehler vorliegen. Es ergeben sich infolgedessen ganz paradoxe Resultate, welche zu denen aller anderen Untersucher in offensichtlichem Widerspruch stehen. Vor allem ist die Zahl der als A B bezeichneten Fälle ungewöhnlich hoch; sie übertrifft alle übrigen

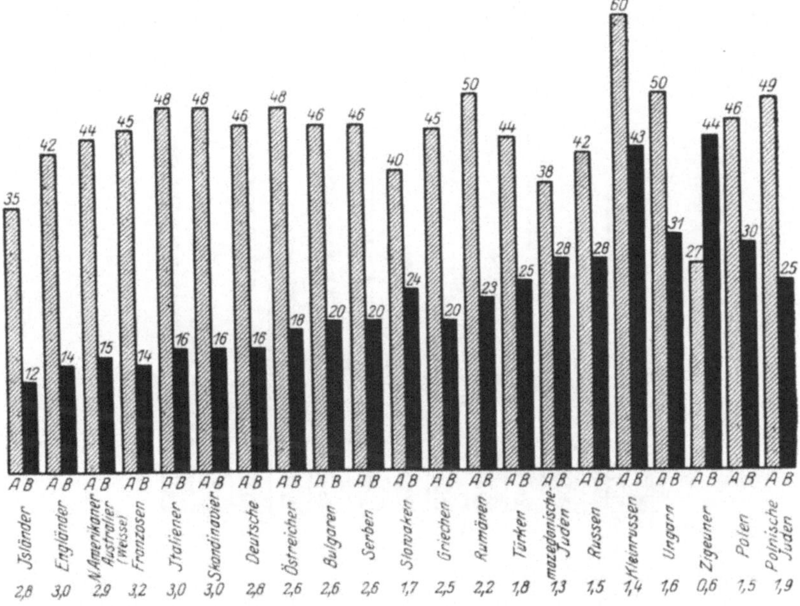

Abb. 31. Isoagglutination bei europäischen Völkern.

Gruppen, sogar die Gruppe B. Auch die Zahlen von MOFFIT, KLUGH und SHEPARD, RIZZATTI, KORTHOFF zeigen erhebliche Abweichungen.

Die Häufigkeit der Gruppe I ($O\alpha\beta$) scheint bei den europäischen und afrikanischen Völkern nur geringen Schwankungen zu unterliegen. Sie liegt etwa zwischen 35 und 45 %. Bei den asiatischen Völkern (Chinesen, Japanern, Koreanern, Mandschuren, Indern, sowie auch bei Ungarn und den ja unzweifelhaft aus Asien stammenden Zigeunern) sind diese Zahlen regelmäßig niedriger. Sie bewegen sich etwa zwischen 25 und 35 %. Umgekehrt finden sich bei einigen sehr alten Rassen besonderer Herkunft, die auch von Staats wegen abgesondert gehalten werden, so bei nordamerikanischen Indianern und den australischen Ureinwohnern wie auch bei den philippinischen Malaien, weit höhere Zahlen für Gruppe I, nämlich 77,7 bzw. 57 sowie 64,7 %; bei Isländer 55,7 %.

Coca und Deibert nehmen an, daß die Indianer sich von dem übrigen Teil der Menschheit abgetrennt haben, ehe die Agglutinogene gebildet wurden; das Auftreten von Agglutinogenen bei einzelnen Individuen unter den Indianern wäre nach ihrer Auffassung durch

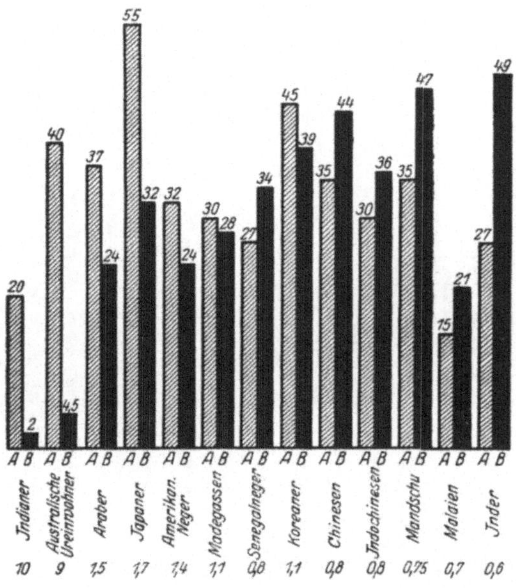

Abb. 32. Isoagglutinogene bei außereuropäischen Völkern.

Vermischung mit Weißen zu erklären. Daß Blutmischung die Blutgruppenformel beeinflussen kann, geht auch aus den Untersuchungen von Lewis und Henderson an afrikanischen und an amerikanischen Negern hervor; die Zahlen der letzteren nähern sich weitgehend denen der europäischen Völker, mit denen sich die Neger in Amerika ja stark vermischt haben.

Vor allem aber ist die Häufigkeit der Blutkörpercheneigenschaften A und B bei den verschiedenen Volksgruppen von ethnoanthropologischen Einflüssen stark abhängig.

Geht man von der Annahme aus, daß die Gruppe AB nur ein zufälliges Zusammentreffen von A und B darstelle, so kann man die Gruppe AB sowohl zur Gruppe A wie zur Gruppe B hinzurechnen, so daß man die Zahlen für die Gesamthäufigkeit von A bzw. von B erhält. Diese Werte für die wichtigsten untersuchten Volksgruppen sind in den beiden vorstehenden Diagrammen wiedergegeben.

Aus den Diagrammen geht hervor, daß (abgesehen von den Japanern) im allgemeinen ein Überwiegen von A über B für die Europäer sowie die Völker europäischen Ursprungs charakteristisch ist. In der Mehrzahl haben alle diese zumindest $40-45\%$ A. Die Zahlenwerte für die Nordamerikaner stimmen mit denjenigen für die europäische Bevölkerung im wesentlichen überein, auch dann, wenn man, wie das bei dem Material von BUCHANAN und HIGLEY möglich war, alle staatsfremden Elemente herausnehmen konnte. Selbstverständlich sind die „Bürger der Vereinigten Staaten" auch in sich wiederum ein Gemisch von Individuen der verschiedensten europäischen ethnischen Herkunft.

Dasselbe gilt naturgemäß für die weiße Bevölkerung Australiens.

Die relative Abnahme der Gruppe A beim Übergang nach Asien und Afrika ist in die Augen fallend. Unter den Bewohnern Madagaskars finden sich nur 30% A, unter den Indochinesen 29%, unter den afrikanischen Negern 27%; die Indier weisen nur 27% auf, die Chinesen, Koreaner, Mandschuren $24-30\%$. Bei den osteuropäischen und den kleinasiatischen Volksgruppen haben wir in der Mitte liegende Werte: bei den Arabern 37%, bei den mazedonischen Juden, Türken und Ungarn 38%, bei Russen und Polen $37-45\%$. Die Häufigkeit von A nimmt also nach dem Süden und Osten beständig ab.

Betrachten wir die Gruppe B, so finden wir gerade das Gegenteil. Die Engländer haben etwa 18%, die Franzosen und Italiener 14%. In Nordamerika sehen wir 15%, in Skandinavien 16%, bei Deutschen und Österreichern 17%. Unter den Balkanvölkern finden wir bei Serben, Griechen und Bulgaren 20%, bei den Rumänen 23%, bei den Slovaken und Arabern 24%, bei den Türken 25%, bei Russen, Polen und mazedonischen Juden $28-30\%$. In Afrika und Asien ist die in Europa verhältnismäßig seltene Gruppe B noch stärker vertreten: wir haben 28% bei den Madegassen, 34% bei den Negern und Ostindiern, $30-36\%$ bei den Japanern, 35% bei Indochinesen, 39% bei Koreanern, 44%

bei den Chinesen, 47% bei den Mandschu und als höchsten Wert 49% bei den Indiern.

Bei den Philippinos, Indianern und den australischen Ureinwohnern ist infolge des starken Überwiegens der Gruppe I $(O\alpha\beta)$ der Prozentsatz sowohl an A wie an B nur gering. Gleichwohl ist bei den beiden zuletzt genannten, so weit von den anderen getrennten Völkern, B ungewöhnlich selten, so daß A, obgleich an sich ebenfalls nicht häufig, gegenüber B sehr stark überwiegt.

In der Hauptsache besteht eine Beziehung zwischen der relativen Häufigkeit von A und B und der geographischen Lage.

Je mehr wir uns Mittel- und Westeuropa nähern, um so mehr überwiegt A über B, dagegen haben wir in Afrika und Asien, insbesondere in Indien sowie im fernen Osten die Tendenz zu einer Angleichung der Zahlen für A und B, oder aber es überwiegt geradezu B über A. Diejenigen Völker, die auf der einen Seite an Europa, auf der anderen an Asien und Afrika grenzen, d. h. die Mittelmeervölker sowie die Russen, nehmen eine Mittelstellung ein.

Der „biochemische Rassenindex" nach L. und H. HIRSCHFELD, d. h. das Verhältnis zwischen allen A und allen B schwankt bei Europäern und Nordamerikanern etwa zwischen 2,5 und 3,0, für die intermediären Typen zwischen 2 und 1; für Asiaten und Afrikaner geht der Index noch unter 1 herunter.

Man kann nicht annehmen, daß diese Unterschiede einfach auf klimatischen oder sonstigen Umwelteinflüssen beruhen. Schon aus den Zahlen von L. und H. HIRSCHFELD, MANUILA geht hervor, daß die seit mehr als 400 Jahren in Mazedonien wohnenden Juden in ihrer Blutgruppenformel von den anderen Balkanvölkern abweichen[1]); ferner daß die Türken sich anders verhalten als die kleinasiatischen Griechen. Umgekehrt findet sich nahezu der gleiche Index bei Völkern, welche weit auseinander wohnen und in jeder Beziehung ungleichartig sind, wie etwa den Russen aus Sibirien und den Hova von Madagaskar. Da die Eigenschaften A und B sich vererben, darf man annehmen, daß ihr gegenseitiges Verhältnis in einer bestimmten Bevölkerung auf ethno-anthropologische Ursachen zurückgeht.

---

[1]) SCHIFF und ZIEGLER sowie HALBER und MIDLARSKI haben keine deutlichen Unterschiede zwischen Berliner bzw. polnischen Juden und der andersgläubigen Bevölkerung der betreffenden Gegend gefunden.

Tabelle 37.

	Anzahl der Fälle	Gruppen %				Biochemischer Index	Autor
		I (O$\alpha\beta$)	II (Aβ)	III (Bα)	IV (ABo)		
DeutscheKolonisten in Ungarn	476	40,8	43,5	12,6	3,1	2,9	Verzar-Weszeczky
Deutsche in Heidelberg	500	40,0	43,0	12,0	5,0	2,8	v. Dungern-Hirschfeld
Ungarn aus Debreczen	1500	31,0	38,0	18,8	12,2	1,6	Verzar-Weszeczky
Türken	500	36,8	38,0	18,6	6,6	1,8	Hirschfeld
Ungarische Zigeuner	385	34,2	21,1	38,9	5,8	0,6	Verzar-Weszeczky
Indier	1000	31,3	19,0	41,2	8,5	0,6	Hirschfeld

Verzar und Weszeczky haben einen wertvollen Beitrag zur Stütze dieser Auffassung geliefert. Ein günstiger Umstand für ihre Untersuchung war es, daß in Ungarn verschiedene Volksstämme getrennt voneinander leben, und zwar bereits seit mehreren Jahrhunderten in dem gleichen geographischen Milieu: einmal die eigentlichen Ungarn, die nach dem Zeugnis der Völkerkunde uralaltaischen Ursprungs und mit den Türken verwandt sind, sodann die deutschen Siedler, die zu Anfang des 18. Jahrhunderts aus Deutschland eingewanderten und beschränkt auf wenige Ortschaften bis heute ihre Muttersprache und ihre alten Sitten bewahrt haben; schließlich die Zigeuner, welche nach ihrer Sprachzugehörigkeit aus Indien stammen und seit mehr als 500 Jahren durch Sitte und allgemeine Vorurteile von der übrigen Bevölkerung streng abgetrennt sind.

Beträchtliche Unterschiede finden sich auch unter den Bewohnern der Vereinigten Staaten je nach dem anthropologischen Ursprung.

Die Tabellen 37 und 38 zeigen das Ergebnis dieser Untersuchungen. Sie bringen sehr anschaulich die Abhängigkeit der Blutgruppen von der Rasse zum Ausdruck.

Gleichwohl muß betont werden, daß der biochemische Rassenindex nicht immer der Rasse im gewöhnlichen Sinne entspricht; z. B. weicht der Index für die Indier von 0,6 sehr stark von dem Index für Westeuropa ab (3,0), obwohl diese beiden Volksgruppen ethnologisch als nahe verwandt gelten.

Tabelle 38.

Autor	Volksgruppe	Anzahl der Untersuchten	Gruppe I O%	Gruppe II A%	Gruppe III B%	Gruppe IV AB%	Index A:B
BUCHANAN-HIGLEY . . .	Weiße Amerikaner, Ver. Staaten	1536	46,95	40,82	8,58	3,6	3,6
LEWIS-HENDERSON	Amerikanische Neger	270	49,00	26,9	18,4	5,53	1,4
COCA-DEIBERT . .	Amerikanische Indianer	862	77,7	20,2	2,1	—	9,6

Der tiefere Grund für die ungleiche Verteilung der Gruppen ist aber doch noch nicht aufgeklärt. Eine kühne Hypothese haben L. und H. HIRSCHFELD aufgestellt. Sie nehmen für die Gruppen A und B zwei getrennte Ursprungsgebiete an, für A im Westen, für B im Osten. Die heutige Verteilung wäre das Ergebnis der gegenseitigen Vermischung der beiden ursprünglich getrennten „Rassen". DYKE, der diese Hypothese annimmt, sucht die gegenwärtige Seltenheit der Individuen der Gruppe IV folgendermaßen zu erklären. Er berechnet, wie viele Individuen der Gruppe IV aus der Mischung zweier Individuen der Gruppen II und III hervorgehen müßten, und findet, daß gleichviel oder mehr Individuen der Gruppe IV zu erwarten wären als solche der Gruppen II und III. Um zu erklären, daß dies nicht der Fall ist, nimmt er an, daß von den vier vererbungstheoretisch möglichen Formeln für die Gruppe IV (AABB, AABb, AaBB, AaBb) nur die Gameten der Individuen mit einer ganz bestimmten Formel lebensfähig wären, während die anderen sterile Gameten hätten. Dies stände in Analogie zu manchen anderen Vererbungsfällen. Die Berechnung von DYKE gründet sich aber auf die Annahme, daß die beiden Ausgangsindividuen homozygotisch wären. Nimmt man dagegen an, was überdies wahrscheinlicher ist, daß es sich um Heterozygoten handelt, so läßt sich, wie MINO gezeigt hat, vollständig erklären, warum die Gruppe IV in einer Bevölkerung abnimmt. Es erübrigt sich dabei die Annahme von Letalfaktoren oder überhaupt von Faktoren, welche die Fortpflanzung einzelner Individuen innerhalb ein und derselben Gruppe hemmen müßten.

Wie bereits erwähnt, nimmt BERNSTEIN an, daß es (entsprechend den einzelnen Erbfaktoren) drei Urrassen gebe. Die Rasse R (die der Gruppe O entspräche) wäre überall am zahlreichsten vertreten und fände sich nahezu rein bei den Indianern und auf den Philipinen.

Wie man sich nun auch zu den Anschauungen von L. und H. HIRSCHFELD stellen mag, jedenfalls steht es fest, daß man bei jeder statistischen Untersuchung der Blutgruppenverhältnisse die Rassenzugehörigkeit der untersuchten Personen zu berücksichtigen hat.

BRUCK hatte in bisher noch nicht bestätigten Untersuchungen auch auf andere Weise, nämlich mit Hilfe der Komplementablenkungsmethode, Unterschiede in den antigenen Eigenschaften des Blutes verschiedener Menschenrassen nachzuweisen versucht.

Nur derartige Rassenunterschiede und nicht sekundäre, etwa durch die Umwelt oder durch Krankheit bedingte Verhältnisse bieten bei dem heutigen Stand unserer Kenntnisse eine Erklärungsmöglichkeit für die Schwankungen in der Frequenz der Blutgruppen innerhalb der Menschheit.

V. Bedeutung der Individualität des Blutes für die Klinik.

1. Historische Angaben über die Bluttransfusion mit besonderer Berücksichtigung der „Unverträglichkeit" (Inkompatibilität) des Blutes.

Ich habe nicht die Absicht, die Geschichte der Bluttransfusion in allen Einzelheiten hier zu bringen. Das mag in den verschiedenen Spezialarbeiten nachgelesen werden. Hier kommt es mir nur darauf an, die Frage der „Unverträglichkeit" des Blutes in ihren Beziehungen zur Individualität des Empfängers zu besprechen.

Bei einem kurzen Überblick über historische Transfusionen — die erste wurde, soweit bekannt, im 15. Jahrhundert bei dem Papste Innozenz VIII. vorgenommen — läßt sich die sehr bemerkenswerte Feststellung machen, daß beim Menschen sogar die Transfusion von Blut verschiedener Tierarten anscheinend gut vertragen wurde, ohne daß sich Zeichen von Unverträglichkeit gezeigt hätten.

Im 17. Jahrhundert machte man nach dem Vorbild von LOWER in England und DENYS und EMMERETS in Frankreich Infusionen von Rinder- und Schafblut. Obgleich einige enthusiastische Ärzte in einer Reihe von Fällen geradezu hervorragende Erfolge gesehen haben wollten, so muß es doch auch häufig zu schweren Unglücksfällen gekommen sein, denn gegen 1760 wandte sich die französische

Akademie der Wissenschaften gegen die Bluttransfusion, und ein offizieller Akt des französischen Parlamentes verbot sie vollkommen.

Nachdem sie über ein Jahrhundert verlassen war, kam sie zu Beginn des 19. Jahrhunderts wieder zu Ehren, aber auf völlig veränderter Grundlage. Die Arbeiten von DUMAS und PRÉVOST, später die von PANUM, WORM-MÜLLER, PONFICK und vor allem LANDOIS (1875) erwiesen, daß artfremdes Blut grundsätzlich schlecht vertragen wird: es wurde experimentell gezeigt, daß intravenöse Zufuhr desselben sehr häufig zu schweren nervösen Zuständen führt. Es ließ sich nachweisen, daß die artfremden Blutkörperchen rasch zerfallen, oftmals auch agglutiniert werden und dann die schweren toxischen Erscheinungen hervorrufen. Auf diese Weise ergab sich eine Erklärung für viele Unglücksfälle bei Transfusionen, so daß die Transfusion von artfremdem Blut endgültig aufgegeben wurde. (Ganz neuerdings wurde sie wiederum von CRUCHET und RAGOT vorgeschlagen.) Anstatt dessen ging man mit erhöhtem Eifer an die Transfusion artgleichen Blutes, aber auch hierbei ging es nicht ohne Unglücksfälle, oftmals sogar sehr schwere, ab (Embolien, Hämoglobinurie usw.).

Tabelle 39. **Ergebnisse der Bluttransfusion beim Menschen bis 1876 (nach ORÉ).**

		Anzahl der Fälle	Geheilt	Gebessert	Unverändert	Gestorben
1. Gruppe	Schleimhautblutungen . .	117	87	—	—	30
2. Gruppe	Blutverlust nach Trauma oder Operation	50	23	2	—	25
	Septikämie	11	—	1	—	10
3. Gruppe	Verschiedenartige Anämien	62	33	4	—	25
4. Gruppe	Carcinom, Lungenschwindsucht, Geisteskrankheit	38	7	4	5	22
5. Gruppe	Typhus, Ruhr, Cholera . .	32	6	—	—	26
6. Gruppe	Vergiftungen, Syphilis, Tollwut	21	10	—	—	11
7. Gruppe	Malariakachexie, Pocken, Scharlach, Epilepsie, Hysterie, Gangrän, Urämie, Verbrennungen	41	14	4	—	23

Da die Transfusion meist mit intaktem Vollblut ausgeführt wurde (Bischoff, Dieffenbach, Blasius usw.), schien in erster Linie die Gefahr der Gerinnung des zugeführten Blutes zu befürchten, vor allem, soweit man die indirekte Methode der Transfusion anwandte. Dem Fibrin schrieb man zunächst einen toxischen Einfluß zu, später richtiger eine mechanische Mitwirkung bei der Bildung der beobachteten Embolien. Infolgedessen ging man zur Anwendung von defibriniertem Blut über, das dann von fast allen Operateuren angewandt wurde. Hiermit machte man auch einzelne günstige Erfahrungen während des Deutsch-französischen Krieges. Aber auch in dieser 20jährigen Periode der Begeisterung für die Bluttransfusion (1863—1883) waren Mißerfolge, oftmals sogar Todesfälle sehr häufig, wie aus der Tabelle von Oré hervorgeht, der selbst die Methode lebhaft befürwortete. Tödlicher Ausgang war außerordentlich häufig, und zwar auch bei Fällen von akuter Anämie, also derjenigen Krankheit, die für die Bluttransfusion die klassische Indikation abgibt.

Die Mißerfolge wurden in erster Linie der Defibrinierung des Blutes zur Last gelegt; die Chirurgen (Gesellius) hatten den Eindruck, daß mit ihrer Einführung der therapeutische Erfolg beeinträchtigt wurde.

Einige Autoren (Gesellius, Ponfick, Cohnheim, Oré u. a.) sahen sich veranlaßt, die Verwendung von defibriniertem Blut abzulehnen, weil sie damit neben manchen Erfolgen auch Todesfälle zu verzeichnen hatten. Köhler sowie Blaizot hielten das defibrinierte Blut deshalb für gefährlich, weil durch die Zufuhr einer großen Menge Fibrinferment die intravaskuläre Gerinnung gefördert würde. Bergemann behauptete auf Grund einer ausgedehnten Durchsicht der Literatur, daß die Unzuverlässigkeit der Erfolge in der Tat auf der Verschiedenheit der jeweils eingespritzten Fibrinmenge beruhe, daß aber die Defibrinierung auf alle Fälle ungünstig sei; zulässig sei nur die Infusion von unverändertem Vollblut. Neuerdings haben Morawitz, Moldovan, Schultz, Tigerstedt, Blaizot, Briot-Jouan und Staub, Perroncito, Lusena experimentell die Toxizität des frisch defibrinierten Blutes bestätigt, während Pike sowie Guthrie und Stewart behaupteten, daß der therapeutische Nutzen der Transfusion durch zu langes Stehenlassen des Blutes erheblich herabgesetzt werde. Auch die neueren klinischen Erfahrungen (Schultz, Beneke, Weber, Casse, Voit, Floercken) ergaben, daß die Infusion von defibriniertem Blut zu viele Gefahrmomente bietet, um empfohlen zu werden, da sich wiederholt toxische Erscheinungen gezeigt haben.

FREUND hat neuerdings die toxischen Eigenschaften des defibrinierten Blutes, insbesondere beim Kaninchen, aber auch bei Hund und Katze, anstatt mit dem Fibrinferment mit einer Schädigung der Blutplättchen in Beziehung gebracht; in Bestätigung der Angaben früherer Untersucher, insbesondere von HÉDON, hat er gezeigt, daß die Toxizität am stärksten in der ersten Viertelstunde nach der Entnahme ist; es kommt zu stärkster Gefäßerweiterung und Tod. Beim Stehen ändert allmählich die toxische Wirkung ihren Charakter und wird weniger intensiv (Kollaps, Fieber, starke Vasokonstriktion). Diese Veränderlichkeit der toxischen Eigenschaften mit der Zeit gibt eine Erklärung für die vielen widersprechenden klinischen Angaben bei der Verwendung von defibriniertem Blut (die unverständlicherweise neuerdings wieder von COLEBROOK-STORER, PLEHN empfohlen wurde). Nachdem die Nachteile des defibrinierten Blutes, aber auch die große Gefahr der Gerinnung bei Verwendung von frischem Vollblut, insbesondere bei der noch unvollkommenen Technik der Arterienvenenverbindung erkannt waren, kam man von der Bluttransfusion allmählich völlig ab, zumal gleichzeitig die intravenösen Kochsalzinfusionen mehr und mehr Eingang fanden.

Von 1900 bis 1910 hat CRILE in zahlreichen Arbeiten die technische Ausführung der Transfusion erheblich verbessert und sie damit geradezu von neuem wieder in die Therapie eingeführt. CRILE hat sich die großen in den letzten 25 Jahren errungenen Fortschritte in der Technik der Gefäßanastomosen zu Nutzen gemacht; mit ihrer Hilfe, vor allem der Gefäßnaht und verschiedenen anderen Hilfsmitteln (Kanüle von CRILE, ELSBERG usw.) gelingt es, verschiedene Blutgefäße Endothel an Endothel so zu vereinigen, daß das Blut die schützende Hülle nicht zu verlassen braucht. Auf diese Weise ist jede Gerinnungsgefahr beseitigt, so daß man die Transfusion unmittelbar und ohne Gefahr vornehmen kann. Sie gewinnt unter diesen Umständen die Bedeutung eines physiologischen Experiments, da nunmehr alle äußeren Zufälligkeiten fortfallen, welche früher die Rolle der Individualität der an der Reaktion beteiligten Personen verdeckten. So ist die Transfusion seither wieder zu Ehren gekommen, vor allem dank der Bemühungen von CRILE in Amerika. Später haben BREWER und LEGGETT die direkte Gefäßanastomose durch die Zwischenschaltung einer paraffinierten Glaskanüle, FRANK und BAER sowie FLEIG durch frische oder konservierte Stücke tierischer Gefäße ersetzt und damit einen Gedanken des FRANCESCO FOLLI aus dem 16. Jahrhundert wieder aufgenommen. Im Laufe der Zeit haben diese Methoden gewisse technische Modifikationen erfahren, insbesondere hat die Anzahl der Kanülenmodelle zugenommen (CARREL, TUFFIER, GUILLOT, MOREL, HORSLEY u. a.).

Die direkte Transfusion stellt immerhin nicht ganz geringe Ansprüche an die Technik, und jedenfalls handelt es sich um einen umständlichen, Sorgfalt erheischenden chirurgischen Eingriff; überdies besteht der Nachteil, daß man über die Menge des zugeführten Blutes gar nicht oder doch höchstens nur indirekt und mit großen Schwierigkeiten Aufschluß gewinnt. Infolgedessen haben eine Reihe von Autoren, CURTIS und DAVID, SATTERLEE und HOOKER, KIMPTON und BROWN, VINCENT, BÉCART vorgeschlagen, wieder zu der ursprünglichen indirekten Methode unter Verwendung von Glasgefäßen oder Spritzen zurückzukehren, aber die Blutgerinnung durch Paraffin oder Vaseline zu verhindern, was allerdings nicht immer leicht gelingt. Andere, wie COOLEY-VAUGHAN, CROTTI, MAC GRATH, LINDEMANN haben sogar die gefährliche alte Methode von BROWN-SÉQUARD (1860), BLUNDELL (1877), ZIEMSSEN (1892) wieder aufgenommen, bei der das Blut einfach mittels einer Spritze oder mit Hilfe von Glasgefäßen und Kanülen von einem Menschen auf den anderen übertragen wurde. Sie rechnen dabei damit, daß sich die Gerinnung bei schnellem Arbeiten vermeiden lasse.

Ein großer Nachteil sowohl der direkten Transfusion wie auch der Mehrzahl der indirekten Verfahren liegt darin, daß eine richtige chirurgische Operation erforderlich ist (Freilegung der Gefäße und Einführung der Kanüle); abgesehen von dem oftmals bedenklichen Zeitverlust, kommt es zu einer dauernden Ausschaltung der Gefäße, welche nach Entfernung der Kanüle unterbunden werden müssen.

Während des Weltkrieges ist die Anwendung gerinnungshemmender Mittel wiederum aufgekommen. Sie bieten den Vorteil, daß man einfach mit einer Spritze das Blut des Spenders entnehmen und dem Empfänger zuführen kann. Hierdurch wird die Technik außerordentlich vereinfacht, nämlich nur auf einen Aderlaß beschränkt, und damit sind die Hauptgefahren der

Operation, soweit sie wenigstens mit der Blutgerinnung zusammenhängen, behoben. Während Hirudin, Natriumphosphat, Ammoniak, oxalsaure Salze, mit denen man schon früher Versuche angestellt hatte, nicht zu günstigen Ergebnissen führten, hatte man gute Resultate bei Verwendung von Natriumcitrat, welches bekanntlich das Ca-Ion bindet, ohne es auszufällen, und dadurch die Umwandlung des Prothrombins in Thrombin verhindert. Die ersten experimentellen Untersuchungen und im Anschluß daran auch eine Transfusion beim Menschen wurden von HUSTIN (1914) ausgeführt, der es für notwendig hielt, das Natriumcitrat mit Traubenzucker zu vermischen; bald darauf schlugen unabhängig voneinander AGOTE, LEWISOHN, WEIL die Verwendung von Natriumcitrat allein vor; als geeignete Menge hatte sich ihnen ein Zusatz von 0,2 bis 0,3 g auf 100 ccm Blut bewährt. Dies Verfahren wurde alsbald in ausgedehntestem Umfang angewendet, und man darf sagen, daß es unter Verdrängung der älteren Methoden aufs neue die Aufmerksamkeit der Klinik auf die große Bedeutung der Transfusion gelenkt hat.

Kürzlich hat TZANCK, anscheinend mit gutem Erfolg, die Verwendung von Arsenobenzol zur Verhinderung der Blutgewinnung empfohlen; klinische Verbreitung hat das Verfahren aber bisher noch nicht gefunden.

2. Unzuträglichkeiten bei der Transfusion und ihre Ursachen.

Die moderne Bluttransfusion hat sich in zahlreichen Fällen glänzend bewährt, in anderen haben sich Unzuträglichkeiten ergeben, bisweilen ist es sogar zu Todesfällen gekommen. Hierbei muß berücksichtigt werden, daß die Bluttransfusion in größtem Umfang bei den verschiedensten Krankheiten empfohlen und ausgeführt wurde, so, abgesehen von akuten Anämien und Kohlenoxydvergiftungen, auch bei perniziöser Anämie, Hämophilie, Kachexien, hämolytischem Ikterus, schweren Infektionen, Eklampsie, diabetischem Koma usw. Offenbar müssen also bei der Statistik der Unglücksfälle diejenigen gesondert betrachtet werden, welche auf die Krankheit selbst zurückzuführen und von einer im schlimmsten Falle wirkungslosen Transfusion unabhängig sind. Gleichwohl besteht kein Zweifel, daß die Transfusion selbst anstatt unschädlich zu sein, leichte oder schwere Krankheitserscheinungen und Unfälle ausgelöst hat.

Die Ermittlung der Ursachen dieser Unglücksfälle ist verwickelt, und es ist nicht immer leicht, die verschiedenen Faktoren voneinander zu trennen. Wenn auch die verschiedenen heute gebräuchlichen Methoden in der Theorie die Gewähr dafür geben, daß die einst gefürchteten schweren Unfälle durch Gasembolie, Gerinnung, Herzlähmung usw. nicht mehr vorkommen, so wird es doch sicherlich bisweilen dadurch zu schweren Schädigungen der Patienten kommen, daß bei der Ausführung der Transfusion die Technik nicht immer streng innegehalten wird und notwendige Vorsichtsmaßregeln unterbleiben. Aber auch außer diesen technisch vermeidbaren Gefahren gibt es noch andere, die mit der Art der Ausführung der Transfusion eng zusammenhängen.

Bei der direkten Transfusion nach CRILE unter direkter Verbindung von Arterie mit Vene können üble Zufälle nur von der Beschaffenheit des Blutes abhängen, welches unverändert in den Körper des Empfängers einströmt. Bei der indirekten Transfusion mit Hilfe paraffinierter Gefäße verbleibt das Blut, obwohl es nicht gerinnt, nicht in seinem natürlichen Zustand, denn es treten rasch wichtige Veränderungen ein, welche auf dem Verlust an Kohlensäure beruhen (CHIÒ). Die Störung des chemischen Gleichgewichts ist eine Folge der Reaktion zwischen Alkaliseifen oder Fettsäuren und löslichen Kalksalzen, wobei es zur Bildung von gerinnungfördernden Kalkseifen kommt. Die Zufuhr eines derartig veränderten Blutes könnte theoretisch auf das Blut des Empfängers gerinnungbefördernd wirken; im Experiment zeigt sich aber, daß die an sich katalytisch wirkenden Calciumseifen auch im Reagensglasversuch ohne Einfluß bleiben, sobald das Plasma unter physiologischen Druckverhältnissen mit CO_2 gesättigt ist. Um so mehr gilt das für den Lebenden, bei dem sich schnellstens ein reversibles Gleichgewicht zwischen den Calciumseifen und der Kohlensäure bzw. den kohlensauren Salzen einstellt. Es ist also durchaus nicht auffallend, daß bei der indirekten Transfusion nach der Methode von KIMPTON-BROWN, BÉCART oder einem ähnlichen Verfahren ebenso gute Resultate erhalten werden wie bei der direkten Transfusion.

Die Transfusion von defibriniertem Blut, die in der letzten Zeit wieder aufgetaucht ist, insbesondere als Autotransfusion in die großen Körperhöhlen, bietet die gleichen bereits oben besprochenen Gefahren, die mit der Defibrinierung verbunden sind, in erster Linie infolge der Schädigung der Blutplättchen und der roten Blutkörperchen (Freund, Zeller, Schweitzer, Grossmann).

Bei der Transfusion von Citratblut haben wir außerdem noch die Beteiligung des körperfremden Natriumcitrates, welchem manche der unmittelbar bei der Transfusion auftretenden Störungen zur Last gelegt worden sind, weswegen in allerletzter Zeit einige Autoren Zweifel an der Zweckmäßigkeit seiner Verwendung geäußert haben (Lederer, Brines, Moore Dallas, Zimmermann usw.). Jedenfalls kann das Natriumcitrat an sich toxisch wirken, da es dem Blut und den Geweben Calciumionen entzieht, und ruft infolgedessen ernsthafte nervöse Erscheinungen, tonische und klonische Zuckungen, Tetanie, Lähmungen, Dyspnoe usw. hervor. Diese Erscheinungen lassen sich durch Zufuhr löslicher Kalksalze wieder beseitigen (Hédon).

Lewisohn, der seine Versuche mit $10\,^0/_0$iger Lösung anstellte, fand als toxische Dosis 0,3 g auf 1 kg Tier. Carter zeigte, daß die tödliche Dosis um so niedriger sei, je konzentrierter die Lösung, so daß sie bei einer $2\,^0/_0$igen Lösung auf etwa 1 g für das Kilogramm Tier ansteigt. Bei der Transfusion werden gewöhnlich 500 bis 700 ccm Blut, ausnahmsweise auch 1000, allerhöchstens 2000 ccm zugeführt. Dabei beträgt die Konzentration des Natriumcitrats $0,25-0,3\,^0/_0$. Sie bleibt also erheblich unter der toxischen Dosis, und zwar auch dann, wenn man mit Weil annimmt, daß kleine Citratdosen die Gerinnbarkeit des Empfängerblutes erhöhen. Die vielen Hunderte von Bluttransfusionen, die ohne Reaktion mit Citratblut ausgeführt worden sind, liefern den Beweis, daß diese Substanz in der für gewöhnlich angewandten Menge und Konzentration zum mindesten im allgemeinen eine schädliche Wirkung nicht ausübt. Dagegen sieht man bei der Verwendung höherer Konzentrationen $(1\,^0/_0)$ bisweilen mehr oder weniger schwere toxische Erscheinungen, die auf einer Citratwirkung beruhen könnten (Weil, Brem, Bernheim).

Unger und Cheinisse haben in Untersuchungen, die allerdings von Mellon - Hastings - Casey, Pauchet, Weil, Lewisohn, Rosenthal bestritten wurden, gezeigt, daß das Citrat die Fragilität der Blutkörperchen steigert und das opsonische Vermögen des Serums wie auch die phagocytäre Funktion der Leukocyten herabsetzt. Nach Henderson-Haggard soll durch die Ausblutung bei Hunden die Empfindlichkeit gegenüber dem Zitrat gesteigert werden (bestritten von Joannides und Cameron).

Seine Anwendung wäre also bei mit hämolytischen Vorgängen einhergehenden Krankheiten (perniziöse Anämie) sowie bei Infektionskrankheiten und Verblutung kontraindiziert. Beim Kaninchen hat LUSENA, beim Menschen MINO-GARLASCO mehr oder weniger schwere Störungen (hämoklasische Krisen) als Folge der Autotransfusion von Citratblut gesehen. In diesen Fällen können natürlich die Erscheinungen nicht auf mangelhafter Eignung des Blutes an sich beruhen, sondern lediglich auf der Behandlung, der das Blut unterworfen wurde. Auch hier könnte es sich sowohl um Schädigungen der roten Blutkörperchen und der Blutplättchen (DRINKER und BRITTINGHAM) wie auch um beginnende Gerinnungsvorgänge (RIETZ) handeln, für die letztere Möglichkeit spräche, daß die Erscheinungen ausbleiben, wenn man paraffinierte Spritzen und Kanülen verwendet und sehr rasch arbeitet.

Das letzte Wort über diese Dinge ist sicher noch nicht gesprochen, jedenfalls aber handelt es sich um sekundäre Reaktionen, welche die eigentlichen auf wirklicher „Unverträglichkeit" des Blutes beruhenden verdecken können.

Besondere Aufmerksamkeit verdient eine Beobachtung von PEMBERTON; sie sah, daß die Neigung zu leichtesten Erscheinungen periodisch wiederkehrten, und zwar in unmittelbarem Zusammenhang mit der Zubereitung der frischen Citratlösung. Die Lösung verändert sich sehr schnell und es genügt zur Vermeidung toxischer Erscheinungen nicht immer, nach der Empfehlung der deutschen Autoren die Lösung zu neutralisieren.

3. Unverträglichkeit der Blutgruppen als Ursache von Mißerfolgen der Transfusion.

Wenn auch Schäden bei der Transfusion durch die verschiedensten Umstände hervorgerufen werden können, so hat doch die klinische Erfahrung vor allem bei der direkten Transfusion nach CRILE den Beweis geliefert, daß gewisse Störungen auf der „Unverträglichkeit" des Blutes von Spender und Empfänger beruhen; in sehr vielen anderen Fällen, die mit verschiedenster Technik ausgeführt wurden, scheinen die Mißerfolge ebenfalls derselben Ursache zugeschrieben werden zu müssen. Man kann im Lichte unserer heutigen Kenntnisse mit Bestimmtheit behaupten, daß viele mehr oder weniger schwere Krankheitserscheinungen, die früher auf alle möglichen anderen Umstände, zum Teil sogar einfach auf technische Fehler zurückgeführt wurden, in Wirklichkeit durch die nicht erkannte individuelle „Unverträglichkeit" des zugeführten Blutes bedingt waren. Diese Störungen, die weiter unten eingehend besprochen werden sollen, sind ihrer Schwere nach sehr ungleich; einige sind von untergeordneter Bedeutung und gehen rasch vorüber („kleine Unfälle", GUILLOT, DEHELLY, MOREL, „Reaktionen" PEMBERTON). Andere dagegen sind sehr schwer und offenbar lebensgefährlich. Solche Todesfälle, die auf der „Unverträglichkeit" der Blutarten beruhen, sind bekannt geworden (CRILE, OTTENBERG-KALISKI, RADVIN und GLENN, HOPKINS, BERNHEIM, PEMBERTON, EBERLE, BEHNE-LIEBER, JERVELL, PENDL, DUNN, HUNT, SCHOLTEN, STILLMANN, HERRMANN, COPHER, BÖTTNER, HEIM u. a.).

Worauf die verschiedenen unangenehmen Transfusionsfolgen beruhen, ist noch nicht völlig und allgemein befriedigend geklärt. Während einige Autoren dabei bleiben, daß einfach grobe Embolien und ähnliches die Ursache seien, sieht die Mehrzahl darin den Ausdruck einer inneren Unverträglichkeit zwischen den Blutsorten der verschiedenen Individuen.

Die Bekanntschaft mit den Isolysinen und den Isoagglutininen hat endlich Licht geworfen auf die so lange ungeklärte Frage, warum die Blutarten bestimmter Individuen sich nicht vertragen. Wenn Isoreaktionen zwischen dem Spender- und dem Empfängerblut stattfinden, dann ist es klar, daß Transfusion gleichbedeutend ist mit der Zufuhr von körperfremdem Eiweiß, das unter Umständen höchst gefährlich werden könnte. In der Erklärung der Unverträglichkeit zeigen sich in der Literatur allerdings noch sehr verschiedene Auffassungen, wenn auch die Klippe jener anderen oben erwähnten Ursachen umgangen ist, welche alle mit den „individuellen" Blutreaktionen nichts zu tun haben. Es fragt sich, ob die Störungen unmittelbar auf das Eintreten von Isoreaktionen zurückgehen, und wenn ja, auf welche Weise sie eigentlich zustande kommen. Je nach der Auffassung ergeben sich verschiedene Wege zur Vermeidung der Gefahr in der Praxis.

Die Mehrzahl der Autoren hält eine serologische Vorprüfung auf Isoreaktionen für notwendig, und zwar deshalb, weil es bei völlig einwandfreier Technik, die Unfälle durch fehlerhafte Ausführung ausschloß, aber bei gleichzeitiger Unterlassung einer Untersuchung auf Isoagglutinine oder Isolysine vor der Transfusion zu schweren Unglücksfällen, ja Todesfällen gekommen ist

(Lindemann, Esch, Haberland, Kuczynski, Schöne, Zimmermann, Scholten, Willems). Andere Autoren dagegen (Klinger,
Lindemann, Coenen, Kimpton, Seiffert, Stich, Freund,
Hittmair u. a.) wollen dem Ausfall der Untersuchung auf Agglutination und Hämolyse keine entscheidende Bedeutung für
das Zustandekommen der Unglücksfälle bei der Transfusion zu-
erkennen. Klinger hat sogar sehr entschieden den Standpunkt
vertreten, daß die meist vor der Transfusion angestellten serologischen Untersuchungen auf falschen theoretischen Voraussetzungen beruhen. Als Grund führt er an, worauf ja schon Crile
und andere aufmerksam gemacht haben, daß irgendein Parallelismus
zwischen den Reaktionen im Körper und im Reagensglas nicht
bestehe. Ferner hält Klinger die im Reagensglas bei bestimmten
Versuchsbedingungen bisweilen beobachtete Hämolyse für ein
reines Kunstprodukt. Die Hämolyse bleibt nach ihm sogar in
vitro aus, wenn man die Versuchsbedingungen mehr den bei der
Transfusion wirklich bestehenden Verhältnissen anpaßt. Während
man z. B. oftmals eine Hämolyse gewaschener Blutkörperchen
durch Isoserum beobachtet, bleibt die Hämolyse aus, wenn man
Serum und ungewaschenes defibriniertes Blut zu gleichen Teilen
mischt. Er glaubt ferner einen Beweis in der Tatsache zu erblicken,
daß sowohl der Mensch bei Anfällen von paroxysmaler Hämoglobinurie wie auch Tiere auf die Einspritzung von hämolytischem
Serum oder destilliertem Wasser erhebliche intravasale Hämolysen
ohne Embolien durch Stromata und ohne irgendwelche schweren
Krankheitserscheinungen vertragen.

Dies Argument ist, wie schon jetzt bemerkt sei, deshalb nicht
überzeugend, weil die schwersten Krankheitserscheinungen, wie wir
noch sehen werden (vgl. S. 125), nicht durch die Hämolyse der Blutkörperchen des Empfängers, sondern des Spenders bedingt sind.

Zur Agglutination bemerkt Klinger weiter, daß sie allerdings
auch bei ungewaschenem Schüttelblut eintrete, aber er be-
streitet unbedingt, daß sie beim Lebenden Störungen hervorrufen
könne, denn sie kommt ihm zufolge in der Blutbahn überhaupt
nicht zustande, weil zu jeder Agglutination Ruhe erforderlich sei.
Jeder aber, der auf diesem Gebiete über praktische Erfahrung
verfügt, weiß, daß mäßige Bewegung im Gegenteil die echte Isohämagglutination begünstigt (während sie allerdings nach Rous
und Robertson die experimentelle Autoagglutination des Kaninchens, bei der es sich anscheinend um einen ganz andersartigen

Vorgang handelt, verhindern soll). Diesen Angaben stehen die direkten Beobachtungen von PLEHN gegenüber; dieser hat im Blute des Empfängers die Agglutination der Blutkörperchen des Spenders gesehen, die leicht zu erkennen waren, weil sie viel intensiver als die chlorotischen Blutkörperchen des Empfängers gefärbt waren. KUSAMA konnte ferner beim Kaninchen im Anschluß an die Einspritzung agglutinierenden Serums in Capillaren und feinsten Venen intravital eine Agglutination nachweisen. Ebenso hat SICK im Anschluß an die Zufuhr heterologen Serums beim Frosch sie direkt im strömenden Blut beobachten können. Die Behauptung KLINGERS, der Spender könne beliebig ausgewählt werden, erscheint demnach, wie die Dinge heute liegen, sehr bedenklich.

Andererseits erklärt sich das in der Tat zu beobachtende Fehlen einer Parallelität zwischen Verhalten beim Lebenden und im Reagensglas durch einen von mehreren Forschern noch nicht genügend berücksichtigten Umstand, obwohl schon OTTENBERG und KALISKI 1913 darauf hingewiesen haben. Vorschriftsmäßig soll man in einem Kreuzversuch prüfen, ob die Blutkörperchen des Empfängers vom Serum des Spenders agglutiniert und hämolysiert, und umgekehrt, ob die Blutkörperchen des Spenders vom Serum des Empfängers entsprechend beeinflußt werden. Die Erfahrung hat nun aber gezeigt, daß dem positiven Ausfall der beiden Reaktionen gar nicht dieselbe Bedeutung in bezug auf eine Kontraindikation gegen die Transfusion zukommt. Die Fähigkeit des Spenderserums, die Blutkörperchen des Empfängers zu hämolysieren, hat keine besondere Bedeutung, sondern nur die Hämolyse der Empfängerblutkörperchen durch das Serum des Spenders zeigt Gefahr an. Auf diesen Punkt werden wir später noch zurückzukommen haben.

Außerdem muß, worauf BEHNE und LIEBER hinweisen, immer berücksichtigt werden, daß verschiedene Organismen auf den gleichen Reiz ungleich reagieren. Man kann sich sehr wohl erklären, daß das eine Individuum auf eine so schwere Schädigung wie die akute Zerstörung der Erythrocyten ohne stärkere Erscheinungen reagiert, während ein anderes zugrunde geht. Es gibt unzweifelhaft quantitative Unterschiede zwischen den einzelnen Hämolysinen und Agglutininen, und ebenso gibt es große Unterschiede in der Widerstandsfähigkeit der roten Blutkörperchen verschiedener Personen. Bei einigen Krankheitszuständen, in denen die Transfusion besonders indiziert ist, z. B. bei der perniziösen

Anämie, kann bereits eine einfache Kochsalzinfusion Hämolyse und ihre Folgeerscheinungen auslösen (PEMBERTON).

Zahlreiche Transfusionen, die ohne vorangegangene serologische Blutuntersuchung ausgeführt wurden, können schließlich deshalb gut ausgegangen sein, weil ein erheblicher Teil der Bevölkerung, etwa die Hälfte, zur Gruppe O ($\alpha\beta$) gehört, also, wie aus späteren Untersuchungen hervorgeht, ohne weiteres zur Transfusion geeignet ist. Wenn also die Anzahl der Unglücksfälle verhältnismäßig gering ist, so mag das eben daran liegen, daß zufällig Spender dieses Typus gewählt wurden.

KARSNER hat die Wahrscheinlichkeit, daß derartige Reaktionen auch bei Unterlassung einer serologischen Vorprüfung ausbleiben, auf $65^0/_0$ berechnet. Nach JEANBREAU, ALBERT beläuft sich der Prozentsatz der Todesfälle bei Transfusionen, welche ohne serologische Vorprüfung ausgeführt wurden, auf höchstens $3^0/_0$.

Der Einfluß der in den Blutgruppen zum Ausdruck kommenden Individualität des Blutes auf das Zustandekommen von Krankheitserscheinungen bei der Transfusion geht klar aus den Beobachtungen einiger Autoren hervor, welche auf die Vorteile der serologischen Vorprüfung hinweisen. SCHULTZ hat schon 1910 in einigen Fällen, in denen die serologische Probe keine gegenseitig wirksamen Hämolysine und Agglutinine aufgezeigt hatte, Ausbleiben von Nebenerscheinungen gesehen, dagegen aber akuten Kollaps, schwersten Schüttelfrost, Fieber bis 40° bei einem Patienten, dessen Serum die Blutkörperchen des Spenders agglutinierte und hämolysierte. OTTENBERG, KALISKI, FRIEDMANN sahen 1913 bei ihren Versuchen an Hunden niemals Nebenerscheinungen, wenn keine gegenseitige Isoagglutination auftrat, dagegen schwerste Störungen und Todesfälle, wenn das Serum des Empfängers die Blutkörperchen des spendenden Tieres agglutinierte, und ebenso beobachteten OTTENBERG und KALISKI bei ihren Transfusionen am Menschen 1913 unangenehme Erscheinungen mit Hämolyse nur in Fällen, bei denen eine serologische Probe unterblieben war. OEHLECKER, der die Untersuchung auf Hämolysine immer vorher ausführt, sah niemals unangenehme Nebenerscheinungen. Nur in drei Fällen unterblieb die Vorprobe, und gerade bei diesen kam es zu Hämoglobinurie. Ganz dasselbe sahen LOSEE, HEMPEL u. a.

PLEHN, der bei Anwendung der serologischen Vorprobe gute Resultate hatte, beobachtete höchst bedrohliche Symptome, Kollaps, Krämpfe, Hämoglobinurie, Fieber, Ikterus in zwei Fällen, bei denen aus Versehen die Bluttransfusion gemacht worden war, obwohl, wie sich nachträglich herausstellte, der Empfänger das Blut des Spenders agglutinierte und hämolysierte.

Auch BREM hatte bei 179 Transfusionen, die erst nach genauer Blutgruppenbestimmung vorgenommen waren, keine irgendwie bedenklichen Reaktionen. Bei 4 Fällen waren, wie sich nachträglich herausstellte, Irrtümer in der Typenbestimmung unterlaufen, so daß die Transfusion entgegen den sonst befolgten Grundsätzen ausgeführt wurde. Gerade bei zwei von diesen Fällen gehörte der Spender zur Gruppe II (Aβ) und der Empfänger zur Gruppe I (O$\alpha\beta$); in den beiden anderen Fällen gehörte der Spender zur Gruppe IV (A B o), die Empfänger zur Gruppe II (Aβ) bzw. Gruppe III (Bα), so daß das Serum des Empfängers die Blutkörperchen des Spenders agglutinieren mußte. In allen 4 Fällen kam es (nach Injektion von 10 bis 70 ccm) sofort zu höchst alarmierenden Erscheinungen, Kollaps, Krämpfen, Herzschwäche, später auch zu Hämoglobinurie. Dagegen traten höchstens leichte Reaktionen auf, wenn das Serum des Spenders die Blutkörperchen des Empfängers agglutinierte.

JERVELL injizierte, wie sich nachträglich herausstellte, auf Grund einer falschen Typenbestimmung einer Frau der Gruppe III (Bα) Blut der Gruppe II (Aβ), welches in vitro agglutinierte, aber nicht hämolysierte. Es kam zu schwerem Ikterus. Eine andere Frau, die gleichfalls zur Gruppe III (Bα) gehörte, vertrug eine Infusion von Blut O ($\alpha\beta$) ausgezeichnet; bei einer zweiten Infusion wurde ihr infolge falscher Typenbestimmung ein Blut II (Aβ) zugeführt, das Agglutination und Hämolyse gab. Sie zeigte sofort schwerste Erscheinungen und starb nach drei Stunden. Das alsbald aus dem Herzen entnommene Blut gab ein rotgefärbtes Serum. Nachträglich wurde ermittelt, daß bei der serologischen Vorprobe die besonders kräftige Isolyse die Isoagglutination verdeckt haben mußte. Auch STILLMANN hatte einen Todesfall infolge falscher Gruppenbestimmung.

Von besonderem Interesse sind ferner die Erfahrungen, die die Mayoklinik in Rochester an einer langen Reihe von Transfusionen gesammelt hat. Einige der Beobachtungen können geradezu als wohlgelungene physiologische Experimente betrachtet werden. Unter 726 Transfusionen aus dem Jahre 1917 beschreibt HUNT 7 Fälle mit schweren Reaktionen, darunter 2 Todesfälle. Bei allen 7 Patienten war, wie sich nachträglich herausstellte, die Gruppe falsch bestimmt worden.

1918/19 wurden, und zwar einheitlich nach der Citratmethode, 1001 Transfusionen ausgeführt, über die PEMBERTON berichtet hat. Nur 12mal kam es zu schweren Gruppenreaktionen; bei drei der Patienten war die Typenbestimmung nur makroskopisch vorgenommen worden und vielleicht deshalb nicht ganz zuverlässig. Bei den anderen Fällen, in denen die Bestimmung mikroskopisch ausgeführt war, konnten nachträglich Irrtümer in der Gruppenbezeichnung nachgewiesen werden. Meist war entweder die Gruppe des Spenders oder aber die des Empfängers falsch angegeben worden. Bei einem Patienten, der angeblich zur Gruppe II (Aβ) gehörte, wurde zweimal der Versuch gemacht, ihm Blut von Spendern der Gruppe II (Aβ) zuzuführen; beide Male mußte die Operation unterbrochen werden, weil schwere Erscheinungen auftraten. Später wurde die Typenbestimmung kontrolliert und dabei stellte es sich heraus, daß er zur Gruppe III (Bα) und nicht zu II (Aβ) gehörte. Man transfundierte ihm dann Blut von Spendern der Gruppe III ohne irgendwelche Störungen.

Bei vielen tausend nach sorgfältigster serologischer Untersuchung seither ausgeführten Transfusionen wurden irgendwelche Schädigungen nicht mehr beobachtet.

Die Krankheitserscheinungen, die in Fällen falscher Gruppenbestimmung, und zwar immer nur bei Agglutination des Spenderblutes durch den Empfänger, beobachtet werden, treten in sehr typischer Weise fast unmittelbar nach der Zufuhr von 50—100 ccm Blut auf. PEMBERTON beschreibt sie folgendermaßen: „Zuerst klagt der Patient über ein schmerzhaftes Ameisenlaufen am ganzen Körper, über Völle im Kopf und Druckgefühl in der Herzgegend, etwas später über starke Schmerzen in der Lendengegend. Langsam aber deutlich wird das Gesicht kongestioniert, dunkelrot oder cyanotisch, der Kranke atmet schwer, der Puls, der bisweilen aussetzt, geht auf 20—30 Schläge in der Minute herunter. Für einige Minuten kann das Bewußtsein schwinden. In der Hälfte unserer Fälle trat zu diesen Erscheinungen noch eine Urticaria am ganzen Körper oder im Gesicht. Später wird der Puls sehr schnell und fadenförmig, die Haut kühl und klebrig, der Allgemeinzustand erscheint sehr schwer. Nach einer Viertelstunde bis einer Stunde kommt es zu einem Schüttelfrost und hohem Fieber (40 bis 40,5°), bisweilen auch zu Delirien. Noch später kann Ikterus auftreten. Fast regelmäßig ist in diesen Fällen eine makroskopisch deutliche Hämoglobinurie vorhanden.

Bei drei Kranken, bei denen die Symptome während der Transfusion nicht bemerkt wurden, wurden 500 ccm Blut zugeführt. Alle drei Patienten starben, zwei davon eine bzw. drei Stunden nach der Transfusion, der dritte verfiel in einen komatösen Zustand und verstarb nach 30 Stunden."

Diese so schweren Erscheinungen sind von den leichten Reaktionen, die auch nach richtiger Blutgruppenbestimmung auftreten können und mit denen wir uns weiter unten noch zu beschäftigen haben, einfach zu unterscheiden. Diese Beobachtungen sind seither von mehreren Seiten bestätigt worden.

Auch die Versuche von MINO und GARLASCO am Menschen zeigen, daß die intravenöse Zufuhr kleiner Mengen von agglutinablem Blut immer zu schweren Reaktionen mit Symptomen der hämoklastischen Krisis führt, während die Einspritzung von Blut desselben oder eines gruppengleichen Individuums Schädigungen nur dann hervorruft, wenn das Blut durch die vorangegangene Behandlung künstlich körperfremd gemacht, „heterogenisiert" wurde (WEIL und WALL). Dagegen ist die Injektion harmlos, wenn das Blut nur mit paraffinierten Gefäßen in Berührung kam.

Auf Grund all dieser zahlreichen Beobachtungen kann es als gesichert betrachtet werden, daß die Isoreaktionen die Ursache der schweren Erscheinungen sind, die auch bei technisch völlig einwandfreier Transfusion auftreten können. Demgemäß fordert die große Mehrzahl der Autoren, welche die Bluttransfusion empfehlen und selbst ausführen, als unerläßliche Voraussetzung die Prüfung der Isoreaktionen.

4. Transfusion unter Blutsverwandten.

Bei dieser Sachlage verdient die Ansicht einiger Autoren (GUILLOT-DEHELLY-MOREL, BÜRGER, DÖDERLEIN, DUPUY, BEHNE-LIEBER, UMBER, PRENTL, LICHTWITZ, COHN, CHALIER, MAYER usw.) keine besondere Widerlegung, daß man, falls sich ein näherer Verwandter als Blutspender zur Verfügung stellt, auf diese Untersuchung verzichten könne. Es kann durchaus nicht zugegeben werden, daß man eine Transfusion unter diesen Umständen sozusagen als eine Autotransfusion betrachten darf. Nach dem, was oben über das Auftreten der Blutgruppen bei den verschiedenen Angehörigen einer Familie gesagt wurde, ist es ohne weiteres klar, daß eine derartige Annahme durchaus trügerisch ist und zu verhängnisvollen Ergebnissen führen kann. Allerdings sind bei einer Anzahl von Fällen die Blutgruppen zwischen Eltern und Kindern und bei Geschwistern die gleichen. Sehr oft findet sich aber auch das Gegenteil, und es können auch bei ein und derselben Familie alle Blutgruppen nebeneinander vorhanden sein. Nach MAC QUARRIE, OTTENBERG, GRUHZIT, WILLIAMS-PILMAN, scheint es sogar, daß für die schweren Toxämien der Schwangerschaft, insbesondere auch für die Eklampsie eine Ursache, abgesehen von der Durchlässigkeit der Placenta, (welche normalerweise für die Agglutinine undurchlässig ist [CHAVASSE])in der „Unverträglichkeit" der Blutgruppen von Mutter und Kind liegt, derart, daß die Blutkörperchen des Kindes vom Serum der Mutter agglutiniert werden können. Infolgedessen sind verwandtschaftliche Beziehungen ganz ohne Bedeutung, und man muß in jedem Falle die Blutgruppenzugehörigkeit berücksichtigen (MILLER).

5. Wesen der individuellen „Unverträglichkeit" der Blutgruppen.

Man hat die Frage erörtert, ob die Gefahren, die sich aus der individuellen Unverträglichkeit ergeben, von der Anwesenheit der Isolysine oder aber der Isoagglutinine, oder endlich von noch anderen Ursachen abhängen. Den Hauptwert legen die Autoren für gewöhnlich auf die Lysine, und zwar unter dem Eindruck derjenigen Symptome, die sich auf eine Hämolyse in der Gefäßbahn beziehen lassen. Geringere Bedeutung schreibt man in der Regel den Agglutininen zu. Immerhin haben auch sie unzweifelhaft ihre Bedeutung, wenn man sie nicht etwa nur einfach als Indikator auf die Anwesenheit der Hämolysine betrachten will (OTTENBERG-KALISKI, BEHNE und LIEBER, SCHÖNE).

Das Wesen der schädlichen Wirkung der Hämolysine wurde im großen und ganzen befriedigend erklärt. Man kann sie beziehen auf Produkte der Blutkörperchenzerstörung (DRINKER und BRITTINGHAM), oder auch auf die Wirkung von Anaphylatoxin bei Zusammentreten von antigenen Blutkörperchen mit dem Hämolysin bei gleichzeitiger Anwesenheit von Komplement (DYKE). In der Tat besteht nach einigen Beobachtungen (SYDENSTRICKER, MASON-RIVERS, RADVIN und GLENN, SANFORD, BREM, BOWCOCK, BÖTTNER, COPHER) eine beträchtliche Ähnlichkeit zwischen den Symptomen bei Transfusionsunfällen und anaphylaktischen Erscheinungen.

In diesem Zusammenhange sei daran erinnert, daß BAYLISS auf Grund von Tierversuchen und HUSTIN der Ansicht zuneigen, daß die Anaphylaxiereaktion bei der Transfusion einfach der Wirkung des artfremden Serums zuzuschreiben sei. Tatsächlich sind beim Menschen im Anschluß an Bluttransfusionen (OTTEN-BERG-KALISKI, MELENEY-STEARNS-FORTUINE-FERRY, HEGLER, PEMBERTON u. a.) und sogar auch nach Zufuhr von einfachem Serum (MARIE) Erscheinungen beobachtet worden, welche denen der Serumkrankheiten sehr ähnlich sind.

Übrigens hat man auch die Erklärung der toxischen Erscheinungen in Nierenstörungen gesucht, die durch Hämoglobincylinderinfarkte der Nierenkanälchen bedingt seien (WEIL).

Die Wirkung der Agglutinine scheint komplizierter zu sein. Man hat zunächst an eine rein mechanische Wirkung der Agglutination gedacht, nämlich an das Auftreten von Capillarthrombosen und auch von Embolien. Beobachtungen, die hierfür sprechen, hat man bei Obduktionen gemacht (LANDOIS, PONFICK, COCA, BAUMGARTEN, KUCZYNSKI).

Zweifel in der Deutung der Befunde bestehen aber insofern, als andere die mikroskopischen Bilder auf agonale oder postmortale Erscheinungen zurückführen wollen. Ferner könnte auch die Krankheit, die den Anlaß zur Transfusion gegeben hat, bei der Entstehung der Thromben eine Rolle gespielt haben.

Einiges Licht auf diese Verhältnisse haben die Untersuchungen von KUSAMA über die toxische Thrombose geworfen. Dieser Autor injizierte Kaninchen homologes und heterologes Serum und suchte die agonalen Faktoren auszuschalten. Er konnte in jedem Falle intravital die Bildung von Thromben aus Blutplättchen und roten Blutkörperchen in den Capillaren und kleinsten Lungenvenen beobachten, ohne daß sich jemals Fibrin finden ließ. Aber er konnte gleichzeitig feststellen, daß die Ausstopfung der Venen mit diesen Thromben gerade bei den überlebenden Tieren stärker war als bei den zugrunde gegangenen, und er zog hieraus den Schluß, daß diese Capillarthrombosen (übrigens keine echten Thrombosen, da Fibrin fehlte) nicht die einzige Todesursache sein konnten. Zweifellos kann durch sie aber der Lungenkreislauf ernstlich erschwert werden. Er sagt ferner, daß die erwähnten Capillarthromben gleich nach der Injektion am zahlreichsten waren und daß sie sich dann allmählich wieder auflösten und aus der Blutbahn schwanden. Kusama nimmt auf Grund seiner Versuche an, daß toxische Einflüsse eine große Rolle spielen müssen.

Berücksichtigen wir, daß zwischen Isolyse und Agglutination eine enge Beziehung besteht, da ja der Hämolyse immer eine Agglutination vorangeht, so muß angenommen werden, daß eine strenge Trennung der beiden Erscheinungen und ihrer Folgen nicht zweckmäßig und überhaupt nicht durchführbar ist. Wir wissen aus sehr zahlreichen Arbeiten, daß bei den Antigen-Antikörperreaktionen toxische Stoffe gebildet werden, ohne daß es zu einer groben Zerstörung von Zellelementen kommen muß. Müller hat gezeigt, daß sich auch in vitro bei der hämolytischen Reaktion lösliche toxische Stoffe bilden, und zwar noch bevor eine makroskopisch sichtbare Hämolyse eintritt.

Es ist sehr wahrscheinlich, daß sich auch in ähnlicher Weise bei der Reaktion zwischen Isoagglutinin und roten Blutkörperchen Stoffe bilden, die zu ganz akuten toxischen Erscheinungen führen, und zwar nicht nur im Endstadium der Reaktion der Hämolyse der roten Blutkörperchen, sondern auch dann, wenn es bei dem Zwischenstadium der Agglutination bleibt. Die oben erwähnten Beobachtungen über die relative Unschädlichkeit der Auflösung der eigenen roten Blutkörperchen sowohl im Tierversuch wie auch beim Menschen stehen hierzu nicht im Widerspruch, da der Körper sich viel besser, sei es durch Bildung von Fermenten oder auf andere Weise, gegen die Zerstörungskörper eigener Eiweißstoffe (und auch körpereigenen Blutes) zu schützen weiß und sie viel leichter in unschädliche Form überführen kann als körper- oder blutfremde Eiweißzerfallsprodukte.

Diese Erwägungen führen auf eine für die Transfusionspraxis wichtige Tatsache. Schon 1911 hat Ottenberg gezeigt, daß es für die Eignung eines Blutes zur Transfusion nicht gleichgültig ist, ob das Serum des Spenders für die Blutkörperchen des Empfängers Isolysine und Isoagglutinine enthält, oder ob umgekehrt die Blutkörperchen des Spenders vom Empfänger beeinflußt werden. Aus seinen experimentellen und klinischen Erfahrungen ergab es sich nämlich, daß bei Gehalt des Spenderserums an Isoantikörpern gegen die Blutkörperchen des Empfängers irgendwelche Unzuträglichkeiten nicht auftraten und daß sich die Transfusion ohne weiteres ausführen ließ. Wenn aber umgekehrt die Blutkörperchen des Spenders hämolysiert und agglutiniert wurden, so traten beim Patienten sofort die bekannten schweren

Erscheinungen auf, die die Transfusion so gefahrvoll machen. Diese Feststellung ist von der ganz überwiegenden Mehrzahl der Autoren (unter ihnen vor allem SANDFORD, PEMBERTON, BREM, VINCENT, GIRAUD, GUILLOT-DEHELLY-MOREL, RADVIN und GLENN, JERVELL, JANTZEN, DOURIS, NÜRNBERGER u. a.) bestätigt worden. Nach ihnen bildet das Auftreten von Isolysin oder Isoagglutinin in ganz gleicher Weise eine Kontraindikation, so daß fast alle das Blut einfach nur mit Hilfe der so viel bequemeren und rascher ausführbaren Agglutinationsreaktion untersuchen.

Dagegen glauben SCHULTZ, BEHNE und LIEBER eine umgekehrte Beziehung feststellen zu können. Nach ihrer Ansicht wäre zwar auch das Auftreten von Agglutinin im Blute des Empfängers gefährlich, dagegen die Anwesenheit von Hämolysin harmlos. Dagegen sollen Hämolysine im Blute des Spenders gefährlich sein. Diese Annahme ist angesichts der ausgedehnten Erfahrung anderer Autoren und mit Rücksicht auf die Tatsache, daß die Isolysine niemals vorhanden sind, wenn die Isoagglutinine fehlen, durchaus nicht überzeugend. Die amerikanischen und auch andere Autoren haben in der Tat Systeme zur Transfusion gewählt, bei denen die Blutkörperchen nicht agglutinierbar waren, während das Serum reichlich Isoagglutinine und oft auch noch wirksame Isolysine enthielt (Blut I [$O\alpha\beta$]). Sie fanden dabei niemals irgendwelche Unzuträglichkeiten und sie nahmen deshalb mit Vorliebe als gewerbsmäßige Blutspender Angehörige dieser Gruppe, da ihr Blut bei eiliger Transfusion auch ohne Prüfung im einzelnen Falle verwendet werden kann. Bei den Todesfällen von BEHNE und LIEBER ist nur angegeben, daß das Blut des Spenders hoch wirksame Isolysine und Agglutinine enthielt. Dies sagt aber an sich gar nichts, da es zweifelhaft bleibt, ob nicht zufällig auch die umgekehrte Isoreaktion, nämlich Agglutination der Blutkörperchen des Spenders vorlag. Tatsächlich steht an einer Stelle der Arbeit (S. 311), daß das Blut des Kranken Isoagglutinine und Isolysine von hohem Titer enthielt. Die von diesen Autoren erhobenen Zweifel sind also leicht zu widerlegen. Sicherlich sind diejenigen Blutarten am besten geeignet, die untereinander keine Isoreaktion geben, die also zu derselben Gruppe gehören. Wenn aber aus äußeren Gründen die gleiche Gruppe nicht zur Verfügung steht, so kommt es nur darauf an, sich an die Regel zu halten, daß die Blutkörperchen des Spenders vom Blute des Empfängers nicht agglutiniert und demgemäß auch nicht hämolysiert werden dürfen.

Die Erklärung für dieses Verhalten haben schon Ottenberg und Kaliski gegeben. Wenn das Serum des Spenders Agglutinine enthält, so werden sie bei der Transfusion allmählich durch das Serum des Empfängers so stark verdünnt, daß die Agglutininkonzentration unter die Grenze der Wirksamkeit sinkt. Nur wenn es sich ausnahmsweise um eine besonders wirksame Agglutination handelt, könnte nach Levin und Mabee, Kubanyi, Schneider auch das so verdünnte Serum eine gewisse schädliche Wirkung ausüben. Dem zugeführten Agglutinin steht überdies eine große Menge von agglutinierbaren Zellen gegenüber, und unter diesen Umständen binden die Blutkörperchen Agglutinine, ohne daß Verklumpung eintritt (Ottenberg). Das Hämolysin wird nicht nur verdünnt (Brem), sondern in seiner Wirkung auch durch einen Überschuß von Antihämolysin aus dem Serum des Empfängers abgeschwächt. Moss, Grafe und Graham haben dessen Existenz in Reagensglasversuchen bewiesen. Wenn umgekehrt das Serum des Empfängers die Blutkörperchen des Spenders agglutiniert und hämolysiert, so stehen die hochkonzentrierten Antikörper wenigen empfänglichen Zellen gegenüber, während die Antihämolysine verdünnt werden, so daß die Bedingungen für eine rasche Zerstörung der zugeführten Erythrocyten denkbar günstig sind.

Diese anscheinend befriedigende Erklärung ist aber nicht von allen Seiten angenommen. Giraud glaubt nicht, daß die einfache Verdünnung des zugeführten Serums ausreicht, um die Agglutinationsmischung zu verhindern, da diese auch bei 5—8facher Verdünnung noch vorhanden ist. Nehmen wir an, daß z. B. 800 ccm vom Blute des Spenders mit 4—5 Litern des Empfängerblutes sich mischen, so wären die Agglutinine höchstens 6fach verdünnt, und es könnte noch eine deutliche Wirkung eintreten. Giraud berücksichtigt aber nicht die Mengenverhältnisse zwischen Hämolysin und Antihämolysin und auch nicht diejenigen von Blutkörperchen und Plasma. Er sieht ebenso wie Jeanbreau als einzige Quelle der Unglücksfälle bei der Transfusion die Intoxikation durch das artfremde, bei der Hämolyse des zugeführten Blutes freiwerdende Eiweiß an; er stützt diese Annahme durch den Hinweis auf die Heterotransfusion, bei der das zugeführte Blut stets ungünstig wirkt, und ferner darauf, daß auch filtrierte und hämolysinfreie Blutkörperchenextrakte noch toxisch wirken, ohne daß hier Hämolyse oder Agglutination schuld sein könnte. Beide Autoren betrachten demgemäß die Hämolysine und Agglutinine als mehr zufällige Erscheinungen, die nur einen Hinweis auf die wichtigere und noch nicht aufgeklärte chemische Unverträglichkeit geben. Diese letztere wäre die alleinige Ursache der Unfälle bei der Transfusion (CESETTI).

DYKE, der an eine anaphylaktische Natur der Transfusionsunfälle denkt, nimmt an, daß der Schock dann zustande komme, wenn man das Antigen (die ungeeigneten Blutkörperchen) in das Blut eines Antikörper (Agglutinine oder Lysine) haltigen Empfängers einspritzt und daß hier eine Analogie zu dem Verhalten eines sensibilisierten Tieres gegeben sei. Das Umgekehrte, die Zufuhr des Antikörpers, ist ohne Wirkung. Wenn auch die Zufuhr von hämolytischen Sera zu Erscheinungen von Hämolyse führt, so sind hierzu doch große Dosen notwendig. Die Symptome steigern sich mit der Größe der Dosis. Dies aber gilt nicht oder nur in engen Grenzen für die anaphylaktischen Erscheinungen. Ebensowenig auch für den Schock bei der Transfusion. Eine Stütze erhält die Theorie von DYKE durch die Versuche von TZANCK.

Abgesehen von der Gefährlichkeit, besteht ein Grund gegen die Zufuhr von agglutinierten roten Blutkörperchen darin, daß sie sehr rasch (im Falle von JERVELL in 12 Stunden) phagocytiert und zerstört werden, so daß also die Transfusion, auch wenn sie keine schweren Schädigungen hervorriefe, doch in ihrem Erfolge in Frage gestellt wäre (HOPKINS, OTTENBERG, JERVELL usw.). Dagegen können nichtagglutinierte Blutkörperchen längere Zeit im Blutkreislauf am Leben bleiben (SCHULTZ, OEHLECKER, OPITZ, MÜLLER-JERVELL, FLÖRCKEN, ENDERLIN, BORGOLTE, QUINCKE, DETTMAR). Bewiesen ist das durch die interessanten Beobachtungen von ASHBY, HOTZ, WEART-WARREN-AMES, OPITZ, welche spezielle Beobachtungen über die Lebensdauer der transfundierten roten Blutkörperchen angestellt haben[1]). ASHBY ist es gelungen, quantitativ im Blute von Empfängern Aβ, Bα, ABo, die nicht agglutinierbaren Blutkörperchen eines Spenders O$\alpha\beta$ im Anschluß an eine gut geglückte Transfusion nachzuweisen. Dies gelang mit Hilfe eines Serums α bzw. β, welches im Präparat die Blutkörperchen des Spenders nicht beeinflußte, sondern nur diejenigen des Empfängers. Auf diese Weise

---

[1]) GAMNA in der medizinischen Klinik Turin hat ebenso das dauernde Überleben der eingeführten Blutkörperchen bewiesen, indem er die Verschiebung der erythrocytometrischen Formel feststellte, die bei einzelnen Individuen nach Transfusion von Blutkörperchen von (statistisch) sehr verschiedener Größe stattfand (noch unveröffentlichte Versuche).

haben diese Autoren nachweisen können, daß transfundierte Blutkörperchen, welche nicht zu derselben Gruppe wie der Empfänger
gehörten, aber unempfindlich für dessen Isoantikörper waren, sehr
lange Zeit in der Blutbahn des Empfängers am Leben blieben.
Sie konnten sie noch nach 30—100 Tagen nachweisen. In manchen
Fällen verschwanden sie nach und nach, in anderen dagegen
plötzlich. Es kommt zu einer Art von periodischen Krisen, besonders deutlich bei Frauen während der Menstruation. Die Tatsache, daß die Blutkörperchen des Spenders und des Empfängers,
die zur gleichen Zeit in demselben Plasmamilieu zirkulieren, sich
ganz verschieden verhalten, demonstriert auf das deutlichste die
individuelle Verschiedenheit der Blutkörperchen je nach ihrer
Zellkonstitution.

6. Wahl des Spenders für die Transfusion.

Wollen wir für einen bestimmten Fall einen nach seiner Gruppenzugehörigkeit geeigneten Spender ausfindig machen, so ergibt sich,
wenn wir uns an die oben dargelegte Regel halten, daß die Angehörigen der Gruppe IV (ABo), wie man gewöhnlich sagt, Universalempfänger sind. Denn ihr Blut ist frei von Isoagglutininen;
infolgedessen werden menschliche Blutkörperchen, die in ihre
Blutbahn gelangen, niemals agglutiniert. Diese Menschen können
also ohne Schaden Blut beliebiger Personen zugeführt erhalten,
obwohl bei der Untersuchung in vitro ihre Blutkörperchen für
Agglutinine und oft auch für Hämolysine besonders empfänglich sind. Die Richtigkeit dieser Annahme beweist ein Fall von
PEMBERTON. Ein Patient der Gruppe IV litt an einer perniziösen
Anämie. Es wurden bei ihm im Laufe von $2^1/_2$ Jahren mit vollem
Erfolg 75 Transfusionen von 750 bis 900 ccm Blut ausgeführt.
Dabei erhielt er Blut von allen vier Gruppen, ohne daß es je zu
irgendwelchen Nebenerscheinungen kam. Ein gleicher Fall, wahrscheinlich jedoch derselbe, ist aus der Mayoklinik von SANFORD
beschrieben worden. Dagegen kann das Blut der Angehörigen
dieser Gruppe nur den Angehörigen der gleichen Gruppe zugeführt
werden, da es von allen anderen agglutiniert werden würde.

Umgekehrt verhält sich das Blut der Gruppe $O\alpha\beta$. Die
Angehörigen dieser Gruppe sind die sogenannten Universalspender,
denn ihre Blutkörperchen sind gegen sämtliche Isoagglutinine
völlig unempfindlich (bisweilen sollen derartige Universalspender
infolge eines außergewöhnlichen Reichtums von Agglutininen in

ihrem Serum nach Levine und Mabee, Kubanyi, Schneider gefährlich werden können). Infolgedessen werden in einer Reihe von großen Krankenhäusern in Amerika Personen von dieser Gruppe als gewerbsmäßige Blutspender (über deren Gesundheitszustand Griffins, Haines und Brandenburg berichtet haben) für sehr eilige Transfusionen, die keinen Aufschub dulden, in Bereitschaft gehalten. Die Angehörigen dieser Gruppe können dagegen ihrerseits Blut nur von Angehörigen ihrer Gruppe empfangen, da sie alle anderen Blutarten agglutinieren würden. Die anderen beiden Gruppen (Aβ, Bα) nehmen eine Mittelstellung ein. Sie können Blut nicht nur aus der eigenen Gruppe, sondern auch aus der Gruppe O$\alpha\beta$ empfangen und ihrerseits, abgesehen von der eigenen Gruppe, auch Menschen der Gruppe ABo Blut zur Verfügung stellen. Die hier geschilderten Beziehungen sind in der nachstehenden Abbildung nach Sandford schematisch dargestellt. Die Pfeile, die sich nicht entgegenstehen, zeigen an, von welcher Gruppe die Blutkörperchen den Empfängern der verschiedenen Gruppen zugeführt werden können.

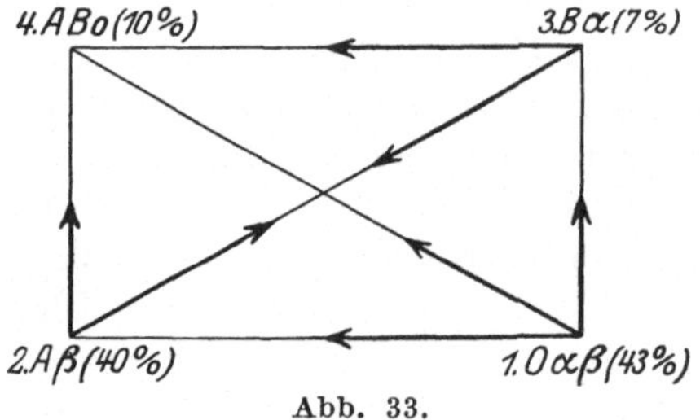

Abb. 33.

Neuerdings hat man den Vorbehalt gemacht, daß infolge der Anwesenheit weiterer Agglutininpaare und demgemäß einer großen Anzahl von Blutgruppen Ausnahmen bestehen könnten. Wir haben im zweiten Kapitel Abschnitt 3 gesehen, daß, wenigstens nach dem heutigen Stand unserer Kenntnisse, eine derartige Vermehrung der Zahl der Blutgruppen nicht ohne weiteres angenommen werden kann. Infolgedessen besteht angesichts der bisherigen guten Ergebnisse in der Praxis kein Anlaß, die einfachen und brauchbaren Grundsätze, an die man sich im allgemeinen hält, zu komplizieren.

7. Transfusionen bei Kindern.

Besonders liegt die Frage der Verträglichkeit der Blutarten bei Neugeborenen und Kindern in den ersten Lebensmonaten, bei denen man wegen Meläna, starker Nabelblutungen usw. mehrfach Bluttransfusionen ausgeführt hat. Wie bereits im einzelnen ausgeführt ist, entwickeln sich die Blutgruppen beim Individuum erst allmählich. Bei der Geburt sind fast stets die Eigenschaften der Blutkörperchen bereits in ihrer spezifischen Ausbildung vorhanden. Dagegen fehlen die Agglutinine im Serum vollständig, oder sie sind nur sehr schwach ausgebildet. Man könnte also das Blut in diesen Fällen nach seinem Verhalten bei der Transfusion mit Gruppe IV (A B o) vergleichen und sagen, daß die Neugeborenen Universalempfänger seien. Demzufolge haben CHERRY-LANG-ROCK, KIMPTON, ferner SWIFT, DE BIASI angegeben, allerdings nur auf Grund von Erfahrungen in wenigen Fällen, man könne bei Neugeborenen und Säuglingen auf jede Probe verzichten und das Blut von Vater oder Mutter nehmen. Demgegenüber haben aber die Untersuchungen von HAPP, JONES, MC QUARRIE, HAPP-ZEILER, die sich auf ein größeres Material beziehen, gezeigt, daß doch in einzelnen Fällen bereits bei der Geburt stark wirksame Agglutinine vorhanden sind; auf alle Fälle entwickeln sie sich in wenigen Wochen, jedenfalls viel früher als nach 2 Jahren, wie KIMPTON und L. und H. HIRSCHFELD angenommen haben.

Wenn also auch die Wahrscheinlichkeit von Unglücksfällen bei Transfusionen an kleinen Kindern erheblich geringer ist, so empfiehlt sich doch auch bei ihnen die Anstellung der serologischen Vorprüfung (PEMBERTON, JONES, SPOHN), und zwar auch dann, wenn Vater oder Mutter Spender sind.

8. Technik der Gruppenbestimmung für die Auswahl des Spenders.

Da für die Vermeidung von Unglücksfällen infolge von „Unverträglichkeit" der Blutart die Bestimmung der Blutgruppen von Spender und Empfänger ausschlaggebend ist, so muß die hierfür angewendete Technik noch eingehender besprochen werden. Es kommt hierbei nicht nur auf die Zuverlässigkeit der Bestimmung an, sondern auch auf die Schnelligkeit, ein bei dringenden Fällen sehr wichtiger Punkt. Irrtümer bei der Gruppenbestimmung haben mehrfach zu schweren Unglücksfällen geführt (BREM, PEMBERTON, JERVELL).

Die Technik der Gruppenbestimmung muß für klinische Zwecke von anderen Gesichtspunkten ausgehen als für wissenschaftliche, biologische und gerichtlich-medizinische. Bei diesen letzteren muß man unbedingt den höchsten erreichbaren Grad objektiver Genauigkeit anwenden, da bei der Agglutinationsreaktion ein Irrtum nach der negativen Seite gleich stark ins Gewicht fallen kann. Dagegen kommt es in der Klinik hauptsächlich darauf an, daß das Blut des Empfängers die Blutkörperchen des Spenders nicht agglutiniert. Man kann infolgedessen unter besonderen Verhältnissen eine Technik anwenden, bei der die Agglutination häufiger in die Erscheinung tritt, als bei einer ganz streng wissenschaftlichen Technik. Die Folge ist dann, daß in einzelnen Fällen ein Spender ausgeschaltet wird, der sonst vielleicht verwendet worden wäre. Es wird sich hier nur um ein Übermaß von Vorsicht handeln, aus dem ein Schaden für die klinische Anwendung nicht entstehen kann. Man wird sich aber hüten müssen, für wissenschaftliche und gerichtlich-medizinische Fragen die mit dieser Technik erhaltenen Resultate, bei denen die Pseudoagglutination eine Rolle spielen könnte, zu verwerten.

Bei der Technik der Blutgruppenbestimmung für klinische Zwecke kann man zwei Richtungen unterscheiden, die eine hält aus den oben schon erwähnten Gründen neben der Untersuchung der Agglutinine auch die der Hämolysine wenn nicht für notwendig, so doch für erwünscht, die andere erachtet die Untersuchung auf Agglutinine für ausreichend. Die Hämolysinreaktion wurde praktisch von OTTENBERG angewendet, später auch von DAUFRESNE, CHERRY und LANGROCK, OEHLECKER, GUILLOT-DEHELLY-MOREL, SCHÖNE und einigen anderen.

Die im allgemeinen von OTTENBERG angewandte Technik ist die folgende. Man stellt sich zwei Paare von Zentrifugenröhrchen zurecht, das eine Paar leer, das andere mit 10 ccm 0,6%iger NaCl-Lösung mit 1% Natriumcitrat. In die einzelnen Röhrchen bringt man je 1 ccm Blut des Spenders bzw. des Empfängers. Sobald das Blut in den Röhrchen ohne Zusatz geronnen ist, werden alle vier Röhrchen zentrifugiert. Nach dem Zentrifugieren trennt man die Sera von den Blutkörperchensedimenten, welch letztere zweimal in physiologischer Kochsalzlösung gewaschen und schließlich in einer gleichen Lösung suspendiert werden. In einer kleinen Pipette saugt man einen Volumenteil der Blutkörperchensuspension des Empfängers und drei Teile Spenderserum auf. Die Spitze der Pipette wird über der Flamme versiegelt, entsprechend verfährt man mit den Blutkörperchen des Spenders und den Blutkörperchen des Empfängers. Die Pipetten werden mit Gummihütchen versehen in den Thermostaten gebracht. Nach einer halben Stunde liest man die Agglutination ab, nach drei Stunden kann man feststellen, ob Hämolyse eingetreten ist.

Andere Autoren haben einzelne Abänderungen vorgenommen, zum Teil in bezug auf das Mengenverhältnis von Blutkörperchen und Serum (CHERRY und LANGROCK verlangen gleiche Teile), zum Teil, indem sie die Aufenthaltsdauer im Thermostaten anders bemessen und nachher die Röhrchen noch in den Eisschrank stellen. Auf alle Fälle erfordern die Methoden zur Untersuchung auf Hämolyse ziemlich viel Blut und eine recht lange Beobachtungszeit. Hierin besteht ein empfindlicher Nachteil besonders, wenn es sich, wie bei der Transfusion, um einen Eingriff handelt, der in vielen Fällen schleunigst vorgenommen werden muß.

Außerdem erlauben diese Methoden kein zuverlässiges Urteil über die Anwesenheit von Hämolysinen, da man oftmals beim Arbeiten mit gewaschenen Blutkörperchen Hämolyse hat, während die Hämolyse ausbleibt, wenn man einfach das defibrinierte Blut von Spender und Empfänger mischt (KLINGER). Dem Nachteil der Prüfung auf Hämolysine steht aus den oben erwähnten Gründen ein ernsthafter Vorteil nicht gegenüber, da der negative Ausfall der Isoagglutinationsprobe ausreicht, um die Anwesenheit von Hämolysinen auszuschließen, vorausgesetzt, daß nicht, wie das BREM, JERVELL, OTTENBERG beobachtet haben, ein Irrtum dadurch entsteht, daß eine besonders schnell eintretende Hämolyse eine Agglutination verdeckt. In der klinischen Praxis wird die Untersuchung auf Isolysine nur noch von sehr wenigen Autoren (zuletzt von JANTZEN) empfohlen.

Bei der Bestimmung der Isoagglutination, die für die Zwecke der Bluttransfusion zuerst 1907 von HEKTOEN vorgeschlagen wurde und die heute die herrschende Methode ist, muß man zweierlei unterscheiden:

1. die Feststellung, ob zwischen dem Blut vom Spender und Empfänger Isoreaktionen stattfinden (Interreaktionen),
2. die einfache Bestimmung der Blutgruppen des Spenders und Empfängers, unter Umständen nur des ersteren.

Die erste Methode hat zweifellos den Vorteil, ohne weiteres im Reagensglasversuch die Unverträglichkeit von zwei Blutproben zu zeigen, die man in vivo mischen wollte. Sie gibt sofort ein greifbares Resultat, unabhängig von irgendwelchen Theorien. Wenn auch der Wert dieser Reaktion ohne weiteres einleuchtet, so hat doch eine ausgedehnte Erfahrung bewiesen, daß die indirekte Blutgruppenbestimmung mit Hilfe von Testseren viel einfacher ist und schnell zu praktisch gleichwertigen Resultaten führt. Außerdem kann die Interreaktion zu gefährlichen Irrtümern Veranlassung geben (LOSEE, KARSNER, JERVELL, STILLMANN, SCHNEIDER), wenn eines der Sera nur sehr schwach agglutiniert und die Reaktion infolgedessen negativ ausfällt. In derartigen Fällen läßt sich die Unverträglichkeit viel besser mit Hilfe von hoch wirksamen Testsera nachweisen.

Dagegen benutzen RADVIN und GLENN die Interreaktion in denjenigen Ausnahmefällen, in denen die Blutgruppenbestimmung noch Zweifel zuläßt. UNGER, HOOKER und ANDERSON, DE BIASI, SPOHN, STILLMANN, LEVINE-MABEE, FISK, HÉLOUIN u. a. empfehlen beide Proben nebeneinander anzuwenden, da nur bei der ersteren die Unverträglichkeit zum Vorschein kommt, die auf der zwar bisher immer noch problematischen, aber doch ziemlich wahrscheinlichen Anwesenheit von Untergruppen beruht (BROWN, WEIL, NATHER).

Sicherlich müssen die Beobachtungen von GUTHRIE und HUCK über ein drittes Agglutinogen-Agglutininpaar und die von ihnen gezogenen Schlüsse über die Einteilung von Untergruppen, wenn sie auch in mehr als einer Richtung stark diskutabel sind, gegenwärtig zu größter Vorsicht bei der klinischen Anwendung mahnen. Die Isoreaktionen zwischen zwei Blutarten derselben Gruppe sind zwar noch nicht nachgewiesen, aber allein die Möglichkeit ihrer Existenz zwingt dazu, neben der Gruppenbestimmung die direkte gegenseitige Prüfung zum mindesten als Vorsichtsmaßregel vorzuschreiben.

Für die Interreaktion sind eine große Zahl von technischen Vorschriften gemacht worden, die sich aber auf wenige allgemeine Schemata zurückführen lassen. Die meisten Autoren führen die Reaktion mikroskopisch aus. FISHBEIN entnimmt dem vorgeschlagenen Spender und dem Empfänger 3 Tropfen Blut, die er in je 10 ccm physiologischer Kochsalzlösung mit $1^0/_0$ Natriumcitrat auffängt. Außerdem wird etwas Blut zur Gewinnung von Serum aufgefangen. Man mischt sodann einen Tropfen der Suspension mit zwei Tropfen Serum auf dem Objektträger und beobachtet nach einer halben Stunde. Ganz ebenso, abgesehen von der Beobachtung im hängenden Tropfen, verfährt LABAT; WECK dagegen defibriniert das Blut und nimmt zu den Interreaktionen 0,25 ccm

Serum und 0,1 ccm einer 50%igen Suspension der so gewonnenen Blutkörperchen. Diese Methode arbeitet zwar ziemlich aber doch nicht sehr schnell, da man noch Gerinnung und Zentrifugieren abwarten muß. Vereinfacht und beschleunigt wurde die Technik dann durch Rous und seine Mitarbeiter, die mehrere Methoden vorgeschlagen haben, unter denen die folgende am zweckmäßigsten erscheint. In zwei Röhrchen (1 × 5 cm) bringt man vier Tropfen physiologische Kochsalzlösung mit 5 Prozent Natriumcitrat. In das erste Röhrchen läßt man einen Tropfen Spenderblut und neun Tropfen Empfängerblut fallen, umgekehrt verfährt man beim zweiten Röhrchen (Mengenverhältnisse nach Weil). Nach 15 Minuten Aufenthalt bei Zimmertemperatur bringt man auf einen Objektträger einen Tropfen aus jedem Röhrchen, setzt, ohne zu mischen, eine physiologische Kochsalzlösung hinzu und prüft bei mittlerer Vergrößerung. Man sieht dann leicht, ob Agglutination stattfindet.

Rous und Turner haben auch vorgeschlagen, in einer Blutkörperchenzählpipette einen Teil 10%iger Natriumcitratlösung und zehn Teile Blut aufzusaugen und darauf in einem Röhrchen die beiden zu untersuchenden Blutproben in dem oben angegebenen Mengenverhältnis zu mischen.

Eine Erschwerung der Ablesung durch die gleichzeitige Anwesenheit der beiden Sera tritt nicht ein, da das eine Serum mehr als 14fach verdünnt und infolgedessen fast vollständig unwirksam geworden ist. Das andere Serum dagegen ist nur auf die Hälfte verdünnt und kann deshalb seine agglutinierende Fähigkeit deutlich zeigen.

Nürnberger mischt auf dem Objektträger einen Tropfen Citratlösung, einen Tropfen Spenderblut und einen Tropfen Empfängerblut. Bei dieser „Dreitropfenmethode" kann man aber nicht entscheiden, welche der beiden Blutproben eine eventuell eintretende Agglutination hervorgerufen hat.

Hansen, Höst, Hotz, Douris, Jervell, Bischoff begnügen sich mit der Reaktion zwischen dem Serum des Empfängers und den Blutkörperchen des Spenders; die von ihnen angewendete Technik, einen Tropfen Empfängerserum + eine Öse Spenderblut (Hotz, Jervell) oder aber drei Teile Serum + ein Teil Blutkörperchenaufschwemmung (Douris), ist aber nicht zulässig, weil sie Gelegenheit zu Geldrollenbildung geben kann, die mit Agglutination zu verwechseln ist.

Behne und Lieber glauben, im Gegensatz zu der Ansicht der meisten Autoren, die mikroskopische Methode ablehnen zu müssen, vor allem weil sie kein Urteil über die Intensität der Agglutination erlaubt; sie halten es nämlich für notwendig — in dieser Frage stehen sie allerdings fast isoliert —, Spender mit kräftigen Isoagglutininen auszuschließen. Außerdem zweifeln sie an der Zuverlässigkeit der mikroskopischen Technik, die die Fehlerquellen besonders für wenig geübte Beobachter vermehre. Sie bedienen sich deshalb ausschließlich der makroskopischen Methode, mit der sie überdies die Verwechslung von Agglutination und Geldrollenbildung ausschalten.

Sie stellen sich aus dem durch Aderlaß gewonnenen Blut Blutkörperchenaufschwemmungen und Serum her, welches zehnfach verdünnt wird, mischen alsdann die Blutkörperchenaufschwemmung mit verdünntem sowie unverdünntem Serum zu gleichen Teilen und beobachten nach etwa einer Stunde Aufenthalt im Brutschrank. Zur Infusion schließen sie dann ein Blut aus, wenn es mit zehnfach verdünntem Serum aktiv oder passiv eine Agglutininreaktion gibt. Diese Probe, die auch Weck anwendet, erfordert mindestens anderthalb Stunden und bietet keine derartigen Vorteile, daß sie vor den so viel schneller arbeitenden mikroskopischen Methoden, insbesondere den indirekten Methoden, den Vorzug verdienen würde.

Die indirekte Methode besteht in der Feststellung der Blutgruppen mit Hilfe von vorher bekannten Testblutarten; ob das Blut zur Transfusion geeignet ist, ergibt sich dann einfach aus den oben dargelegten Regeln. Zur Blutgruppendiagnose sind also bekannte Blutproben notwendig, die man mit den unbekannten reagieren läßt. Es ist aber nicht notwendig, wie man zuerst annahm, Testblut aller vier Gruppen zur Hand zu haben. Brem sowie Minot erhielten brauchbare Ergebnisse mit Hilfe eines einzigen bekannten Blutes, das zur Gruppe II ($A\beta$) oder aber zur Gruppe III ($B\alpha$) gehörte. Mit Hilfe der Reaktion zwischen Serum und Blutkörperchen einer dieser Blutproben, z. B. II ($A\beta$) und dem unbekannten Blut, kann man nach dem folgenden Schema die Gruppen bestimmen (Tab. 40).

Wenn man also von einem bekannten Blut A ausgeht, gehört das fragliche Blut zur Gruppe $A\beta$, wenn die beiden gekreuzten Reaktionen negativ ausfallen; ist nur diejenige mit dem bekannten Serum positiv, so gehört das Blut zur Gruppe ABo, ist nur die mit dem fraglichen Serum positiv, zur Gruppe $O\alpha\beta$, und sind beide positiv, so liegt die Gruppe $B\alpha$ vor Man kommt also auf diese Weise zum Ziel. Für die klinische Anwendung ergibt sich aber kein Vorteil gegenüber der direkten Prüfung von Empfänger und Spender, da man bekannte Testblutkörperchen verwenden und demgemäß frisches Blut vorrätig halten muß. Viel praktischer und schneller als der Gebrauch von Serum und Blutkörperchen einer einzigen Testperson erscheint die Verwendung eines Paares von Testsera. Dies ist die von der großen Mehrzahl der Autoren angewandte Methode, allerdings mit kleinen, aber nicht unwichtigen Unterschieden in der Ausführung.

Tabelle 40.

	Agglutination	Das fragliche Blut gehört in den Gruppen
1. Blutkörperchen A + un- bekanntes Serum	positiv negativ	I $(O\alpha\beta)$ oder III $(B\alpha)$ II $(A\beta)$ oder IV (ABo)
2. Unbekannte Blutkörper- chen + Serum β	positiv negativ	III $(B\alpha)$ oder IV (ABo) I $(O\alpha\beta)$ oder II $(A\beta)$

Das Prinzip ist immer dasselbe. Man läßt die fraglichen Blutkörperchen mit den Testsera α und β reagieren; ist die Reaktion nur mit α positiv, so gehört das Blut zur Gruppe II $(A\beta)$; ist sie nur mit β positiv, zur Gruppe III $(B\alpha)$; sind beide negativ, zur Gruppe I $(O\alpha\beta)$; sind beide positiv, zur Gruppe IV (ABo).

Mit Rücksicht auf die einfache Ausführbarkeit haben LEE sowie VINCENT vorgeschlagen, je einen Tropfen der beiden Testsera auf die beiden Enden eines Objektträgers zu bringen, einen Tropfen des Patientenblutes hinzuzufügen, leicht hin- und herzubewegen und das Resultat nach fünf Minuten mit bloßem Auge, eventuell auch noch mit dem Mikroskop abzulesen. Diese Technik, die seither zahlreiche Autoren angewendet haben (BALDWIN, GLENN, GIRAUD, EDEN, CESETTI, DYKE, HALBERTSMA, DE BIASI usw.), ist nicht einwandfrei. Wenn man nämlich ohne weitere Verdünnung das Testserum mit dem fraglichen Blut im ganzen mischt, dann geben die roten Blutkörperchen sehr leicht Pseudoagglutination infolge von Geldrollenbildung und täuschen so eine positive Agglutination vor. Hierauf hat EDEN aufmerksam gemacht. Er gibt an, daß man mit dieser Technik nicht einmal mit Sicherheit bestimmen könne, ob wirklich Agglutination vorliegt. Abgesehen von der Geldrollenbildung kann es zu einer störenden „Aneinanderlagerung" der roten Blutkörperchen kommen. Während eine falsche positive Reaktion mit den Blutkörperchen des Spenders verhältnismäßig unwichtig ist, da sie, wie oben dargelegt, höchstens dazu führen würde, daß ein Spender überflüssigerweise ausgeschaltet wird, so kann dagegen eine fälschlich diagnostizierte Agglutination der Blutkörperchen des Empfängers sehr ernste Folgen haben.

Sie müßte nämlich zu einer falschen Blutgruppenbestimmung führen, und damit wäre die Indikation für eine möglicherweise verhängnisvolle Bluttransfusion gegeben.

Wenn z. B. die nichtagglutinablen Blutkörperchen O des Empfängers mit Blutkörperchen A oder mit Blutkörperchen B verwechselt werden und man daraufhin als Spender einen Angehörigen einer dieser beiden Gruppen wählen würde, so hätte man damit die ungünstigsten Bedingungen für eine Bluttransfusion. Dasselbe gilt für andere mögliche Kombinationen.

Zuverlässiger und auch häufiger angewandt sind diejenigen Methoden, die nach dem Vorschlag von Moss Blutkörperchensuspensionen verwenden und das fragliche Serum verdünnen.

Die Technik ist höchst einfach. Sie besteht darin, daß man einige Tropfen des zu prüfenden Blutes in einer gerinnungswidrigen Lösung auffängt (Sanford: $2\,^0/_0$iges Natriumcitrat; Hirschfeld: 9 Teile physiologische Kochsalzlösung, ein Teil $2^1/_2\,^0/_0$iges Natriumcitrat; Brem: physiologische Kochsalzlösung mit $1{,}5\,^0/_0$ Citrat). Man kann auch einige Tropfen Blut in einer Blutkörperchenzählpipette auffangen und mit gewöhnlicher physiologischer Kochsalzlösung aufziehen (Dyke). Die Blutkörperchen zu waschen, ist nicht notwendig, und nach Brem wäre die Anwesenheit geringer Mengen von Serum des fraglichen Blutes sogar vorteilhaft, da die darin enthaltenen Antihämolysine eine zu schnelle Hämolyse, die die Agglutination verdecken könnte, verhindern. Die Blutkörperchen kann man im hängenden Tropfen (Moss, Sanford, Brem usw.), auf dem Objektträger (Vincent 1918, Ottenberg 1923) oder aber auch in kleinen Röhrchen (makroskopische Probe, Hirschfeld) mit je einem Serum α und β ansetzen. Ottenberg ist gegen die Methode des hängenden Tropfens, weil die Anhäufung von Blutkörperchen auf dem Grunde eine starke Agglutination vortäuschen könnte. Er zieht es vor, auf dem Objektträger zu mischen, und arbeitet nicht mikroskopisch, um Verwechslungen zwischen Agglutination und Geldrollenbildung zu vermeiden. Anderseits ist die von ihm befürwortete neuere Methode von VINCENT insofern ungünstig, als sie die Verdunstung des Testserums zuläßt, ein nicht gleichgültiger Punkt.

Die Mengenverhältnisse, in denen Serum und Blutkörperchen gemischt werden, sind nicht unwichtig; von ihnen hängt in der Hauptsache ab, in welcher Konzentration das Serum zur Wirkung kommt.

Einige Autoren verwenden nach Moss eine Öse der Blutkörperchenaufschwemmung, die sie mit zwei Ösen Testserum mischen. Auch unter diesen Bedingungen kann es, wenn auch seltener und nicht so intensiv, zu Pseudoagglutination infolge von Geldrollenbildung kommen, woraus sich Schwierigkeiten für die Diagnose ergeben (LATTES). BREM, BÉRAUD geben ausdrücklich an, dies beobachtet zu haben. Günstiger sind Mischungsverhältnisse, wie sie HIRSCHFELD, HAPP und andere anwenden. Sie mischen die Blutkörperchensuspension zu gleichen Teilen, so daß das Serum auf die Hälfte verdünnt wird.

Es wurde schon erwähnt, daß diese Verdünnung bei normalem Blut ausreicht, um mit Sicherheit jede Geldrollenbildung auszuschließen. Sie arbeitet deshalb in der Praxis recht zuverlässig, dagegen genügt in seltenen pathologischen Fällen mit sogenannter Autoagglutination eine Verdünnung des Serums auf die Hälfte nicht, um Pseudoagglutination zu vermeiden. Diese Eventualität ist aber für die folgende Frage ohne Bedeutung, da die Autoagglutination eine ausschließlich an das Serum gebundene Erscheinung ist. Da es nun für die Bestimmung der Blutgruppen selbstverständlich erforderlich ist, gut geprüfte Normalsera zu verwenden, so kommt diese Fehlerquelle nicht in Betracht. Will man aber ganz vorsichtig sein, so empfiehlt es sich, bei der Prüfung der Testsera festzustellen, ob sie nicht etwa in der Verdünnung 1 : 2 auf die Blutkörperchen des gleichen Individuums oder derselben Gruppe (pseudo-)agglutinierend wirken. Mit besonderer Sorgfalt muß die Auswahl der Testsera α und β erfolgen. Man kann sie leicht erhalten, wenn man entweder von einer bekannten Probe ausgeht, oder wenn man die Reaktion zwischen Serum und Blutkörperchen von etwa 10 Personen prüft. Es ist dabei zu beachten, daß bei uns zulande von den beiden Blutgruppen, die sich gegenseitig agglutinieren, die Gruppe II (Aβ) die häufigere, die Gruppe III (Bα) die seltenere ist.

Unbedingt notwendig ist, daß die Testsera hochwirksame Agglutinine enthalten.

Zur Konservierung der Sera wurde der Zusatz von Antisepticis empfohlen: Chloroform, Karbolsäure, Trikresol (auf 10 ccm Serum 1 ccm 5 %ige Karbolsäure [HIRSCHFELD], oder Fluornatrium [CIOTOLA], Chinosol [GONON]). Nach meiner Erfahrung ist es am besten und einfachsten, die Sera steril in trocken sterilisierte Ampullen abzufüllen (zweckmäßig von verschiedenen Farben für α und β) und sie dunkel aufzubewahren; so aufbewahrt behalten die Sera ihre Wirksamkeit unvermindert oder doch nur sehr wenig abgeschwächt jahrelang. Bei diesem Verfahren ergeben sich noch andere wichtige Vorteile. Vor allem verliert die Mehrzahl der Sera, soweit sie vorher starke Isolysine enthielten (hierdurch wird die Isoagglutinationsreaktion gestört), das hämolytische Vermögen völlig oder doch zum größten Teil (HIRSCHFELD). Außerdem verschwindet nach wenigen Tagen der Aufbewahrung, soweit die Sera nicht inaktiviert wurden, von selbst die geldrollenbildende und somit die zur Pseudoagglutination führende Wirkung der Sera (SELLARDS, LATTES). Die abgelagerten Sera geben also mit anderen Worten ausschließlich die echte Agglutinationsreaktion, während andere, möglicherweise störende Begleiterscheinungen ausgeschaltet sind.

Mit derartigen Sera kann man nun die Reaktion ausführen, ohne die Konzentration berücksichtigen zu müssen, das heißt man darf unbedenklich das konzentrierte Serum benutzen. SANFORD, HARTMANN, GILL haben als besonders bequem die Verwendung von trocken konservierten Sera empfohlen, die unmittelbar vor dem Gebrauch aufgelöst werden. Dem stehen aber die Untersuchungen von KARSNER und KOECKERT gegenüber, demzufolge die Agglutinine sich häufig abschwächen, so daß man im allgemeinen von der Verwendung von Trockenserum abraten muß.

TZANCK hat kürzlich eine ganz eigenartige Methode zur Prüfung der Verträglichkeit vorgeschlagen. Er spritzt einem Meerschweinchen intrakardial je 0,5 ccm von beiden Blutproben ein. Kommt es zu einem Schock, so handelt es sich um „unverträgliche" Blutarten.

9. Störungen infolge individueller „Unverträglichkeit“ innerhalb einer Blutgruppe.

Die individuelle Unverträglichkeit des Blutes zeigt sich nicht nur bei der sogenannten „Gruppenreaktion“ der amerikanischen Autoren, d. h. bei den bekannten schweren Unfällen, die bei der Transfusion von Blut nicht zusammengehöriger Gruppen, wie oben besprochen, auftreten. Man hat vielmehr beobachtet, daß in einer gewissen Anzahl von Fällen auch dann ähnliche Reaktionen auftreten, wenn zur Transfusion auf Grund einer sorgfältigen Gruppenbestimmung ausgewähltes Blut verwendet wurde. Diese Reaktionen beschränken sich manchmal auf unbedeutenden Temperaturanstieg, ohne subjektive Symptome. Es kann aber auch zu Schüttelfrost, leichtem Unbehagen, Kopf- und Rückenschmerzen, bisweilen auch Übelkeit, Schwindelanfällen, Erbrechen, Darm- und Uteruskolik, Pupillenverengerung und Schweißausbruch kommen. Diese Erscheinungen treten meist schon während der Transfusion oder gleich im Anschluß an sie auf; einige Stunden später kann es zu Fieber bis zu 40° oder Temperatursturz, in seltenen Fällen auch zu Hautausschlägen (Herpes, Urticaria, Prurigo) kommen. Die Erscheinungen gehen fast stets rasch vorüber und sind nach 12 bis 36 Stunden verschwunden. Man beobachtet sie bei etwa 25 bis 30% der Fälle.

Eine Erklärung dafür ist nicht leicht, und bisher lassen sich nur Vermutungen äußern. In manchen Fällen sind sicher Fehler in der Gruppenbestimmung durch Pseudoagglutination im Spiele (BÉCART). Man hat weiter das Natriumcitrat angeschuldigt. Hierüber wurde oben schon gesprochen, und ich habe dargelegt, warum es schwer ist, das Citrat in den Fällen verantwortlich zu machen, in denen eine frisch bereitete Lösung und nur geringe Mengen (0,2—0,3%) verwendet worden waren.

Außerdem haben auch BREM, RADVIN und GLENN bei einem Vergleich der Reaktionen, die bei den verschiedenen Methoden, insbesondere bei der Verwendung von defibriniertem Blut, 0,2%-igem Citratblut und bei der Anwendung paraffinierter Gefäße nach KIMPTON-BROWN auftreten, keine Unterschiede zugunsten der einen oder der anderen Technik beobachtet. LOSEE gibt an, daß die Reaktionen um so seltener auftreten, je sorgfältiger die Technik der indirekten Transfusion ist und je kürzer die Zeit war, während der das Blut außerhalb des Körpers verweilte.

Man hat von einer hypothetischen „Unverträglichkeit“ der weißen Blutkörperchen und der Blutplättchen gesprochen (PEMBERTON, ZELLER) und auch an eine Veränderung der Wasserstoffionenkonzentration der verwandten Lösung gedacht (MELLON und Mitarbeiter, MOUZON). Es wurde auch vermutet, daß es nach der Transfusion zu einer geringfügigen Hämolyse kommt, die zu schwach ist, um klinisch direkt in Erscheinung zu treten. PEMBERTON nimmt an, daß, wenn auch Reaktionen bei fast allen Arten von Patienten vorkommen, doch eine bemerkenswerte Beziehung zwischen der Neigung zu Nebenerscheinungen und dem pathologischen Zustand besteht, der den Anlaß zur Transfusion gegeben hat. Es treten nämlich entschieden häufiger Nebenerscheinungen in den Fällen auf, bei denen im Zusammenhang mit einer perniziösen Anämie oder einer Kachexie von vornherein mehr Neigung zur Hämolyse vorhanden war. In derartigen Fällen kann schon durch die Zufuhr einfacher steriler Kochsalzlösung eine ähnliche Wirkung hervorgerufen werden.

Die Hypothese, daß es sich um eine Wirkung von körperfremdem Eiweiß handle, wäre natürlich dann gut begründet, wenn die Erscheinung ausschließlich dort auftreten würde, wo das zugeführte Blut zwar inagglutinabel und demgemäß „passend“, aber doch zu einer anderen Gruppe gehörig wäre. In der Literatur sind diese Fälle und diejenigen, in denen das Blut zur gleichen Gruppe gehört, nicht scharf getrennt.

Die umstrittene Annahme eines Antigen-Antikörperpaares $C\gamma$ würde natürlich eine Erklärung für die unangenehmen Nebenerscheinungen bei Transfusionen innerhalb derselben Blutgruppe geben können. Es ist aber nicht zulässig, umgekehrt aus derartigen Störungen den Beweis für die Berechtigung einer Einteilung in Untergruppen herzuleiten. Denn SCHULZ, DE JONGH und andere haben, wie ja bereits erwähnt, auch Nebenerscheinungen bei der Transfusion beobachtet, wenn zwischen Spender und Empfänger keine Isoreaktionen auftraten. Infolgedessen muß man angesichts der zahlreicheren dagegen sprechenden Erfahrungen vieler anderer Beobachter daran denken, daß „artefizielle Reaktionen“ auf Veränderungen des zugeführten Blutes (BÉCART) oder auf anderen technischen Fehlern beruhen können, wie dies ja auch bei der Autotransfusion nach den Versuchen von LUSENA, MINO - GARLASCO, ROSSI, RIETZ und anderen der Fall sein kann.

Wie dem auch sei, die Möglichkeit besteht immerhin, daß es individuelle Reaktionen gibt, die von den Gruppenreaktionen verschieden sind, und hierin liegt die Berechtigung für die von einigen Autoren als weitere Vorsichtsmaßregel empfohlene „biologische Vorprobe". Sie besteht einfach darin, daß man zunächst eine Transfusion einer kleinen Blutmenge, z. B. von 20 ccm vor der eigentlichen Transfusion vornimmt und die Wirkung beobachtet. Kommt es zu nennenswerten Nebenerscheinungen, so unterbricht man die Operation und wählt einen anderen Spender. Dies Verfahren wurde auch als Ersatz für die serologische Untersuchung vorgeschlagen (ABELMANN, PERCY, STANSFELD, DUPUY DE FRENELLE, LICHTWITZ, COHN). Hierfür ist es, abgesehen von ganz dringenden Fällen, nicht zu empfehlen (EDEN, BEHNE und LIEBER, JERVELL, ZIELKE, ALBERT,BISCHOFF), weil die Gefahr besteht, daß ein an sich etwa nach einem starken Blntverlust wenig widerstandsfähiger Mensch einer Reaktion ausgesetzt wird, deren Schwere man nicht vorher sehen kann. Außerdem ist die Probe aber auch nicht völlig zuverlässig, da schwere Nebenerscheinungen nicht immer gleich, sondern bisweilen erst nach einer gewissen Zeit auftreten (JANTZEN, NATHER). Dagegen ist es nach dem oben Gesagten durchaus berechtigt, nach der Empfehlung von RADVIN und GLENN, OEHLECKER, HEMPEL, JEANBREAU, BOMPIANI, FISK, KÜTTNER usw. neben einer sorgfältigen serologischen Untersuchung auch noch 10 bis 25 ccm Blut zu transfundieren und darauf zu achten, ob unangenehme Nebenerscheinungen auftreten.

10. Vergleich zwischen serologisch einwandfreier Isotransfusion und Autotransfusion.

Für die Beurteilung der feinsten individuellen Unterschiede könnte ein Vergleich zwischen der Isotransfusion innerhalb der gleichen Gruppe mit der Autotransfusion wertvolle Gesichtspunkte ergeben.

Das Verfahren der intravenösen Injektion von Eigenblut, das in eine Körperhöhle ausgetreten war (meist in die Bauchhöhle bei Tubarschwangerschaft), hat zuerst THIES 1914 empfohlen, und seitdem wurde es wiederholt von Gynäkologen angewandt. In der Theorie müßte der Erfolg dieses Verfahrens eine ideale Kontrolle für die Isotransfusion abgeben, soweit es sich um die individuellen Eigenschaften des Blutes handelt. In Wirklichkeit sind aber durch eine Reihe von Umständen Vergleichungen und Schlüsse sehr erschwert.

Das aus den Gefäßen ausgetretene Blut wird immer erst viele Stunden, bisweilen sogar Tage, nachdem es den natürlichen Aufenthaltsort verlassen, wieder eingespritzt. Außerdem wird es, da es regelmäßig mit Gerinnseln untermischt ist, einer mehr oder weniger eingreifenden Behandlung unterworfen. Einige Autoren haben das Blut völlig defibriniert, weil sie fanden, daß der ungeronnene Teil des ausgetretenen Blutes noch nachträglich gerinnen kann. Andere haben aus demselben Grunde Natriumcitrat hinzugefügt. SCHWEITZER z. B. hatte am 8. Tage einen Todesfall mit Hämoglobinurie, nachdem er Eigenblut eingespritzt hatte, das mit Ringerlösung verdünnt, koliert und zur Aufnahme von Sauerstoff geschlagen worden war; er überzeugte sich durch das Experiment, daß dies Verfahren zu schweren Zerstörungen der roten Blutkörperchen und zu Hämolyse führt. In der Tat werden erhebliche Schädigungen der Blutelemente sowohl durch den langen Aufenthalt des Blutes außerhalb der Blutbahn, wie auch durch eine nachträgliche Behandlung hervorgerufen. Infolgedessen halten die Praktiker die Autotransfusion nur für indiziert, wenn sie wenige Stunden nach der Blutung ausgeführt werden kann und wenn es sicher ist, daß das Blut selbst keine schweren Veränderungen erfahren hat. Jede besondere Behandlung des Blutes ist als unzweckmäßig zu unterlassen, das Blut wird einfach durch Gaze filtriert, auf Körpertemperatur gebracht und dann sofort injiziert.

Die wenigen Autoren, die gewisse leichte Reaktionen gesehen haben (leichtes Unbehagen, Dyspnoe, Schüttelfrost, mäßige Temperatursteigerung, in einem Fall verspätet aufgetretenen Ikterus), führen sie zurück auf bereits eingetretene Veränderungen des Blutes (ROSSI) oder aber auf kleine, offenbar durch technische Fehler bedingte Luftembolien (V. ARNIM, OPITZ, BUMM).

Es muß ferner berücksichtigt werden, daß es sich in diesen Fällen stets um laparotomierte und also auch narkotisierte Frauen handelte (EDEN). Die Ähnlichkeit der Störungen mit den „kleinen Reaktionen" bei der Isotransfusion muß trotz dieser einleuchtenden Erklärung zu einiger Vorsicht mahnen.

Nichtsdestoweniger muß anerkannt werden, daß die Mehrzahl der Autoren (SCHWEITZER, EBERLE, DÖDERLEIN, TÖPLER, RÖDELIUS, RÜBSAMEN, ZIMMERMANN, ROSENSTEIN, LICHTENSTEIN, ESCH, BURCH,

Rietz u. a.) ausgezeichnete Erfolge bei diesem Verfahren gesehen haben und ausdrücklich für gut ausgeführte Autotransfusionen im Gegensatz zu Isotransfusionen das Fehlen auch nur leichter Erscheinungen hervorheben, natürlich abgesehen von leichten Temperatursteigerungen in Zusammenhang mit der Laparotomie. Sie führen den guten Erfolg gerade darauf zurück, daß dem Organismus kein körperfremdes Eiweiß zugeführt wird und daß der ursprüngliche Bestand an Immunkörpern genau erhalten bleibt, während jedes körperfremde Blut in stärkerem oder schwächerem Grade toxisch wäre (Döderlein).

11. Störungen bei wiederholten Transfusionen.

Einige vereinzelte Beobachtungen legen den Gedanken nahe, daß diese relative Toxizität des körperfremden Blutes (die mit den Blutgruppen nichts zu tun hat) zwar für gewöhnlich keine ernsthaften Störungen zur Folge hat, jedoch unter bestimmten Bedingungen größere Bedeutung gewinnen könnte. In einzelnen Fällen (aber gar nicht konstant — Butsch-Ashby), hat man einige Zeit nach einer gut verlaufenen ersten Transfusion bei einer zweiten Symptome beobachtet, die typisch anaphylaktischen Erscheinungen glichen. Das gilt für die Todesfälle von Pepper-Nisbet, Carrington-Lee, Böttner, sowie die von Morel, Wolfe, Lindemann, Ottenberg, Minot-Lee, Thalheimer, Mac-Lachlan, Levine-Segall. In diesen Fällen wurde einige Tage nach einer ohne Zwischenfall verlaufenen Transfusion eine zweite mit dem Blute desselben Spenders vorgenommen. Es kam rasch zu mehr oder weniger bedrohlichen Erscheinungen, in einigen Fällen typisch anaphylaktischer Art: Hämoglobinurie, Temperatursturz, Erbrechen, Urticaria, Ödeme, Atembeklemmungen usw.

Meleney-Stearns-Fortuine-Ferry, Mac Clure-Dunn, Bowcock nehmen an, daß Wiederholung der Transfusion bei manchen Patienten die Disposition zu unangenehmen Reaktionen verstärkt und daß dies besonders dann eintritt, wenn das zweitemal derselbe Spender wie das erstemal verwendet wird.

Die Erklärung dieser Fälle darf sich jedenfalls nicht, wie Mino möchte, mit der Annahme von technischen Fehlern bei der Transfusion oder von Irrtümern bei der Typenbestimmung zufrieden geben. Man muß vielmehr die schon längst bekannte, aber erst von Guthrie und Huck genauer entwickelte Tatsache berücksichtigen, daß dem Empfänger Agglutinine fehlen können, die er theoretisch auf Grund seiner Blutkörpercheneigenschaften eigentlich haben müßte, z. B. das Agglutinin α bei einem Blut der Gruppe III (B). Spritzt man nunmehr ein vermeintlich geeignetes Agglutinogen (in unserem Beispiel Blutkörperchen A) ein, so treten das erstemal keine auffälligen Erscheinungen auf; durch Immunisierung wird nun aber, wie in den Versuchen von v. DUNGERN und HIRSCHFELD an Hunden, die Bildung des bisher fehlenden Agglutinins angeregt, und bei einer späteren Transfusion kommt es dann zu den Erscheinungen der „Unverträglichkeit".

Mit Rücksicht auf diese noch ungeklärten und übrigens seltenen Zwischenfälle (OEHLECKER) hat man empfohlen, bei einer Wiederholung der Transfusion die Person des Spenders zu wechseln (WEDERHAKE, GUILLOT-DEHELLY, MOREL). Jede Gefahr ist aber offenbar auch dann noch nicht mit Sicherheit ausgeschlossen. Es ist vielmehr notwendig, nach dem Vorschlag von McCLURE-DUNN, LEWISOHN, THALHIMER, DE BIASI und anderen, bei einer Wiederholung der Transfusion die serologische Vorprüfung von neuem auszuführen, und zwar auch dann, wenn die erste Transfusion ohne irgendwelche unangenehmen Nebenerscheinungen verlaufen war.

12. Blutgruppen und Transplantation.

Die Individualität des Blutes, deren Bedeutung für die Transfusion, oder, wie man auch gesagt hat, die Transplantation des Blutes vorstehend eingehend besprochen wurde, spielt möglicherweise auch bei der Transplantation von Geweben, insbesondere der Haut, eine Rolle.

Die chirurgische Erfahrung lehrt, daß zwar Autotransplantate leicht zur Ausheilung gebracht werden können, daß dagegen die Versuche zur Überpflanzung körperfremden Gewebes stets, oder nach einigen Autoren doch in der großen Mehrzahl der Fälle fehlschlagen.

Einige Autoren haben mit LOEB angenommen, daß hier eine „individuelle" Unverträglichkeit vorliege, was auch in den Gruppeneigenschaften des Blutes zum Ausdruck käme. Sie haben bei Tieren und auch beim Menschen festzustellen gesucht, ob eine Beziehung zwischen dem Erfolg oder Mißerfolg der Transplantation und dem Nichtzusammenpassen der Blutgruppen des Spenders und Empfängers des transplantierten Stückes besteht.

Es liegen bisher nur wenige und nicht übereinstimmende Beobachtungen vor. Schöne hat bei Ratten gefunden, daß ein homoplastisches Transplantat besser bei nahen Verwandten angeht. Er nimmt ebenso wie Davis an, daß der Erfolg durch die Wirkung von Isolysinen und Isoagglutininen beeinträchtigt sein könnte.

Ingebrigtsen stellte Versuche an 40 Katzen an. Bei 5 Paaren wurden die roten Blutkörperchen gegenseitig agglutiniert. Er fand, daß die Überpflanzung eines Stückes Carotis ebensogut, bisweilen sogar unter Erhaltung der Muscularis in Fällen mit gegenseitiger Agglutination gelang, wie in denjenigen, wo diese fehlte.

Umgekehrt hat Eden beim Menschen niemals Angehen von Hauttransplantaten gesehen, auch nicht dann, wenn dieselben zu derselben Blutgruppe gehörten wie der Spender. Er nimmt an, daß hier kolloidale Reaktionen zugrunde liegen, die innerhalb des Entzündungsherdes die agglutinierenden Fähigkeiten verändern.

Zu abweichenden Resultaten sind dagegen andere Autoren gekommen. Masson, Shawan, Baldwin, Dyke, Kubanyi haben festzustellen geglaubt, daß ein Zusammenhang zwischen dem Angehen der Transplantation und der Blutgruppenzugehörigkeit besteht. Nach ihren Beobachtungen heilt das homoplastische Transplantat nämlich an, wenn das Blut des Empfängers die Blutkörperchen des Spenders nicht agglutiniert, ohne daß Gleichheit der Blutgruppen notwendig wäre. Für das Zusammenpassen würden also dieselben Regeln gelten wie bei der Bluttransfusion.

In einem Falle transplantierte Dyke einem Angehörigen der Gruppe I ($O\alpha\beta$) Stücke von zwei verschiedenen Personen, von denen die eine zur gleichen, also passenden Gruppe, die andere zur ungeeigneten Gruppe II ($A\beta$) gehörte. Keines der Transplantate von der letzteren Person heilte an, während die Transplantation von der ersten Person wenigstens für einige Hautstückchen glückte.

Shawan hat während des Krieges bei zahlreichen Hauttransplantationen untersucht, ob der Erfolg von der Blutgruppenzugehörigkeit abhängig sei. Bei 17 Kranken (meist Amputierten) überpflanzte er Hautstückchen der eigenen Haut und solche von Angehörigen aller vier Gruppen. Zuerst schien es, als würden alle Transplantate angehen, bald aber gingen einige zugrunde, während andere sich wie Autotransplantate verhielten. Insbesondere bei Angehörigen der Gruppe I ($O\alpha\beta$) wuchsen nur solche

Transplantate an, die von Personen der gleichen Gruppe her-
rührten, bei Angehörigen der Gruppe II (Aβ) und III (Bα) heilten
Hautstückchen der gleichen Gruppe und der Gruppe I (O$\alpha\beta$)
ein. Bei Angehörigen der Gruppe IV (ABo) gelang die Überpflanzung stets. SHAWAN will gute Erfolge, in 100% der Trans-
plantationen, zwischen serologisch zusammengehörigen Personen
gesehen haben, während andernfalls Mißerfolge die Regel waren.

Neueste Untersuchungen (FASIANI, JELANSKI, HOLMAN) haben
zu dem Ergebnis geführt, daß die homoplastischen Transplantate
überhaupt niemals einheilen. Trotz des zunächst scheinbar ein-
tretenden Erfolges stoßen sie sich nach einigen Wochen oder
Monaten ab. Gleichwohl hätte nach JELANSKI die Verträglichkeit
der Blutgruppen die günstige Wirkung, die Abstoßung zu ver-
zögern und hierdurch das Wachstum der Haut des Empfängers
zu fördern; die Blutgruppenzugehörigkeit verdient also doch
Berücksichtigung.

Wenn auch die positiven Ergebnisse höher als die negativen,
z. B. die von EDEN, bewertet werden dürfen, da für das Mißlingen
einer Transplantation viele verschiedene Umstände, bisweilen auch
unzweckmäßigeTechnik, die natürlich mit der Unverträglichkeit der
Blutgruppen nichts zu tun hat in Frage kommen, so könnten
doch die beobachteten Erfolge angesichts der langsamen Abstoßung
der Transplantate vielleicht nur scheinbare sein. Wir brauchen
demnach noch umfangreiche und systematische Untersuchungen
auf diesem für die Chirurgie sehr wichtigen Gebiet. Es muß
deshalb hier dieser kurze Hinweis genügen.

VI. Gerichtlich-medizinische Bedeutung der Individualität des Blutes.

1. Untersuchung der Vaterschaft.

Die individuellen Eigentümlichkeiten des Blutes können für
die Beantwortung zweier wichtiger gerichtlich-medizinischer Aufgaben in Anwendung kommen. Die eine ist die Aufklärung der
Abstammung eines Kindes, mit anderen Worten die biologische
Feststellung der Vaterschaft[1]). Die Gesichtspunkte, die sich aus

---

[1]) Nach einer persönlichen Mitteilung von SCHIFF hat man in Deutschland das Verfahren bereits mehrfach in forensischen Fällen von unklarer
Vaterschaft herangezogen (s. Anhang).

der Untersuchung der Blutgruppenverhältnisse für diese Frage dadurch ergeben, daß die Blutgruppen sich nach bestimmten Regeln von den Eltern auf die Kinder übertragen, sind bereits im dritten Kapitel besprochen worden. Ich kann mich deshalb hier mit einem kurzen Hinweis begnügen.

2. Individuelle Diagnose von Blutflecken.

Die zweite praktische Aufgabe, mit der wir uns jetzt zu befassen haben, ist die der individuellen Diagnose eines Blutfleckes, von dem wir bereits wissen, daß es sich um Menschenblut handelt, oder, wie man auch kurz gesagt hat, die individuelle Blutdiagnose. Diese Diagnose ist eine notwendige Ergänzung für diejenigen Untersuchungen, die man gewöhnlich an Blutproben in Kriminalfällen ausführt. Sie setzt voraus, daß die allgemeine Diagnose „Blut" und die spezielle „Menschenblut" bereits gestellt ist. In den nicht seltenen Fällen, in denen von vornherein nicht bestritten wird, daß es sich um Menschenblut handelt, bei denen aber die Herkunft von einer bestimmten Person in Frage steht, ist sie die einzige, die praktisch Wert hat.

Ebenso wie die Diagnose der Spezies war auch diese für die gerichtliche Medizin lange Zeit hindurch nur ein fernes Traumbild, bis schließlich ein zum Ziele führender Weg gefunden war.

Aus dieser Periode ziemlich phantastischer Versuche erwähne ich die Angabe von ROUSSIN, derzufolge die Person, von der das Blut herrührte, an dem Geruch erkannt werden sollte, den der Blutfleck nach Behandlung mit Schwefelsäure annimmt. Mit dem Aufblühen der Immunitätswissenschaft kam aber das Problem bald auf eine objektivere Grundlage. Sehr bald nach der Entdeckung der Isoreaktionen dachte man auch daran, sie auch für diesen praktischen Zweck zu verwenden.

Ursprünglich stand der Möglichkeit einer gerichtlich-medizinischen Verwendung die irrtümliche Auffassung im Wege, daß die Isoreaktionen des Menschen, insbesondere auch die Isoagglutination, pathologische Erscheinungen seien, wechselnde und vergängliche Symptome von Krankheitszuständen, welche man nicht als konstante Eigentümlichkeiten des Individuums ansehen dürfte. Im zweiten Kapitel ist die Geschichte dieser Lehre besprochen worden.

Die gerichtlich-medizinischen Arbeiten, die sich mit der individuellen Diagnose befassen, haben seit den ersten gleichzeitigen

Untersuchungen von BIFFI und LANDSTEINER-RICHTER, denen sich dann später FLORENCE, VERDIER, BAECCHI, BOHNE und andere anschlossen, zur Grundlage der Diagnose die Erscheinung der Isoagglutination genommen. Dabei haben sie als feststehend angenommen: 1. daß Agglutinine auch im getrockneten Blut noch nachgewiesen werden können; 2. daß eine normale Autoagglutination nicht existiert. Wenn also ein Extrakt aus einem Fleck von Menschenblut die Blutkörperchen einer bestimmten Person agglutiniert, so kann der Fleck nicht von dieser herrühren (Reaktion von LANDSTEINER und RICHTER). Diese Autoren betrachteten zwar die Anwesenheit von Agglutininen als eine bei zahlreichen Menschen auftretende persönliche Eigenschaft, kamen aber, vielleicht voreingenommen durch die Untersuchungen, die damals in der Isoagglutination ein pathologisches Symptom erblickten, noch nicht dazu, den Isoagglutiningehalt als konstitutionell bedingte und zumindest qualitativ unveränderliche Eigenschaft zu betrachten.

Obwohl LANDSTEINER, v. DECASTELLO-STURLI und andere bereits die Existenz der verschiedenen Blutgruppen bewiesen hatten, nahm die große Mehrzahl der Autoren unter dem Eindruck gewisser Abweichungen und Unregelmäßigkeiten, die sich bei der Untersuchung von Blutflecken ergaben, keine Rücksicht auf die grundlegende Gruppeneinteilung; man meinte vielmehr, daß jedes Blut für sich seine individuellen, aber schwierig und unzuverlässig nachweisbaren Eigenschaften habe (BAECCHI). Die Mehrzahl der älteren gerichtlich-medizinischen Arbeiten sind durch diesen Irrtum nach Anlage und Ergebnissen nahezu wertlos.

In derartigen Gedankengängen befangen, schlug man Methoden vor, die nicht nur negative Diagnosen erlauben sollten, wenn Unterschiede im Agglutiningehalt eines Fleckes und des Vergleichsblutes bestanden, sondern die auch, gestützt auf die vermeintliche streng persönliche Individualität eines jeden Blutes, und zwar auch in quantitativer Hinsicht, zu einer praktisch brauchbaren positiven Individualdiagnose hätten führen sollen.

Die spätere Kritik hat gezeigt, wie ungewiß diese Hoffnungen waren und auf welch unsichere technische Grundlage sie sich stützten. Die fraglichen Untersuchungen sind ganz auf die Theorie beschränkt geblieben, obwohl sich in der Praxis die Aufgabe einer individuellen Blutdiagnose sehr oft darbietet. Man kann sagen, daß die Gerichtsärzte vor ihr zurückscheuten, weil sie sahen, daß sie auf technisch mangelhaften und jedenfalls für praktische Zwecke noch nicht durchgebildeten Untersuchungsmethoden beruhten.

Heute sind unsere Ziele bescheidener, aber dafür besitzen wir eine weit besser gesicherte Grundlage.

Die Existenz der Blutgruppen als unveränderliches, konstitutionell bedingtes, persönliches Merkmal ist jetzt durch zahllose Untersuchungen sichergestellt, wenn auch einzelne, allerdings nicht unbestrittene abweichende Beobachtungen vorliegen.

Außerdem sind die Gründe, warum frühere Autoren bei Untersuchungen an Flecken zahlreiche Abweichungen und Ausnahmen, in einem Wort, eine Verwirrung der Gruppen fanden, durch spätere Untersuchungen befriedigend aufgeklärt worden.

Wenn wir das Problem der Individualität des Blutes vom gerichtlich-medizinischen Standpunkt aus betrachten, müssen wir vor allem berücksichtigen, in welchem Zustand sich das Blut in dem Fleck befindet, und darauf achten, in welcher Weise und bis zu welchem Grade diese Verhältnisse die Reaktionen beeinflussen, mit denen wir bei frischem Blut die Individualität bestimmen.

Vor allem ist das Serum, das wir bei Auflösung des Fleckes für diagnostische Zwecke gewinnen, nicht rein, sondern gemischt mit einem Extrakt roter Blutkörperchen, welcher bei manchen Tieren von sich aus agglutinierende Wirkung besitzt (LANDSTEINER, KLEIN, ROBERTSON-ROUS). Aber da derartige, aus den Blutkörperchen stammende Agglutinine beim Menschen niemals festgestellt wurden, so kann diese Fehlerquelle die Diagnose menschlicher Blutflecke nicht störend beeinflussen.

In den Flecken ist das Blut getrocknet und mehr oder weniger gealtert. Unter Umständen ist es der schädlichen Wirkung von physikalischen (Wärme, Licht) oder von chemischen Einflüssen (Oxydation, zufällige Wirkung verschiedener Substanzen) ausgesetzt gewesen. Eine gerichtlich-medizinische Diagnose ist nur unter der Voraussetzung möglich, daß diese schädlichen Einflüsse die Substanz, welche an der Isoreaktion beteiligt ist, nicht so tiefgreifend verändern, daß die Reaktion nicht mehr zustande kommt. Wir wissen im Gegensatz zu VERDIER, daß Austrocknen an sich das Agglutinogen nicht zerstört. Bei den anderen Einflüssen hängt es davon ab, wie stark sie wirken. Aus den Untersuchungen von LANDSTEINER-RICHTER, KOLMER,

Karsner und Koeckert, Baecchi, Lattes, Schütze, Schiamoff-Jelanski, Barinstein, Kirihara ergibt sich, daß beim Altern des getrockneten Blutes die Isoagglutinine, wenn überhaupt, so nur sehr langsam an Wirksamkeit verlieren, so daß sie auch noch nach Monaten vorhanden sind, wenn sie auch deutlich abgeschwächt und nach Karsner und Koeckert in ihrer Spezifizität beeinflußt sein können. In Amerika hat man sogar zu diagnostischen Zwecken isoagglutinierende Trockensera in den Handel gebracht. Schütze sowie Siracusa (in meinem Institute) haben gezeigt, daß im Gegensatz zu dem Agglutinin, das sich bei längerer Aufbewahrung immerhin allmählich erheblich abschwächt, die agglutinable Substanz der roten Blutkörperchen viel besser haltbar ist. Dasselbe gilt für die Einwirkung des Lichtes und der spontanen Oxydation, deren Wirkung bei den bisher vorliegenden Untersuchungen von der des einfachen Altwerdens noch nicht systematisch unterschieden worden ist.

Die beginnende Fäulnis des Blutes schädigt das Agglutinin nicht wesentlich (Hektoen, Baecchi, Cavalieri, Dyke). Wie ich selbst beobachtet habe, hatte Leichenblut, welches ohne besondere Vorsichtsmaßregeln in geschlossenen Gefäßen aufbewahrt wurde, seine spezifische Wirksamkeit noch nach einigen Jahren behalten, obwohl das Serum stark getrübt und von üblem Geruch war.

Mäßiges Erwärmen (eine halbe Stunde auf 60°, Hektoen) und halbstündiges Inaktivieren bei 56° beeinflußt die Isoagglutinine nicht. Die isoagglutinable Substanz bewahrt ihr spezifisches Bindungsvermögen auch noch nach Erwärmen auf 100° (Siracusa).

Die verschiedenen chemischen Einwirkungen schädigen die Agglutinine (welche nur im gelösten Zustand reagieren können) erst dann erheblich, wenn auch das Serumeiweiß denaturiert wird. Nach Schütz-Wöhlisch läßt sich nach Behandlung von Serum mit Alkohol das Agglutinin aus dem Eiweißpräzipitat noch wiedergewinnen. Die agglutinable Substanz kann dagegen, wie Siracusa gezeigt hat, ihr spezifisches Wirkungsvermögen sogar dann noch behalten, wenn sie mit den verschiedensten denaturierenden chemischen Substanzen behandelt wurde (Formol, Sublimat, Alkohol usw.).

Im allgemeinen bleiben trotz der verschiedenen Schädigungen, die auf Blutflecke einwirken können, für eine praktische Anwendung immer noch recht viele Möglichkeiten übrig. Dabei ist nur zu berücksichtigen, daß negativen Resultaten, außer unter ganz besonderen Verhältnissen, eine Beweiskraft nicht zukommt, denn auch wenn der Fleck äußerlich ganz unbeschädigt aussieht, so kann er doch so eingreifenden Schädigungen ausgesetzt gewesen sein, daß er keine Isoreaktion mehr gibt.

Für die individuelle Diagnose eines Blutfleckes kommen zwei Wege in Betracht: Einmal kann man die spezifischen Isoantikörper des Serums, soweit sie in angetrocknetem Zustand noch erhalten sind, nachzuweisen suchen. Zweitens kann man versuchen, das Bindungsvermögen der Blutkörperchen, mit anderen Worten die spezifischen Isoantigene nachzuweisen.

Die große Mehrzahl der theoretischen Untersuchungen und ebenso die Versuche zu einer Anwendung in der Praxis sind in der zuerst erwähnten Richtung unternommen worden. Diese Methoden sind die älteren und die Aufgaben sind hier technisch leichter zu lösen. Da aber, wie soeben erwähnt, die agglutinable Substanz äußeren Schädigungen viel leichter widersteht als das Agglutinin, so bieten sich auf dem zweiten Wege noch Möglichkeiten, zu einer Diagnose zu gelangen, wenn die zuerst erwähnte Methode im Stiche läßt.

3. Fehlerquellen der individuellen Blutdiagnose.

Die Zuverlässigkeit der Ergebnisse hängt im einen wie im anderen Falle von der technischen Ausführung der einzelnen Reaktionen ab.

Allerdings sind die negativen Reaktionen von relativ viel geringerer Bedeutung, da sie höchstens dazu führen, daß die gestellte Aufgabe nicht beantwortet wird. Dagegen besteht gerade auf dem Gebiet der gerichtlichen Medizin die bereits oben anläßlich der chirurgischen Anwendung erwähnte Gefahr, daß der positive Ausfall einer Isoreaktion durch irgendwelche Verhältnisse nur vorgetäuscht wird, so daß es dann zu einer falschen Gruppenbestimmung kommen würde.

Drei Momente können die Spezifizität einer Isoagglutinationsreaktion beeinflussen und so zu falschen Diagnosen führen. Es ist notwendig, daß man sich hiergegen schützt.

Die erste Fehlerquelle, die sich am einfachsten ausschalten läßt, ist die Heteroagglutination. Wenn wir es mit einem Blutfleck tierischer Herkunft zu tun haben, so muß offenbar jede Agglutinationsprobe mit menschlichen Blutkörperchen, die man zu einer individuellen Diagnose verwenden möchte, zu verwirrenden Resultaten führen. Man muß sich also zunächst unbedingt Gewißheit darüber verschaffen, daß die Blutflecken wirklich vom Menschen stammen. Dies gelingt mit Hilfe der Präcipitinreaktion. Mit Rücksicht auf das Vorkommen übergreifender Sera empfiehlt es sich aber, für die Zwecke einer individuellen Diagnose die spezifische Präcipitinreaktion mit Hilfe der Reaktion von MARX und EHRNROOTH zu kontrollieren, und zwar in der Modifikation, die ich 1913 vorgeschlagen habe und die nach zehn Jahren wieder von TORII und JERVELL empfohlen wurde. Sie besteht darin, daß man prüft, ob Auszüge aus dem Blutfleck menschliche Blutkörperchen der Gruppe I ($O\alpha\beta$), die gegenüber Isoagglutininen unempfindlich sind, beeinflussen.

Neben dieser groben und leicht vermeidbaren Fehlerquelle ist die weit wichtigere Pseudoagglutination und die Autoagglutination zu berücksichtigen. Wie bereits oben auseinandergesetzt, sind bei der Pseudoagglutination die roten Blutkörperchen derart in Häufchen zusammengeballt, daß makroskopisch wie auch mikroskopisch eine echte Agglutination vorgetäuscht werden kann. Hierbei handelt es sich nicht um eine spezifische Erscheinung, ja nicht einmal um eine Antigen-Antikörperreaktion. Jedes Serum kann unter gewissen Bedingungen diese Pseudoagglutination der roten Blutkörperchen hervorrufen, welche in ihrem Wesen mit derjenigen durch anorganische Kolloide verwandt ist. Gerade die Überlagerung der beiden Erscheinungen, von denen die eine spezifisch, die andere unspezifisch ist, hat die Untersuchungen, und zwar besonders auf dem Gebiet der gerichtlichen Medizin, erheblich erschwert. Wie bereits gesagt, beruht die Pseudoagglutination auf dem wohlbekannten Phänomen der Geldrollenbildung der Blutkörperchen. Da man diese letztere Erscheinung, wenn sie typisch ausgebildet ist, sowohl mit bloßem Auge wie unter dem Mikroskop leicht erkennen kann, so kommt diese Fehlerquelle bei Agglutinationsproben an frischem Blut bei biologischen und chirurgischen Untersuchungen nur selten in Betracht. Bei frischem Blut sind die Geldrollen fast stets regelmäßig, abgesehen von den Fällen von Autoagglutination, die noch besprochen werden sollen. Sie können von dem Geübten leicht erkannt werden, und es ist, obwohl einige Autoren hier Verwirrung hineingebracht haben, nicht schwer, eine negative Isoagglutinationsreaktion auch dann zu diagnostizieren, wenn Geldrollen zahlreich vorhanden sind.

Ganz anders liegen die Fälle in der gerichtlich-medizinischen Praxis, d. h. bei der Untersuchung von Blutflecken. Die Geldrollenbildung ist dann oftmals gestört, die Geldrollen sind deformiert und die Reaktion kann einer spezifisch positiven Isoaggluti-

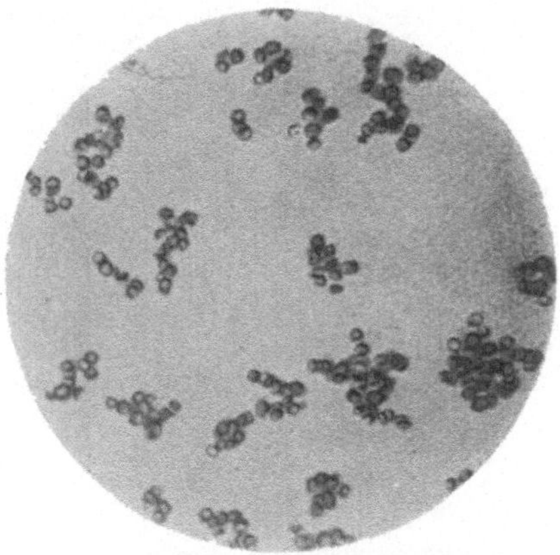

Abb. 34. Serum L. L., Blutkörperchen G. E. Verdünnung O. Geldrollenbildung.

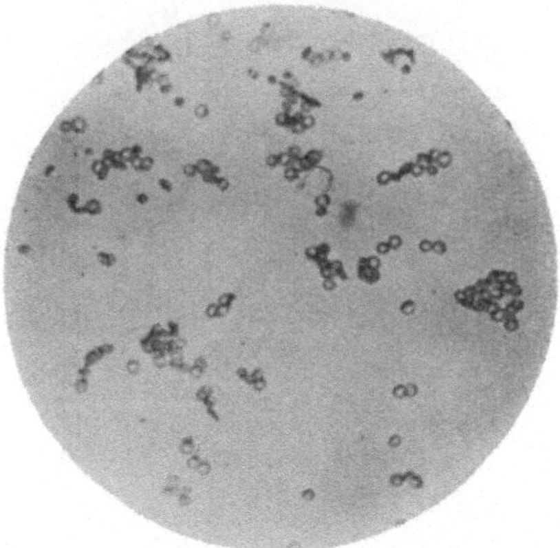

Abb. 35. Serum L. L., Blutkörperchen G. E. Verdünnung 2 : 3. Pseudoagglutination.

nation ganz ähnlich sehen. Daß eine Unterscheidung der beiden in ihrer Bedeutung so verschiedenen Erscheinungen auch für praktische Zwecke möglich ist, ergibt sich aus den Untersuchungen von LATTES. LATTES machte seine Versuche an frischen Normal-sera, welche in konzentriertem Zustand eine regelrechte Geldrollenbildung der roten Blutkörperchen hervorriefen (Abb. 34).

Verdünnte er die Sera fortschreitend mit physiologischer Kochsalzlösung, so behielten zwar zunächst die Blutkörperchen die Neigung, sich zu vereinigen, aber an Stelle von regelrechten Geld-

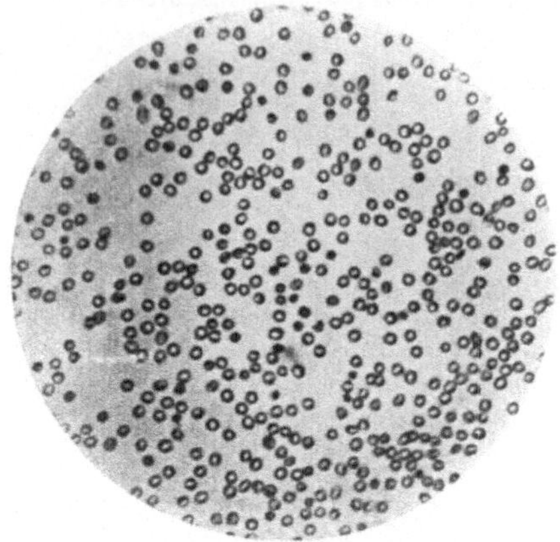

Abb. 36. Serum L. L., Blutkörperchen G. E. Verdünnung 1:3. Reaktion negativ.

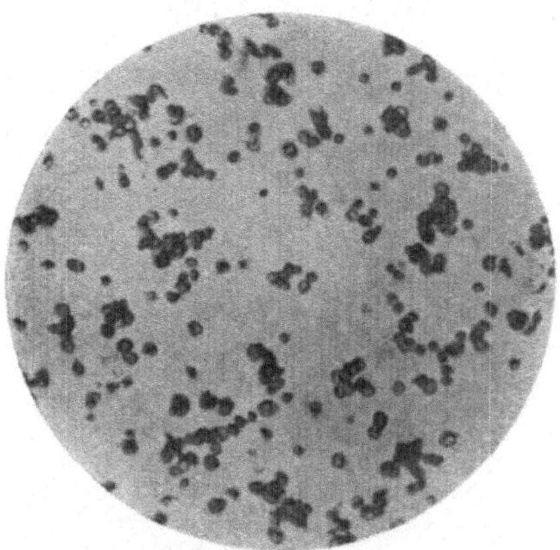

Abb. 37. Serum L. L., getrocknet und wieder aufgelöst. Blutkörperchen L. L., Konzentration 4:3. Pseudoagglutination.

rollen bildeten sich unregelmäßige Häufchen, in denen keine Geldrollen mehr zu erkennen waren (Abb. 35). Bei einer Verdünnung von 1:2—1:3 verschwand schließlich jede Agglutination (Abb. 36, siehe auch Tabelle 41).

Diese Beobachtungen ließen sich unabhängig davon machen, ob es sich um Serum und Blutkörperchen von verschiedenen

Personen oder von ein und demselben Menschen handelte, sofern nur keine echte Agglutination dazwischen kam, die außer durch spezifische Adsorption auch an der viel geringeren Empfindlichkeit gegenüber der Verdünnung zu erkennen war.

Die Geldrollenbildung ging nicht nur dann in Pseudoagglutination über, wenn das Serum mäßig verdünnt wurde, sondern auch dann, wenn es durch Verdunstung oder Reduktion des Volumens künstlich konzentriert wurde. (Dies zeigt Abb. 37.)

Diese Erscheinungen sind sehr leicht im hängenden Tropfen zu beobachten, und zwar an seinen dünnen Rändern, wo die Verdunstung am stärksten ist. Die Häufchenbildung von Blutkörperchen am Rande des Tropfens kann demnach immer auf Pseudoagglutination beruhen und ist infolgedessen ohne diagnostische Bedeutung.

Ferner ließen sich die Beobachtungen von PALTAUF bestätigen, daß die Geldrollenbildung von Blutkörperchen bei Anwendung von getrocknetem und nachträglich wieder gelöstem und auf das ursprüngliche Volumen gebrachtem Serum nicht so regelmäßig ausfällt wie bei frischem Serum, sondern leicht einer Pseudoagglutination ähnelt.

Der Satz, daß die echte Agglutination von der Bildung unregelmäßiger Häufchen zu unterscheiden ist, gilt also nicht ausnahmslos, da auch die bei der Geldrollenbildung auftretenden Häufchen unter Umständen recht unregelmäßig aussehen können.

Die verschiedenen ungünstigen Bedingungen, die zur Pseudoagglutination führen können, treffen zusammen, wenn es sich um die Prüfung von Blutflecken handelt[1]).

Die Austrocknung, die an sich die Isoagglutination nicht beeinflußt, bringt also indirekt den schweren Nachteil mit sich, daß man das Serum wieder auflösen muß. Dies ist eine heikle Operation, die sehr leicht zu schweren Irrtümern führen kann. Die verschiedenen Autoren (LANDSTEINER-RICHTER, VERDIER, GALLI-VALERIO, ROSSI, FLORENCE, BAECCHI, BOHNE, LECHA-MARZO und PIGA) und im Anschluß an diese auch die Lehrbücher schreiben für gewöhnlich vor, man solle das getrocknete Blut nach Augenmaß bis zum ursprünglichen Volumen verdünnen,

---

[1]) Es sei darauf hingewiesen, daß die geldrollenbildende Wirkung eines Serums, die bei einem nicht inaktivierten, flüssig aufbewahrten Serum von selbst allmählich verschwindet, sich in getrocknetem Blut unbegrenzt hält.

oder auch, man solle möglichst konzentrierte Extrakte herstellen. Bei einem derartigen Vorgehen ist zweifellos die Möglichkeit der Pseudoagglutination sehr groß. Es ist darum unverständlich, daß noch in Arbeiten der letzten Zeit (BAECCHI 1920) diese höchst bedenkliche Fehlerquelle nicht berücksichtigt ist, die nicht nur die schwachen Reaktionen beeinträchtigt, sondern ebenso auch die starken, so daß den zu ziehenden Schlüssen von vornherein die Grundlage entzogen ist.

Tabelle 41. Einfluß der Verdünnung auf die Pseudo-agglutination.

Serum I + Blutkörperchen I	Wahre Ver-dünnung	Befund
3 Ösen + eine Spur Sediment	konzen-triert	Komplette Geldrollenbildung
16 „ + eine Öse 40 %ige Auf-schwemmung	16 : 17	Fast „ „
8 „ + „ „ 20 %ige Auf-schwemmung	8 : 9	Unregelmäßige Geldrollenbildung bei der Hälfte der Blutkörperchen
4 „ + „ „ 10 %ige Auf-schwemmung	4 : 5	Einzelne Geldrollen und Blut-körperchenhäufchen
2 „ + „ „ 5 %ige Auf-schwemmung siehe Abb. 35	2 : 3	Kleine Gruppen von verklebten Blutkörperchen
1 „ + eine Öse 2,5 %ige Auf-schwemmung	1 : 2	Negativ

Eine weitere Fehlerquelle bei der individuellen Diagnose, die in den meisten gerichtlich-medizinischen Untersuchungen nicht genügend berücksichtigt worden ist, bildet die sogenannte Auto-agglutination. Offenbar würde die bloße Möglichkeit einer Auto-agglutination die Grundlage der alten so einfachen Regel von LANDSTEINER-RICHTER zur individuellen Unterscheidung von Blut-flecken erschüttern. Wenn wir die Möglichkeit einer Autoaggluti-nation zugeben, dann kann die Schlußfolgerung, daß eine positive Reaktion zwischen einem Blutfleck und den Blutkörperchen eines bestimmten Menschen die Herkunft des Blutfleckes von eben diesem Menschen ausschließt, nicht mehr ohne weiteres zwingend sein. Im zweiten Kapitel habe ich anläßlich der Blutgruppenbestimmung, die ebenfalls durch die Existenz einer echten Autoagglutination in Frage gestellt würde, auseinandergesetzt, daß es sich nach meinen Untersuchungen bei der Iso- und der Autoagglutination um zwei ihrem Wesen nach durchaus verschiedene Erscheinungen handelt. Die Autoagglutination wäre hiernach meist einfach eine besondere Erscheinungsform der Geldrollenbildung und entspräche durchaus der bereits besprochenen Pseudoagglutination. Demnach sind für die Praxis die Fehlerquellen, die zu einer Pseudoagglutination führen, die gleichen wie bei der Autoagglutination. Die erstere hängt davon ab, wie die Blutflecken behandelt wurden, während die zweite ihre Ursache in der von vornherein vorhandenen Plasmaeigenschaft hat. Hieraus folgt, daß eine Technik notwendig ist, die jede Möglichkeit auch nur gelegentlicher Autoagglutination und der „Panagglutination" ausschließt.

4. Technik der individuellen Blutdiagnose auf Grund des Nachweises der Isoantikörper (Isoagglutinine).

Der erste wichtige Punkt für die Trennung der spezifischen Agglutination von störenden Begleiterscheinungen besteht in der Konzentration der Extrakte des Fleckes, mit denen man bei der Reaktion notwendigerweise arbeiten muß.

Es ist bereits vor längerer Zeit von Shattock, Capogrossi und Schwytzer beobachtet und seither bestätigt worden, daß die Fähigkeit des Serums zur Geldrollenbildung und demgemäß auch zur Pseudoagglutination bei Verdünnung sehr rasch nachläßt. Schon bei zwei- bis dreifacher Verdünnung eines normalen Serums ist die Geldrollenbildung völlig verschwunden. Der Titer der Isoagglutinine im frischen Serum ist fast stets wesentlich höher ($1 : 15$ bis $1 : 50$ und mehr).

Gleichwohl ist der Agglutinationstiter im allgemeinen nicht so hoch, daß man empfehlen könnte, mit sehr starken Verdünnungen zu arbeiten, zumal ja mit einer Abschwächung infolge des Alterns zu rechnen ist. Wir haben also mit anderen Worten ein Interesse daran, die Konzentration des Extraktes aus dem Fleck möglichst hoch zu nehmen, um ein möglichst eindeutiges Resultat zu bekommen. Wenn wir andererseits die Pseudoagglutination durch eine zweckmäßige Konzentration ausschalten wollen, so wird man bei der Verdünnung nicht unter die Grenze gehen dürfen, unter der eine Pseudoagglutination noch möglich ist. Für das normale Blut würde also die optimale Verdünnung etwa bei $1 : 3$ bis $1 : 4$ liegen. Um diese Bedingungen, die vor Irrtümern sichern, möglichst genau innezuhalten, wären titrierte Extrakte des Fleckes herzustellen, und dies ist ein recht bedenkliches Verfahren.

Eine Hypertonie des Extraktes und die hieraus resultierende Deformation der Erythrocyten (die nach GAY eine Fehlerquelle abgeben könnte) wird am besten vermieden, und deshalb erscheint es zweckmäßig, zunächst mit destilliertem Wasser das Blut des Fleckes auf das alte Volumen aufzufüllen und erst nachher in angemessener Weise mit physiologischer Kochsalzlösung zu verdünnen. Am genauesten arbeitet man, wenn man das getrocknete Blut wägt und das ursprüngliche Gewicht auf Grund des Trockenrückstandes des Blutes, der nur wenigen Veränderungen unterworfen ist, berechnet (etwa $20\,^0/_0$ des frischen Blutes [HAMMARSTEN]). Dies Verfahren ist in den beiden ersten überhaupt veröffentlichten Fällen einer praktischen Anwendung der individuellen Blutdiagnose benutzt worden (L. LATTES) und ist theoretisch zweifellos das genaueste; es erlaubt außerdem durch eine ergänzende Probe die Gefahr der Autoagglutination, sowie auch die Fehlerquelle auszuschließen, die in der Verminderung des Flüssigkeitsgehaltes bei Leichenblut, das unter Umständen zum Vergleich herangezogen werden könnte, beruht. An autoagglutinierendem oder Leichenblut können wir nicht von vornherein den jedenfalls jenseits der Norm liegenden Grenzwert der Verdünnung bestimmen, bei dem die auf Geldrollenbildung beruhenden Erscheinungen gänzlich verschwinden. Wir können uns darüber vergewissern, wenn wir die Extrakte, bevor wir sie mit den Blutkörperchen A und B, den Testblutkörperchen für die Isoagglutination, prüfen, zunächst mit Blutkörperchen O zusammenbringen, welche keine Isoagglutination geben. Nur wenn wir mit dieser Probe, die auch für die Stellung der spezifischen Diagnose von Nutzen ist (siehe S. 154) ein negatives Resultat bekommen, dürfen wir an die weitere Untersuchung herangehen. Die Probe kann auch dazu dienen, die allerdings außergewöhnlich seltene Fehlerquelle auszuschalten, die darin besteht, daß das fragliche Blut nicht infolge zu starker Geldrollenbildung autoagglutinierend wirkt, sondern deshalb, weil es zwar unspezifische aber echte (im Bindungsversuch ausfällbare) Agglutinine gegen alle möglichen Blutkörperchen besitzt (Panagglutination vgl. S. 36).

Leider ist die Methode des Wägens des trockenen Blutes nicht für alle gerichtlich-medizinisch in Betracht kommenden Fälle verwertbar. Das Abwägen des einen Stoff durchsetzenden Blutes, insbesondere aus einem kleinen Fleck, ist nicht nur umständlich, sondern auch recht ungenau; die Verdünnung kleinster Mengen läßt sich kaum mit der nötigen Genauigkeit durchführen. Die Methode kann also nur in solchen Fällen angewendet werden, in denen das Blut in ausreichender Menge und vor allem in Form einer Kruste vorhanden ist.

Die Gefahr einer Pseudoagglutination fällt auch bei der von De Dominicis empfohlenen Technik nicht fort, die sich an das ursprünglich von Landsteiner und Richter angegebene Verfahren anlehnt. Es besteht in der Untersuchung eines Stückchens des Fleckes, das im mikroskopischen Präparat einer Aufschwemmung von Testblutkörperchen zugesetzt wird. Die Agglutination kommt rings um die Blutmasse zustande, dort, wo im Präparat die Flüssigkeit besonders intensiv rot gefärbt erscheint. Das Verfahren hat unzweifelhaft den Vorteil großer Schnelligkeit und Einfachheit und ist außerdem noch bei recht kleinen Flecken verwendbar. Es ist aber, wenigstens in der von De Dominicis vorgeschlagenen Form, unzuverlässig, einmal weil die Möglichkeit einer durch zu hohe Serumkonzentration hervorgerufenen Pseudoagglutination gegeben ist, ferner auch weil infolge der Zerkleinerung des Ausgangsmaterials in dem Präparat Blutklümpchen herumschwimmen können, die mit denen der Agglutination zu verwechseln sind. Bisweilen kann das Isoagglutinin infolge der Zerkleinerung und Zerzupfung des frischen Fleckes so stark verdünnt sein, daß seine Wirksamkeit sich dem Nachweis entzieht.

Lattes hat sich in seinen weiteren Untersuchungen bemüht, dieser Probe die nötige Zuverlässigkeit zu geben, ohne dabei ihre technische Grundlage aufzugeben, die so einfach ist, daß sie eine sehr allgemeine Anwendung erlaubt. Auch bei diesem Verfahren kann man die Konzentration berücksichtigen. Die Probe auf dem Objektträger und im Reagensglas zeigt, daß die Klümpchen der echten Agglutination, wenn sie erst einmal gebildet sind, durch eine weitere ziemlich starke Verdünnung des Serums nicht zum Verschwinden gebracht werden. Hat man dagegen eine regelmäßige oder unregelmäßige Geldrollenbildung (Pseudoagglutination) der Blutkörperchen infolge einer zu hohen Serumkonzentration, so genügt eine mäßige Verdünnung, um eine gleichmäßige Verteilung der Blutkörperchen herbeizuführen. Infolgedessen ist es leicht möglich, die Pseudoagglutination nicht von vornherein, sondern nach Ablauf der Reaktion auszuschalten. Dies kann ziemlich einfach auf folgende Weise geschehen: Man bringt auf einen Objektträger eine kleine Spur des bluthaltigen Materials, ohne daß man es zerkleinert oder zerzupft, und sieht dabei darauf, daß die Blutmasse möglichst in einem Punkt vereinigt wird. Die Masse darf nicht zu dick sein, weil sonst ein Deckglas zu

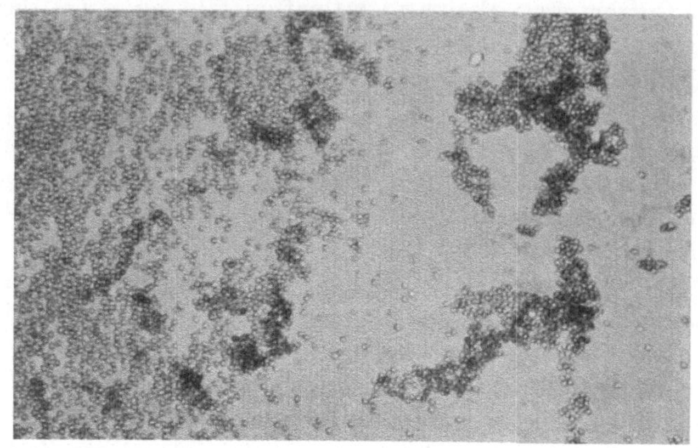

Abb. 38. Echte Agglutination durch einen Blutfleck.   Gegend der Fleckmasse.

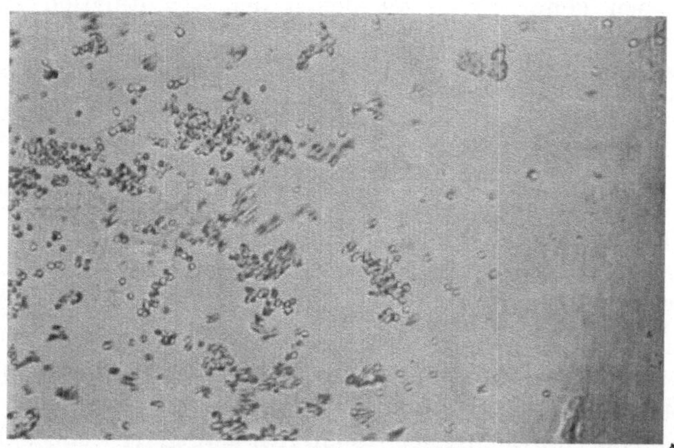

Abb. 39. Pseudoagglutination durch einen Blutfleck.   Gegend der Fleckmasse

weit vom Objektträger abgedrängt würde und dann zuviel Flüssigkeit erforderlich wäre. Man fügt einen kleinen Tropfen der Blutkörperchenaufschwemmung hinzu und bedeckt alsdann mit dem Deckgläschen. Bald darauf löst sich rings um den Blutfleck das Serum in einem rötlichen Hof, und falls es ein wirkliches

Agglutinin enthält, beobachtet man um den Fleck herum die charakteristischen Häufchen der Agglutination (Abb. 38). Der-

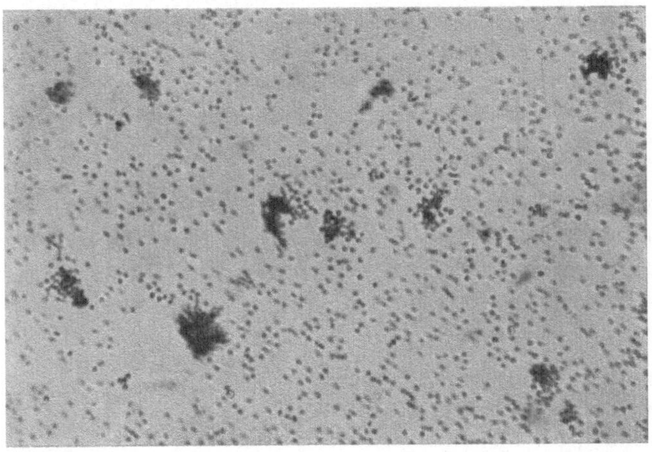

Abb. 40. Das gleiche Präparat wie in Abb. 38, verdünnt durch Vermischung.

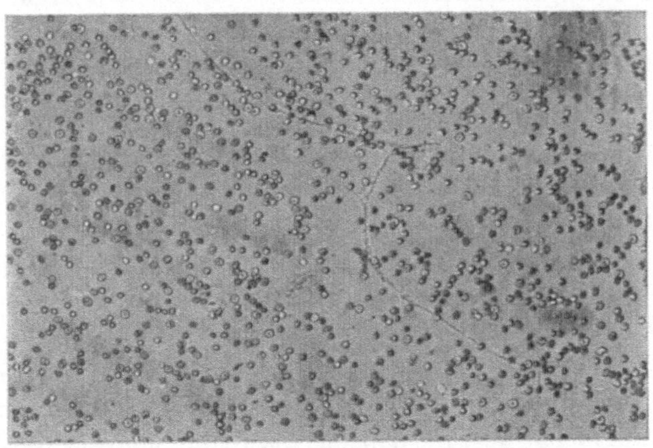

Abb. 41. Das gleiche Präparat wie Abb. 39, verdünnt durch Vermischung.
(Reaktion negativ.)

artige Häufchenformen können nun aber, wie das Experiment zeigt, öfters auch durch Pseudoagglutination zustande kommen (Abb. 39).

11*

Bei unmittelbarer Ablesung der Reaktion können also noch Unklarheiten bestehen bleiben. Um eine Entscheidung herbeizuführen, muß man den Hof des verdünnten Serums, in dem sich die Blutkörperchenhäufchen gebildet haben, weiter verdünnen. Es genügt zu diesem Zweck, das Deckgläschen aufzuheben und wieder auf seinen Platz zu verbringen, oder aber es durch ein anderes etwas größeres zu ersetzen, nachdem man den Blutfleck selbst entfernt hat. Durch diesen Kunstgriff wird die Zone des um den Fleck herum angesammelten Serums stark in der übrigen zwischen den beiden Gläsern befindlichen Flüssigkeit verdünnt. Handelt es sich um eine echte Agglutination, so bleiben die innerhalb des Präparats verstreuten Häufchen bestehen (Abb. 40). Liegt dagegen eine Pseudoagglutination vor, so lösen sich die Häufchen auf und die Blutkörperchen verteilen sich gleichmäßig (Abb. 41).

Mit diesem Verfahren, welches SCHIFF und ADELSBERGER als besonders leistungsfähig betrachten, kann man eine Blutgruppenbestimmung bei kleinsten Flecken vornehmen, bei denen die Herstellung ausgewerteter Extrakte unmöglich wäre. Nun haben aber neuere Beobachtungen gezeigt, daß ganz ausnahmsweise bei Blut mit starker Autoagglutination die Häufchen der falschen Agglutination auch bei starker Verdünnung bestehen bleiben können. Das Studium des Phänomens der Geldrollenbildung in Verbindung mit denen der Pseudo- und Autoagglutination hat es ermöglicht, neuerdings die Technik derartig zu verbessern, daß man auf eine Verdünnung, die ja immer gewisse Unzuträglichkeiten hatte, verzichten und unmittelbar die Reaktion in Gegenwart von maximal konzentriertem Serum ablesen kann.

Dies gelingt, wenn man nicht das Serum behandelt, sondern Mittel anwendet, welche die Neigung der Blutkörperchen zur Geldrollenbildung in ihren verschiedenen Formen aufhebt.

Es ist eine schon alte Beobachtung, daß die Bildung der Geldrollen auch vom Zustand der roten Blutkörperchen abhängt. HEIDENHAIN hat gezeigt, daß die Plastizität und die Klebrigkeit der roten Blutkörperchen von erheblichem Einfluß ist, und aus meinen eigenen Beobachtungen ergibt sich, daß Einwirkungen, welche die Form oder den Zusammenhang der roten Blutkörperchen schädigen, die Geldrollenbildung in stärkerem oder schwächerem Maße hemmen. So genügt es z. B., die Blutkörperchen für 3 oder 4 Tage bei Zimmertemperatur in physiologischer Kochsalzlösung zu lassen, damit die Geldrollenbildung unvollständig oder unregelmäßig wird, ebenso wirkt wiederholtes Waschen.

Hypertonie des Mediums verhindert die Geldrollenbildung erst dann, wenn es zur Stechapfelform kommt, Hypotonie erschwert die Geldrollenbildung mehr und mehr, aber eine Pseudoagglutination kommt doch noch zustande, wenn man geeignete Sera auf Blutkörperchen in $0{,}5\%$iger Kochsalzlösung einwirken läßt. Erst wenn die Verdünnung auf $0{,}3\%$ sinkt, so daß es schon zu deutlicher Hämolyse und zur Kugelform der Erythrocyten kommt, hört die Pseudoagglutination auf. Dagegen wird durch diese verschiedenen Schädigungen die echte Agglutination nicht aufgehoben,

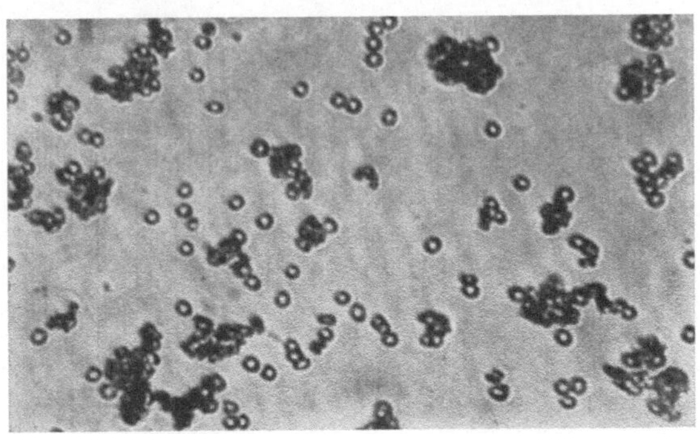

Abb. 42. Agglutination von in Formalin fixierten Blutkörperchen.

wenn sie bisweilen auch nicht so vollständig ist wie in den Kontrollen.

Andere bisher noch nicht veröffentlichte Untersuchungen haben gezeigt, daß eine wirkliche Fixierung der gewaschenen Blutkörperchen in einer 5%igen Formalin-Kochsalzlösung (wobei die Form der Blutkörperchen nicht verändert ist) oder in 5%igem Sublimat, mit nachträglichem gründlichem Waschen, zu einer völligen oder fast völligen Unfähigkeit der roten Blutkörperchen zur Geldrollenbildung führt, während die Agglutinabilität deutlich erhalten bleibt (Abb. 42). Noch bessere Resultate ergeben sich bei mäßiger Erwärmung der Blutkörperchen. Erwärmt man sie in physiologischer Kochsalzlösung, oder, um irgendwelche stärkere Schädigungen zu vermeiden, in ihrem eigenen Serum 5 Minuten lang auf $48-50^{\circ}$, so geben sie keine Pseudoagglutination mehr, während die spezifische Agglutinabilität erhalten bleibt. Die Untersuchungen von WILTSHIRE und von FAHRAEUS haben auch gezeigt, daß Erwärmen der Blutkörperchen auf 40—46⁰ und mehr schließlich ihre Fähigkeit zur Geldrollenbildung beeinträchtigt.

Derartig erwärmte Testblutkörperchen können für gerichtlich-medizinische Zwecke verwendet werden, indem man sie unmittelbar

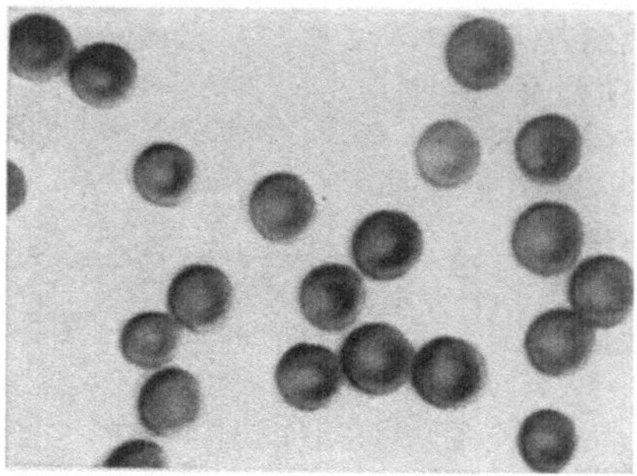

Abb. 43. Blutkörperchen in physiologischer Kochsalzlösung.

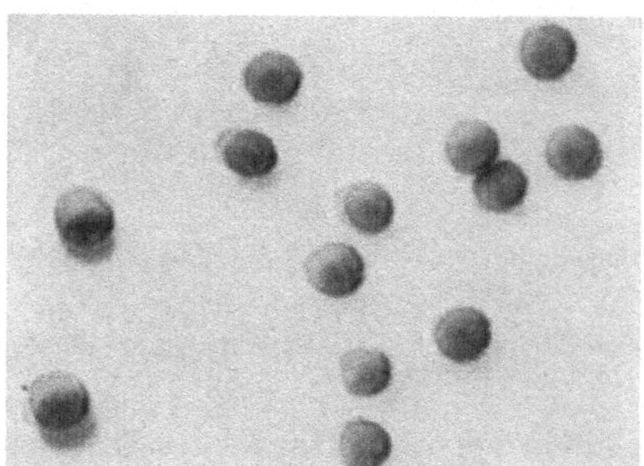

Abb. 44. Dieselben Blutkörperchen in Lecithinlösung.

mit einer Probe des Fleckes reagieren läßt. Ein anderes noch einfacheres und vielleicht noch sichereres Mittel, die Blutkörperchen für die Pseudoagglutination unempfindlich zu machen, besteht darin, daß man sie mit einer sehr feinen Emulsion oder vielmehr einer kolloidalen Lösung von Lecithin behandelt. Bei der Untersuchung des Einflusses der Lipoide auf das Phänomen der Geldrollenbildung hat sich gezeigt, daß die Neigung eines Serums zu starker Geldrollenbildung durch Zusatz von Lecithin völlig aufgehoben wird (LATTES, bestätigt durch DEBENEDETTI, MINO u. a.).

Anmerkung: Das Lecithin wird mechanisch leicht vom Serum aufgenommen, man hat nur noch zu zentrifugieren, um den Überschuß zu entfernen. Um eine (kolloidale) Lösung in physiologischer Kochsalzlösung zu erhalten, nimmt man einen Teil einer $5^0/_0$igen Lösung von Lecithin (das man nötigenfalls durch Ausfällung mit Aceton gereinigt hat) in reinem Äthyläther auf zwei Teile physiologischer Kochsalzlösung, kocht kräftig, bis der ganze Äther verdunstet ist und schüttelt darauf den Bodensatz gründlich unter etwas kaltem Wasser bis zu völliger Abkühlung. Man füllt dann mit destilliertem Wasser auf das ursprüngliche Volumen auf, läßt sedimentieren und filtriert die opalescierende Flüssigkeit ab.

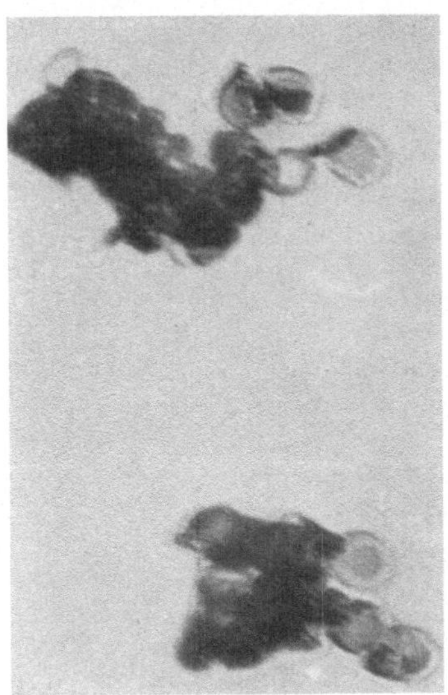

Abb. 45. Isoagglutination ohne Lecithin.

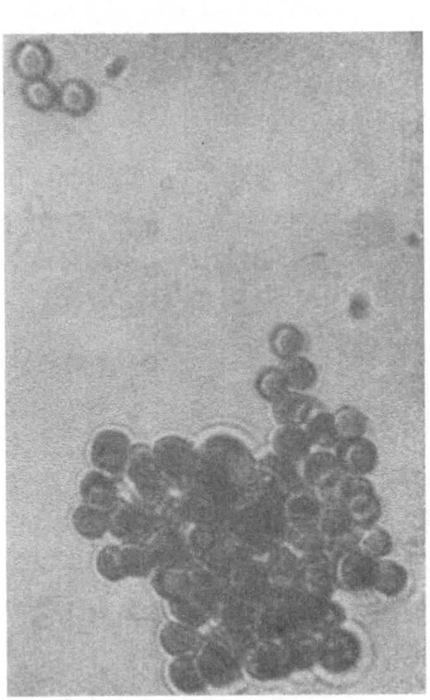

Abb. 46. Isoagglutination bei Lecithinzusatz.

Das Lecithin, das im Serum oder auch in physiologischer Kochsalzlösung emulgiert ist, verändert die roten Blutkörperchen folgendermaßen: sie werden kleiner, nehmen Kugelgestalt an, erscheinen glänzend, die Oberfläche erscheint maulbeerförmig (Abb. 43—44), eine Wirkung, die auch durch Serum, das einfach in flüssigem Zustand längere Zeit aufbewahrt wurde, hervorgerufen werden kann.

Die Lecithinsuspensionen der Blutkörperchen zeigen keinerlei Geldrollenbildung, dagegen reagieren sie bei Mischung mit agglutinierendem Serum ebensogut wie Blutkörperchen, die einfach in physiologischer Kochsalzlösung suspendiert sind (Abb. 45—46).

Will oder muß man die Isoagglutinationsreaktion in einem praktischen Fall zum Zweck der individuellen Blutdiagnose so anwenden, daß man ein Stückchen des Fleckes zu Suspensionen von Testblutkörperchen hinzusetzt, so wird man mit großem Vorteil als Suspensionsflüssigkeit nicht einfache physiologische Kochsalzlösung, sondern eine Lecithinlösung wählen, in der die Blutkörperchen Kugelgestalt angenommen haben.

Der Tropfen des notwendigen Testblutes kann dann auch direkt in einigen Kubikzentimetern Lecithinlösung aufgefangen werden. Man erhält so ohne weiteres

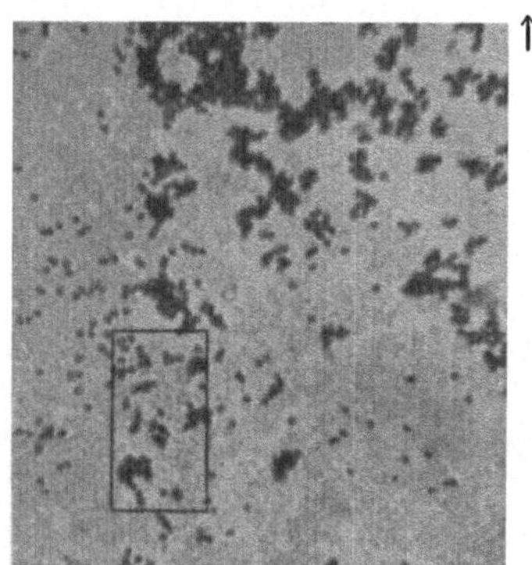
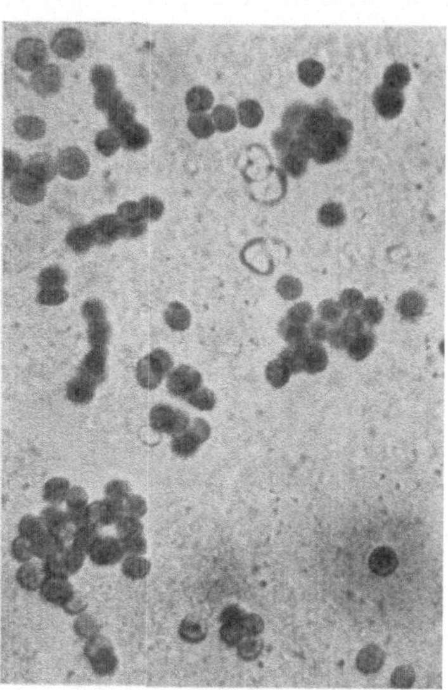

Abb. 47 und 48. Isoagglutination einer Lecithin-Blutkörperchensuspension durch ein Stück ausgetrockneter Blutmasse. ↑ Gegend der Blutmasse.

eine brauchbare Suspension. Waschen ist nicht unbedingt notwendig. Verwendet man Testblutkörperchen in Lecithinlösung, so kann man unmittelbar das Ergebnis der Isoagglutinationsreaktion ablesen, ohne eine Störung durch irgendwelche Pseudoagglutination befürchten zu müssen (Abb. 47—48).

In noch nicht veröffentlichten Untersuchungen haben wir beobachtet, daß auch alte Flecke von Blut, die ursprünglich sehr starke Autogglutination gaben, mit einer Lecithinsuspension von Blutkörperchen keine Autoagglutination mehr zeigten, während die spezifische Isoagglutination erhalten geblieben war. Bei dem Gebrauch von Lecithinsuspensionen, und bei der richtigen Temperatur von 20° (GORONCY), fallen die Fehlerquellen weg, die sich aus der Pseudoagglutination (abhängig von den Versuchsbedingungen) oder aus der Autoagglutination (abhängig von präexistenten Eigentümlichkeiten des Blutes) ergeben.

5. Technik der individuellen Diagnose auf Grund des Nachweises der Isoantigene.

Der Nachweis der in einem Fleck enthaltenen Isoagglutinine mit Hilfe der beiden oben beschriebenen Methoden (Herstellung titrierter Auszüge, Wirkung von trockenen Partikeln des Fleckes auf Blutkörperchen, die keine Pseudoagglutination geben) ist augenblicklich ohne Zweifel der empfehlenswerteste Weg, um im allgemeinen zu einer Blutgruppendiagnose zu gelangen. Es gibt aber doch Fälle, bei denen die ausschließliche Prüfung der Isoagglutinine nicht zum Ziele führt.

Vor allem muß die Reaktion dann negativ ausfallen, wenn im Blut von vornherein, also auch in ganz frischem Zustand, Isoagglutinine fehlen, entweder weil das Blut zur Gruppe IV (A B o) gehört, die regelmäßig frei von Agglutininen ist, oder aber weil es von einem Neugeborenen herrührt, bei dem die Agglutinine noch nicht ausgebildet sind, oder schließlich weil ein beim Erwachsenen persistierender Mangel oder eine nur minimale Ausbildung von Agglutininen vorliegt. Waren aber die Isoagglutinine im frischen Blut vorhanden, so können sie durch irgendwelche schädlichen Einwirkungen, zu hohes Alter oder sonstige Schädigungen, geschwächt oder zerstört sein. Gelingt nun der Nachweis von Isoagglutininen in einem Fleck nicht, so kann man noch versuchen, ein spezifisches Bindungsvermögen des Fleckes für Isoagglutinine nachzuweisen.

Bereits seit den ersten Versuchen einer individuellen Diagnose hat man daran gedacht, an Stelle der Isoagglutinine die in dem Fleck vorhandenen Blutkörperchen für die Diagnostik zu verwenden. BIFFI wollte einfach die spezifische Agglutinierbarkeit der Blutkörperchen prüfen. Bei der Empfindlichkeit der Reaktion und der praktischen Unmöglichkeit, ausgetrocknete Blutkörperchen wieder in den alten Zustand zurückzubringen, ließ sich dieser Gedanke nicht durchführen. Außerdem hat sich aus späteren Untersuchungen ergeben, daß die Isoagglutination ein komplexer Vorgang ist, bei dem man neben einem spezifischen Anteil, der elektiven Bindung des Agglutinins, noch einen unspezifischen, die

Zusammenballung der roten Blutkörperchen zu Klümpchen und die Ausflockung zu unterscheiden hat (LATTES).

Für diagnostische Zwecke genügt es nun, den ersten Teil der Reaktion, die spezifische Bindung, nachzuweisen.

Man kann zu diesem Zweck die von LANDSTEINER und seinen Mitarbeitern, ferner von JERVELL u. a. festgestellte Tatsache benutzen, daß die elektive Bindung ein von der Temperatur abhängiger reversibler Vorgang ist, so daß man einen großen Teil des an die Blutkörperchen gebundenen Agglutinins wieder in Lösung zurückgewinnen kann. Ferner hat SCHÜTZE gezeigt, daß man bei getrocknetem Blut eine Diagnose auch noch stellen kann, wenn man das Bindungsvermögen des nach Extraktion mit destilliertem Wasser verbleibenden Rückstandes, also der Stromata prüft.

SIRACUSA hat unter der Leitung von LATTES diese Frage an Blutflecken untersucht, die durch Altern oder bestimmte physikalische oder chemische Einwirkungen unlöslich geworden waren. Er ging dabei folgendermaßen vor: die Blutmasse wird verrieben und in eine möglichst kleine Menge von Serum der Gruppe I $(O\alpha\beta)$ verbracht; nach einigen Stunden Kontakt bei Zimmertemperatur wird geprüft, ob im Serum noch Isoagglutinine für frische Blutkörperchen A bzw. B vorhanden sind. Waren in dem Fleck isoagglutinable Substanzen enthalten, so haben sie dem Serum das eine oder andere der beiden Agglutinine oder aber beide Agglutinine gleichzeitig entzogen. Bleiben auch nach einer über 24 Stunden ausgedehnten Bindungsdauer die beiden Agglutinine erhalten, aber so, daß eine Abschwächung stattgefunden hat, so liegt anscheinend eine unvollständige Bindung vor, und man kann dann, falls genügend Material vorhanden ist, durch erneute Ausfällung mit einer zweiten Portion des verriebenen Blutes die Probe völlig spezifisch machen.

Eine zweite Methode zum Nachweis der spezifischen Bindung, die man zweckmäßig mit der ersten verbinden kann, besteht darin, daß man nach dem Vorgang von LANDSTEINER und REICH das von der Blutmasse gebundene Agglutinin wiederum absprengt. Zu diesem Zweck setzt man dem Blutpulver reichlich Serum der Gruppe I $(O\alpha\beta)$ zu; darauf wäscht man bei 0° mit physiologischer Kochsalzlösung, zentrifugiert und setzt dann zwecks Extraktion dem Bodensatz eine möglichst geringe Menge physiologischer Kochsalzlösung hinzu. Alsdann digeriert man eine Viertelstunde bei 45⁰ und zentrifugiert in der Wärme die NaCl-Lösung schnell ab. Prüft man nun den Abguß auf sein Agglutinationsvermögen für Blutkörperchen A und B, so kann man in einer ganzen Reihe von Fällen nachweisen, welche Isoagglutinine von dem Blutfleck wieder abgegeben wurden. (Diese Probe fällt nicht so gleichmäßig aus wie die vorher besprochenen.) Die Untersuchungen von SIRACUSA haben gezeigt, daß diese Methoden ein weites Anwendungsgebiet haben, weil sie nicht nur bei altem oder von vornherein agglutininfreiem, sondern auch bei gekochtem oder mit verschiedenen chemischen Mitteln behandeltem Blut zum Ziele führen. Natürlich finden sie ihre nicht übersteigbare Grenze darin, daß manche chemische Einwirkungen das Bluteiweiß nicht nur denaturieren sondern geradezu das Eiweißmolekül völlig abbauen. Ein derartiger Nachweis der Isoantigene, der schon von LATTES in einem gerichtlichen Fall angewandt wurde, hat neuerdings MARTIN und ROCHAIX in einem sehr wichtigen Kriminalprozeß zur Gruppendiagnose von Flecken geführt.

SCHIFF und ADELSBERGER haben an Stelle von menschlichem Serum der Gruppe III mit Erfolg auch Immunsera von Kaninchen herangezogen, die mit bestimmten menschlichen Blutkörperchen behandelt waren; einige dieser Sera waren hochgradig gruppenspezifisch und kaum noch artspezifisch. Ein Teil der Immunsera und ebenso einzelne menschliche Normalsera gaben eine Komplementbindungsreaktion, und zwar auch mit gekochtem und auf verschiedene Weise verändertem Blut; die Reaktionen fielen gleichsinnig mit dem oben besprochenen Isoagglutininbindungsversuchen aus. Die gruppenspezifischen Immunsera der Kaninchen enthielten auch Präcipitine für die gruppenspezifischen Antigene des Serums, und zwar bis zur Verdünnung 1:500. Man kann demnach hoffen, auch auf diesem Wege zu einer individuellen Differenzierung von Blutflecken zu gelangen.

6. Praktische Verwertung der mit Hilfe der individuellen Blutdiagnose gewonnenen Resultate.

Sämtliche vorangegangenen Ausführungen bezogen sich auf die besonderen Verhältnisse, die bei der individuellen Blutdiagnose von Flecken zu gerichtlich-medizinischen Zwecken vorliegen, und auf die besonderen technischen Schwierigkeiten, die sich unter diesen Umständen bieten. Es ist mit anderen Worten gezeigt worden, wie man bei der Untersuchung von angetrocknetem Blut die Isoagglutinations- bzw. die Bindungsreaktionen im einzelnen auszuführen hat.

Einige Worte sind nun noch über den Gang der Untersuchung zu sagen, der von der jeweils gestellten Aufgabe abhängig ist. Für gewöhnlich fragt die Behörde, ob ein Blutfleck von einer bestimmten Person herrührt. In diesem Fall ist stets, und zwar vor der spezifischen Blutuntersuchung und unabhängig von der Gruppendiagnose, die alte Reaktion von Landsteiner und Richter auszuführen. Sie besteht darin, daß man den Blutfleck mit den frischen Blutkörperchen der fraglichen Person zusammenbringt. Wird bei richtiger Ausführung der Reaktion eine echte positive Isoagglutination festgestellt, so genügt das in der Regel für eine negative Diagnose.

Fällt dagegen die Reaktion negativ aus, oder handelt es sich, was mir ebenfalls praktisch vorgekommen ist, um die Feststellung, ob zwei verschiedene Blutflecke von derselben Person herrühren, oder aber darum, daß von einer bestimmten Person (etwa der Leiche eines von dem Angeschuldigten angeblich Ermordeten) keine frischen Blutkörperchen, sondern nur trockenes Blut zur Verfügung steht, so müssen die Untersuchungen mit Hilfe von bekannten Testblutkörperchen ausgeführt werden. Man kommt mit solchen der Gruppen A und B aus und hat dabei, wie Schütze mit Recht hervorhebt, nur darauf zu achten, daß sie möglichst leicht agglutinabel sind.

Mit diesen prüfen wir nun die verschiedenen zu untersuchenden Blutproben, und zwar zunächst auf ihren Agglutiningehalt. Wirkt das Blut weder auf Blutkörperchen A noch auf B agglutinierend, so muß man versuchen, die Gruppe zu bestimmen, indem man auf die oben beschriebene Weise das Bindungsvermögen für die Agglutinine oder für die komplementbindenden Antikörper α und β untersucht. Erweist sich der Fleck als agglutinierend oder bindend, so ist eine Gruppenbestimmung leicht möglich, je nachdem Blutkörperchen A oder B oder aber beide gleichzeitig agglutiniert werden, oder aber die Antikörper α oder β einzeln oder gemeinsam gebunden werden. Aus der gleichen oder verschiedenen Gruppenzugehörigkeit der fraglichen Blutproben kann man dann in geeigneten Fällen gerichtlich-medizinisch verwertbare Schlüsse ziehen, wie es auch G. Strassmann neuerdings bestätigt hat. Das gelingt vor allem dann, wenn die in Betracht kommenden Möglichkeiten, wie das meist der Fall ist, begrenzt sind, wenn z. B. der Fleck nur von zwei oder doch nur wenigen bestimmten Personen herrühren kann. Der Erfolg der individuellen Diagnose wird in diesem Fall davon abhängen, ob die betreffenden Personen zufällig zu verschiedenen Blutgruppen gehören.

Natürlich kann es vorkommen, daß die zu differenzierenden Blutproben der gleichen Gruppe angehören. Dann ergibt sich die sehr schwierige Frage, ob es möglich ist, ganz allgemein eine Unterscheidung von Blutproben gleicher Gruppenzugehörigkeit durchzuführen, und weiter, ob eine solche Unterscheidung auch für gerichtlich-medizinische Zwecke verwertbar ist.

Auf Grund der Untersuchungen von BIFFI, v. DUNGERN-HIRSCHFELD, SCHÜTZE, DYKE, CAVALIERI, LATTES-CAVAZZUTI, MINO u. a. ist es sicher, daß beträchtliche quantitative Unterschiede im Titer der Isoagglutinine verschiedener Individuen der gleichen Gruppe bestehen.

Aber gerichtlich-medizinisch lassen sich die quantitativen Unterschiede allein nicht verwerten, da wir es hier immer mit Flecken zu tun haben, bei denen durch Alter oder sonstige Schädigungen der Agglutinintiter erheblich geändert sein kann. Außerdem läßt sich bei den Reaktionen, wie wir sie notgedrungen ausführen müssen, die Konzentration des Serums niemals so genau angeben, daß wir sie mit der frischer Sera vergleichen können. Entsprechende Erwägungen gelten für die Agglutinabilität der roten Blutkörperchen.

Immerhin wird man es für eine Diagnose verwerten können, wenn man bei einem Fleck sehr kräftige Isoagglutinine findet, während sie im frischen Blut nur schwach sind oder fehlen; nur muß es ausgeschlossen sein, daß sich in der Zwischenzeit seit der Entstehung des Fleckes der Agglutinintiter durch irgendwelche Umstände geändert haben könnte.

Wie bereits oben ausgeführt (Kapitel 2), wird von einigen Autoren angenommen, daß qualitative Differenzen innerhalb ein und derselben Blutgruppe vorkommen, derart, daß nicht alle Blutkörperchen mit allen Sera reagieren, welche das korrespondierende Agglutinin enthalten, oder aber, daß sie als einzige mit gewissen Sera reagieren. Es handelt sich dabei anscheinend um seltene Ausnahmen, die man überdies auch quantitativ erklären könnte, nämlich auf Grund der sehr ungleichen Agglutinabilität der Blutkörperchen und des verschiedenen Agglutiningehaltes der

Sera. Wenn bewiesen wäre, daß es sich um qualitative Unterschiede handelt, könnte man theoretisch damit rechnen, daß innerhalb der Gruppen eine weitere Unterscheidung durch Heranziehung einer größeren Anzahl verschiedener Testblutkörperchen möglich wäre. Bis dahin aber kann man die Annahme doch noch nicht als festbegründet ansehen, daß die individuellen Eigenschaften eines Serums um so deutlicher hervortreten, mit je mehr verschiedenartigen Blutkörperchen man es reagieren läßt, eine Annahme, die einige Autoren zu der Vorstellung geführt hat, jedes Blut habe bei der Isoagglutination seine besondere „Physiognomie". Handelt es sich hier auch noch um eine ganz offene Frage, so scheint einstweilen doch die Annahme von v. DUNGERN und HIRSCHFELD, daß Untergruppen existieren, den beobachteten Tatsachen besser zu entsprechen. Jedenfalls braucht man, wenn es sich praktisch darum handelt, zwei Blutproben der gleichen Gruppe zu unterscheiden, bei dem heutigen Stand unserer Kenntnisse die Hoffnung auf eine Antwort nicht unbedingt aufzugeben. Man würde z. B. eine immer größere Anzahl verschiedener Blutproben A und B mit den zu untersuchenden Blutarten prüfen, bis man schließlich ein Testblut fände, das mit einer der beiden Blutarten nicht reagiert. Immerhin ist das ein sehr umständliches Vorgehen, das nur bei einem ganz besonders wichtigen Prozeß gerechtfertigt wäre. Man kann dabei auch nicht vorhersagen, wie groß die Wahrscheinlichkeit ist, zu einem Erfolg zu gelangen. Auf alle Fälle wird man nur mit einer negativen, die Gleichheit ausschließenden Diagnose etwas anfangen können.

Dagegen ist eine positive Diagnose heute überhaupt noch nicht möglich. Es besteht noch keine Aussicht, mit Hilfe der Isoagglutination den Nachweis zu führen, daß ein vorgelegter bestimmter Blutfleck von einem bestimmten verdächtigen Individuum herrühren müsse. Denn wenn man auch findet, daß ein Blutfleck und das Blut des Verdächtigten sich einer größeren Anzahl von Blutkörperchensorten gegenüber gleichartig verhalten, so könnte das doch höchstens als Indicium Wert haben, nicht aber den sicheren Beweis der Identität der beiden Blutarten liefern. Man würde also in einem derartigen Falle höchstens zu der Antwort kommen: es ist nicht gelungen auszuschließen, daß der Fleck von dem betreffenden Verdächtigen herrührt.

Die wirklich individuellen Eigentümlichkeiten der Antigene in den menschlichen Erythrocyten, die v. DUNGERN und HIRSCH-

FELD mit Hilfe von Tiersera, also durch Heteroagglutination, nachgewiesen haben (vgl. S. 57), können in der Praxis, wie übrigens auch die Autoren selbst zugeben, für die Diagnose einer bestimmten Person nicht benutzt werden. Eine Anwendung dieser Untersuchungen zu gerichtlich-medizinischen Zwecken käme schon deshalb nicht in Frage, weil sie an roten Blutkörperchen ausgeführt wurden; man kann aber nicht damit rechnen, aus Blutflecken die Blutkörperchen in einem so guten Zustand wieder zu gewinnen, daß sie für so empfindliche Reaktionen noch zu brauchen sind.

Außerdem wissen wir gar nichts darüber, wie haltbar diese Antigene sind, ob sie in ein und demselben Blut konstant bleiben und nach welchen Gesetzen sie mit den zahlreichen normalen Heteroantikörpern reagieren. Die sehr komplizierten Untersuchungen von v. DUNGERN und HIRSCHFELD sind von den Autoren selbst nicht fortgesetzt und auch von anderen nicht nachgeprüft worden.

Nachtrag zum Kapitel III.

F. Bernstein (vgl. S. 92 und 106) hat in seiner ausführlichen Arbeit, deren Manuskript mir jetzt vorliegt, Schlußfolgerungen gezogen, die in bezug auf die Vererbbarkeit der Blutgruppen von großem Interesse sein könnten, und zwar nicht nur in theoretischer Hinsicht, sondern auch für die praktische Anwendung in der gerichtlichen Medizin.

Vor allem erklärt er die heute geltende Annahme zweier unabhängig voneinander mendelnder Allelomorphenpaare, die demgemäß in verschiedenen Chromosomen oder an weit voneinander entfernten Punkten ein und desselben Chromosoms ihren Sitz haben würden, für nicht haltbar. Nach dieser Hypothese müßte für die Verteilung der Gruppen innerhalb der verschiedenen Populationen die von Hirschfeld angenommene Formel gelten:

$$1.\ (A + AB)(B + AB) = AB.$$

Diese Beziehung entspricht aber nicht genau den Beobachtungen, ja es finden sich sogar Beispiele erheblicher Abweichungen.

Bernstein behauptet dagegen, daß die Hypothese dreier multipler Allelomorphe, welche (analog den von Morgan bei Drosophila gefundenen) an ein und derselben Stelle des Chromosoms lokalisiert sind, den Tatsachen besser gerecht wird. Diese drei Allelomorphen, die er A, B, R nennt, entsprächen drei biochemischen Rassen, von denen die ursprüngliche R-Rasse rezessiven Charakter hätte, während die beiden anderen jeweils durch Mutation entstanden wären. Nach dieser Hypothese wäre für die Blutgruppen an Stelle der auf S. 63 wiedergegebenen die nachstehende Erbformel zu setzen (vgl. S. 92):

Gruppe	O	A	B	AB
Erbformel	RR	AA	BB	AB
		AR	BR	

Bezeichnen wir die Häufigkeit der Faktoren A, B und R in einer durchgemischten Bevölkerung mit p, q, bzw. r, so wäre:

$$2.\ p + q + r = 1$$

und hieraus ergibt sich durch einfache Berechnungen die auf S. 93 gebrachte Formel:

$$3.\ 1 = p + q + r = 1 - \sqrt{O + B} + 1 - \sqrt{O + A} + \sqrt{O}.$$

Diese Relation ist bei allen ethno-anthropologischen Beobachtungen, abgesehen von kleinen Abweichungen, sehr gut erfüllt.

Die Erbformel von BERNSTEIN, die mit der von VON DUNGERN und HIRSCHFELD nicht vereinbar ist, verlangt nun aber auch Änderungen in der Tabelle von OTTENBERG, derzufolge aus bestimmten Ehen gewisse Kinder nicht hervorgehen können (Tabelle 32, S. 87). Da diese Abänderungen eine Erweiterung der Tabelle darstellen, so würden sie zu einer Ausdehnung der praktischen Anwendbarkeit führen.

Auf Grund der Annahme zweier Allelomorphenpaare würden nämlich Kinder sämtlicher Gruppen entstehen können, wenn einer der Eltern zur Gruppe AB gehört, so daß also Kinder der Gruppe O jeder beliebigen Kombination der Eltern entstammen könnten.

Dagegen könnte nach der Theorie von BERNSTEIN ein Elter AB niemals ein Kind O zeugen, da ja die Gameten der Gruppe AB den rezessiven Faktor R nicht enthalten. Außerdem könnten aus der Vereinigung AB × O (mit den Erbformeln AB × RR nach BERNSTEIN) niemals Kinder AB hervorgehen.

Demgemäß wäre die Möglichkeit der Erzeugung von Kindern aller vier Gruppen auf die Kombination A × B beschränkt (und zwar für den Fall der Heterozygotie beider Eltern: AR × BR).

Nun geht aber aus den zur Verfügung stehenden Beobachtungen die Nichtexistenz von O-Kindern eines AB-Elters oder von AB-Kindern aus Ehen AB × O nicht mit Sicherheit hervor. BERNSTEIN selbst hat nur einen Teil des Beobachtungsmaterials geprüft; es empfiehlt sich deshalb, die gesamten im 3. Kapitel zusammengestellten Beobachtungen unter diesem Gesichtspunkt zu betrachten.

In der nachstehenden Tabelle sind alle Ehen genau aufgeführt, bei denen zumindest der eine Teil zur Gruppe AB gehört (für AB × AB liegt nur der eine Fall von PLÜSS vor); Spalte 2 enthält die Gesamtzahl der Kinder; daneben stehen noch gesondert die Ehen AB × O. In den Spalten 4 und 8 finden sich diejenigen Fälle, die mit der BERNSTEINschen Theorie nicht vereinbar sind, sei es, daß rezessive Kinder (O), sei es, daß Kinder AB auftreten.

Die nachstehende Tabelle bildet eine Ergänzung zu der Tabelle 33, S. 89. Die Abweichungen, die sich aus dieser letzteren ergeben, bleiben sowohl nach der Theorie von v. Dungern und Hirschfeld, wie nach der von Bernstein bestehen. Die neu hinzugekommenen Abweichungen, die sich nur auf die letztere beziehen, liegen nach ihrer Häufigkeit in der gleichen Größenordnung, wenn sie auch im Verhältnis etwa zahlreicher sind. Nur die drei Familien von Learmonth bereiten trotz der nicht einwandfreien Technik dieses Autors wegen ihres eigentümlichen Verhaltens eine bedenkliche Schwierigkeit.

Tabelle 42. Ehen mit AB-Eltern.

Autor	1	2	3	4	5	6	7	8
	Gesamtzahl der Ehen mit einem Elter AB	Gesamtzahl der Kinder	Zahl der Ehen mit O-Kindern	Zahl der O-Kinder	Gesamtzahl der Ehen AB × O	Gesamtzahl der Kinder aus den Ehen AB × O	Zahl der Ehen AB × O mit AB-Kindern	Zahl der AB-Kinder aus den Ehen AB × O
v. Dungern-Hirschfeld .	9	27	4	6	4	9	1	3
Learmonth . .	6	18	—	—	3	12	3	12
Ottenberg . .	8	17	—	—	2	10	—	—
Mino	10	28	—	—	4	11	1	2
Jervell . . .	6	17	—	—	3	8	—	—
Kirihara . . .	20	55	2	2	6	18	1	1
Tebbut-Connel	2	12	—	—	2	12	—	—
Keynes	3	9	—	—	1	2	—	—
Dyke-Budge . .	2	2	1	1	1	1	—	—
Avdeieva-Grizevicz . .	8	18	2	2	2	3	1	1
Plüss	10	25	2	2	7	18	—	—
Dossena . . .	15	15	2	2	7	7	—	—
Total	99	243	13	15	42	111	7	19

Zur Erklärung für diese Abweichungen könnte man genau dasselbe anführen wie für diejenigen der Tabelle 33, nämlich abgesehen von Illegitimität die Möglichkeit einer irrtümlichen Zuteilung zur Gruppe O.

Diese Fehlerquelle kommt besonders dann in Frage, wenn die Gruppe O im Widerspruch zur Theorie bei Kindern, insbesondere bei Neugeborenen und Säuglingen (Dyke und Budge, Dossena) erscheint, da bei diesen unter Umständen das Agglutinogen nur schwach ausgebildet ist.

Auf jeden Fall steht fest, daß die Abweichungen immer Fälle betreffen, bei denen eine fälschliche Zuteilung zur Gruppe O, niemals zu einer anderen Gruppe in Frage kommt.

Viele Gründe führt BERNSTEIN zugunsten der Theorie der drei multiplen Allelomorphen an; die Zahl der Fälle, die ihr widersprechen, scheint nur gering. Wäre dagegen die Hypothese der zwei Genpaare richtig, so müßten nach BERNSTEIN weit mehr nicht stimmende Fälle, und zwar bei allen Autoren, vorliegen. Außerdem ist zu berücksichtigen, daß mit dem Anwachsen des Materials an AB-Eltern die mit der Theorie der drei multiplen Allelomorphe unvereinbaren Fälle vielleicht nicht entsprechend zunehmen werden, sondern auch abnehmen könnten, zumal da gerade bei den zeitlich zurückliegenden Arbeiten mit einer Beeinflussung der Ergebnisse durch fehlerhafte Technik bei der Gruppenbestimmung zu rechnen ist.

Die Überlegungen von BERNSTEIN bestätigen letzten Endes die Vererbbarkeit der Blutgruppen nach dem MENDELschen Gesetz. Die abweichende Auffassung des Vererbungsmodus würde nicht nur zu größerer Genauigkeit, sondern vielleicht auch zu einer Erweiterung des Anwendungsgebietes führen.

Es wären nämlich nach der neuen Auffassung bei allen Elternkombinationen mit einer einzigen Ausnahme (A × B) gewisse Bluteigenschaften der Kinder unmöglich, so daß die Tabelle von OTTENBERG (S. 87) durch die nachstehende ersetzt werden müßte, die ihr nicht widerspricht, sondern sie vervollständigt.

Tabelle 43.

Mutter bekannt	Vermeintlicher Vater	Kinder können nicht sein
I (O)	I (O)	II (A); III (B); IV (AB)
I (O)	II (A)	III (B); IV (AB)
I (O)	III (B)	II (A); IV (AB)
I (O)	IV (AB)	I (O); IV (AB)
II (A)	I (O)	III (B); IV (AB)
II (A)	II (A)	III (B); IV (AB)
III (B)	I (O)	II (A); IV (AB)
III (B)	III (B)	II (A); IV (AB)
IV (AB)	I (O)	I (O); IV (AB)
II (A) III (B) IV (AB)	IV (AB)	I (O)

Die forensisch-medizinische Verwertbarkeit der Blutgruppendiagnose nach deutschem Recht.

Von F. Schiff.

A. Kann die Blutentnahme zum Zwecke der Blutgruppendiagnose erzwungen werden?

I. Zivilverfahren.

Das Gericht ist in der Lage, die Blutuntersuchung durch Sachverständige anzuordnen — das ist in der letzten Zeit in Deutschland mehrfach geschehen — ein Zwangsmittel gegen die Parteien oder dritte Personen steht dem Gericht aber nicht zu Gebote.

Wird die Blutuntersuchung verweigert, so kann unter Umständen aus der Weigerung ein Schluß zu ungunsten der sich weigernden Partei gezogen werden, nämlich dann, wenn Gründe für die Annahme vorliegen, daß die Blutuntersuchung nur aus der Befürchtung heraus verweigert wurde, daß sie zu einem ungünstigen Ergebnis führen würde. Diese Folgerung wäre dann auszuschließen, wenn triftige Gründe für die Weigerung angeführt werden. Die Art des Eingriffs kann einen triftigen Grund nicht bilden, denn der Eingriff, die Entnahme weniger Bluttropfen aus dem Ohrläppchen oder der Fingerkuppe, ist nahezu schmerzlos und vollkommen ungefährlich.

II. Strafverfahren.

Bezüglich der Zeugen im Strafverfahren gilt ohne weiteres dasselbe wie im Zivilverfahren. Aber auch auf den Angeschuldigten kann nach dem geltenden Recht ein Zwang zur Blutentnahme nicht ausgeübt werden.

a) Die in § 102 der St.P.O. zugelassene körperliche Durchsuchung verdächtiger Personen läßt sich nach der derzeitigen Praxis nicht dahin auslegen, daß damit körperliche Eingriffe selbst leichtester Art gestattet sind, sofern sie ohne Einwilligung der betreffenden Personen vorgenommen werden. Derartige Eingriffe bleiben rechtlich strafbare Körperverletzung.

b) Es ist auch nicht anzunehmen, daß die Polizei auf Grund ihrer allgemeinen Aufgabe, aus eigener Entschließung bei der strafrechtlichen Verfolgung verdächtiger Personen vorbereitend und unterstützend mitzuwirken, berechtigt ist, eine Blutentnahme vorzunehmen. Ihre Befugnisse in dieser Richtung sind im allgemeinen negativ umschrieben, d. h. die Polizei darf alle erforderlichen Handlungen vornehmen, die nicht verboten sind, soweit nicht, wie beispielsweise in § 24 des Gesetzes über das Urheberrecht an Werken der bildenden Künste und Photographie, besondere gesetzliche Ermächtigung vorliegt. Angesichts des Verbotes des Eingriffes in § 223 St.G.B. fehlt solche besondere gesetzliche Ermächtigung. Der Widerstand des Angeschuldigten gegen die Entnahme wäre nicht strafbar, dagegen würde sich der entnehmende Polizeibeamte mindestens der Gefahr einer Strafverfolgung aussetzen. Hier liegt eine Lücke im Gesetz vor, die bei der kommenden Strafrechtsreform berücksichtigt werden sollte. Ähnlich wie es beabsichtigt ist, für den Arzt Sicherungen zu schaffen, welcher ohne Einwilligung des Patienten eine lebensnotwendige Operation kunstgerecht ausführt, so sollte auch eine Bestimmung getroffen werden, welche leichteste Eingriffe, wie sie die Blutentnahme zur Gruppenbestimmung oder etwa auch zur Wassermannschen Reaktion auf Syphilis darstellt, dann straflos lassen, wenn der Eingriff auf Anordnung einer Behörde zum Zwecke der Aufdeckung von Verbrechen vorgenommen wird.

Oftmals wird im Strafverfahren ein Zwang zur Blutuntersuchung sich erübrigen, nämlich in allen jenen Fällen, in denen der Angeklagte von der Untersuchung eine Entlastung erwartet.

Instruktiv ist in dieser Hinsicht ein Fall, den LATTES (1916) beschrieben hat: Blutflecke an der Kleidung eines Mannes, welcher des Mordes verdächtig war, sollten angeblich von Nasenbluten herrühren. Der Betreffende war unschuldig, wie sich später herausstellte, und seine Angabe über das Nasenbluten erfuhr dadurch eine Stütze, daß das Blut des Verdächtigten und die Blutflecke zur gleichen, das Blut des Ermordeten hingegen zu einer anderen Blutgruppe gehörten.

B. Wie weit läßt sich die Blutgruppendiagnose forensisch verwerten?

Es ist zu unterscheiden I. die direkte Vergleichung zweier Blutproben auf Grund der Blutgruppenbestimmung; II. die Anwendung der Blutgruppenbestimmung in Fragen der Abstammung.

I. Die direkte Vergleichung zweier Blutproben.

Die direkte Vergleichung zweier Blutproben, z. B. eines Blutflecks und der Blutprobe einer Person, von der der Fleck herrühren könnte, führt bei ausreichendem Erhaltungszustand des Materials entweder zu der Feststellung: „die Proben können von ein und derselben Person herstammen", oder aber: „die Proben müssen von verschiedenen Menschen stammen". Die gesetzlichen Voraussetzungen für die Verwertung einer derartigen Feststellung liegen in Deutschland nicht anders als in anderen Ländern; ein näheres Eingehen auf die Anwendungsmöglichkeiten erübrigt sich infolgedessen an dieser Stelle. Es sei auf die ausführlichen Darlegungen in Kapitel 6 des Hauptteiles verwiesen.

II. Die Anwendung der Blutgruppenbestimmung in Fragen der Abstammung.

Die Anwendung der Blutgruppendiagnose in Fragen der Abstammung beruht auf der von v. DUNGERN und HIRSCHFELD aufgestellten Vererbungsregel: beim Kinde treten gewisse charakteristische Bluteigenschaften nur dann auf, wenn sie auch bei Vater oder Mutter (oder aber bei beiden Eltern) vorhanden sind. Besitzt das Kind also eine derartige vererbbare Bluteigenschaft, die bei dem einen Elternteil fehlt, so muß diese Bluteigenschaft bei dem anderen Elternteil vorhanden sein. Fehlt sie bei beiden angeblichen Eltern, so ist die angegebene Abstammung ausgeschlossen.

Voraussetzung für einen forensisch verwertbaren Schluß über die Abstammung von einem Elternteil ist, daß die Abstammung von dem anderen Elternteil unzweifelhaft feststeht.

Fehlt dem Kinde eine charakteristische Blutkörpereigenschaft überhaupt, so ist ein Schluß auf die Abstammung unmöglich; ebenso ist ein Schluß auf die Blutbeschaffenheit des fraglichen Elternteiles ausgeschlossen, wenn die Bluteigenschaft des Kindes bei dem als bekannt angenommenen Elternteil vorhanden ist („ungeeignete Fälle")[1].

---

[1] Diese Einschränkungen würden zum Teil entfallen, wenn man die Erbformel von BERNSTEIN zugrunde legt. (Vgl. Nachtrag zum Kap. III. S. 176 ff.).

Für alles Nähere sei auf Kapitel 3 verwiesen, insbesondere auch auf die Tabellen S. 86, 87 und 179.

Die rechtlichen Voraussetzungen für die Heranziehung der Blutgruppendiagnose sind verschieden, je nachdem ob die Abstammung von der Mutter oder vom Vater zweifelhaft ist.

1. Die Abstammung von der Mutter ist zweifelhaft.

Es handelt sich entweder um fahrlässige Verwechslung des Kindes oder aber um Kindesunterschiebung oder vorsätzliche Verwechslung.

Vor Gericht werden derartige Fälle nur selten behandelt. Die fahrlässige Vertauschung (Befürchtung der Mütter in Gebäranstalten!) hat nur zivilrechtliche Folgen, die vorsätzliche Handlung ist strafbar nach § 165 des Strafgesetzbuches:

Wer ein Kind unterschiebt oder vorsätzlich verwechselt — wird mit Gefängnis bis zu drei Jahren, und wenn die Handlung in gewinnsüchtiger Absicht begangen wurde, mit Zuchthaus bis zu zehn Jahren bestraft.

Die Blutuntersuchung kann zur Prüfung der Frage herangezogen werden, ob das Kind von einem bestimmten Elternpaar abstammen kann oder nicht. Die Zugehörigkeit des Kindes zur Mutter kann geprüft werden, wenn der Vater des Kindes als bekannt vorausgesetzt werden darf.

In bestimmten Fällen (s. Tabelle S. 87) läßt sich nahezu mit Sicherheit ausschließen, daß das Kind von der vermeintlichen Mutter stammt.

2. Die Abstammung von einem angegebenen Vater ist zweifelhaft.

Die Blutuntersuchung ermöglicht in den „geeigneten Fällen" (s. o.) die Feststellung, ob ein Kind, dessen Mutter bekannt ist und zur Untersuchung zur Verfügung steht, von einem bestimmten als Vater in Frage kommenden Mann erzeugt sein kann oder nicht.

Im ersten Fall („N. kann der Vater sein") ist eine forensische Verwertung bei der Unbestimmtheit der Angabe in der Regel unzulässig; selbst bei der Verwertung zur Ergänzung anderer Beweismittel ist größte Zurückhaltung am Platze.

Im zweiten Fall („N. kann nicht der Vater sein") liegt eine ganz bestimmte forensisch verwertbare Feststellung vor, die sowohl zivilrechtlich wie strafrechtlich von Bedeutung ist.

a) Zivilverfahren.

aa) Das eheliche Kind.

Maßgebend ist § 1591 B.G.B.: Ein Kind, das nach Eingehung der Ehe geboren wird, ist ehelich, wenn die Frau es vor oder während der Ehe empfangen und der Mann innerhalb der Empfängniszeit der Frau beigewohnt hat. Das Kind ist nicht ehelich, wenn es den Umständen nach offenbar ausgeschlossen ist, daß die Frau das Kind von dem Mann empfangen hat. Es wird vermutet, daß der Mann innerhalb der Empfängniszeit der Frau beigewohnt habe. Soweit die Empfängniszeit in die Zeit vor der Ehe fällt, gilt die Vermutung nur, wenn der Mann gestorben ist, ohne die Ehelichkeit des Kindes angefochten zu haben.''

Anfechtungen der Ehelichkeit sind für gewöhnlich selten, unter den abnormen Verhältnissen des Krieges waren sie häufiger.

Die Aberkennung der Ehelichkeit ist für das Kind folgenschwer. Außerdem ist damit zugleich, falls es sich nicht um Empfängnis vor der Ehe handelt, die Feststellung des Ehebruches gegeben.

Um die Lage des Kindes nicht zu gefährden, sind an den Beweis der Unehelichkeit sehr hohe Anforderungen gestellt; eine bloße Wahrscheinlichkeit, daß das Kind nicht von dem Ehemanne gezeugt sein könne, genügt nicht, es wird vielmehr der Nachweis der offenbaren Unmöglichkeit gefordert. ,,Es muß ein Tatbestand nachgewiesen werden, welcher für die Schlußfolgerung auf Nichtehelichkeit des Kindes derart zwingend ist, daß die Annahme des Gegenteils bei vernünftiger Erwägung als mit dem gesunden Menschenverstand unvereinbar erscheint'' (Reichsgericht Warneyer 1912. Nr. 171; vgl. Prot. 4, 464).

Der Gegenbeweis kann dahin geführt werden, daß der Mann während der ganzen Dauer der Empfängniszeit zeugungsunfähig war, oder daß die Beiwohnung aus anderen Gründen keine befruchtende Wirkung haben konnte. Zur Führung des Gegenbeweises kann auch der Reifegrad des Kindes herangezogen werden. ,,Zu verlangen ist jedoch ein derart sicherer Beweis für die Richtigkeit dieser Tatsachen, daß sie eine genügende Grundlage für die Schlußolgerungen bieten können.''

Als Beweise werden in erster Linie vorgebracht: Unmöglichkeit einer Befruchtung wegen angeblicher Zeugungsunfähigkeit des Mannes während der ganzen Dauer der Empfängniszeit oder aus anderen Gründen (z. B. Verwendung antikonzeptioneller Mittel), der Reifegrad des Kindes, ferner bisweilen auch Ähnlichkeit des Kindes mit einem anderen als Vater vermuteten Manne, ganz selten schließlich andere Rassezugehörigkeit des Kindes. Alle diese Beweismomente reichen nur sehr selten aus, um das Maß von Sicherheit zu gewähren, welches durch die Worte „offenbar ausgeschlossen" vom Gesetz gefordert wird.

Als ein neuartiges Beweismittel tritt nun zu den ebengenannten die Blutgruppenbestimmung hinzu. Dem Wesen nach besteht eine Verwandtschaft zu den Beweisführungen aus der Ähnlichkeit oder der Rassenzugehörigkeit. Auch bei der Blutgruppenzugehörigkeit handelt es sich darum, die biologische Abstammung auf Grund der Vererbbarkeit gewisser Eigentümlichkeiten zu ermitteln.

Für die praktische Verwertbarkeit der Blutgruppendiagnose kommt es nun in erster Linie darauf an, ob die Methode zu ausreichend sicheren Ergebnissen führt.

Unbestreitbar ist heute, daß das Ergebnis der Blutuntersuchung, wo es überhaupt verwertbar ist („N. kann nicht der Vater sein") zumindest mit großer Wahrscheinlichkeit richtig sein muß.

Demnach kann die Blutuntersuchung jedenfalls im Verein mit anderen Beweismitteln den Schluß „offenbar ausgeschlossen" mit herbeiführen helfen.

Dagegen läßt sich die Frage, ob es zulässig ist, ausschließlich auf Grund der Blutuntersuchung, also ohne Rücksicht auf andere Beweismomente, die Vaterschaft für „offenbar unmöglich" zu erklären, heute noch nicht generell beantworten.

Die Entscheidung hängt vielmehr von der jeweiligen Blutgruppenkombination ab.

Es gibt Blutgruppenkombinationen der Eltern (A × A; B × B) bei denen sämtliche Untersucher ohne Ausnahme die Gültigkeit der Vererbungsregeln bestätigt haben. Es ist niemals beobachtet worden, daß zwei A-Eltern ein Kind B oder AB, zwei B-Eltern ein Kind A oder AB gezeugt hätten. Eventuelle Abweichungen müßten so exorbitant selten sein, daß sie „bei vernünftiger Überlegung" außer Betracht bleiben können. Treten Abweichungen auf, so ist man demnach berechtigt, lediglich auf Grund der Blutuntersuchung die Vaterschaft im Sinne des Gesetzes für „offenbar ausgeschlossen" zu erklären.

Die Sicherheit der Diagnose in derartigen Fällen dürfte annähernd die gleiche sein wie die der Artbestimmung von Tiereiweiß mittels der Präzipitinreaktion und noch größer als die immerhin auch schon sehr große Bestimmtheit, mit der sich eine positive serologische Syphilisdiagnose abgeben läßt.

Gehört dagegen Vater oder Mutter zur Gruppe (O α β), so kann einstweilen eine Abweichung von den Vererbungsregeln nicht mit der im Gesetz geforderten Sicherheit als absoluter Beweis für die illegitime Abstammung dienen.

Denn bei der erwähnten Bluteigenschaft der Eltern sind wie aus der Zusammenstellung im Hauptteil S. 89 hervorgeht, in ganz vereinzelten Fällen angebliche Abweichungen von den Vererbungsregeln beschrieben worden. Die meisten dieser Abweichungen sind zweifellos nur scheinbare und lassen sich durch mangelhafte Technik oder unerkannte Illegitimität zwanglos erklären (vgl. oben S. 90 ff.); es verbleibt aber ein allerdings sehr kleiner Rest, für den es zur Zeit noch offen bleiben muß, ob etwa doch wirkliche Abweichungen vorliegen[1]).

bb) Das uneheliche Kind.

§ 1717 B. G.B. Als Vater des unehelichen Kindes im Sinne der §§ 1708—1716 gilt, wer der Mutter innerhalb der Empfängniszeit beigewohnt hat, es sei denn, daß auch ein anderer innerhalb dieser Zeit beigewohnt hat. Eine Beiwohnung bleibt jedoch außer Betracht, wenn es den Umständen nach offenbar unmöglich ist, daß die Mutter das Kind aus dieser Beiwohnung empfangen hat.

Als Empfangszeit gilt die Zeit vom 180. bis zum 302. Tage vor dem Tage der Geburt des Kindes.

Das Kind klagt auf Anerkennung der Vaterschaft. Hier kommt die Blutdiagnose als Beweismittel immer dann in Frage, wenn es für eine Partei von Wert sein kann, die Vaterschaft einer bestimmten Person auszuschließen. Dies ist bei Untersuchung von Mutter, Kind und dem fraglichen Vater in manchen Fällen möglich, nämlich dann, wenn das Kind Blutkörpercheneigenschaften

---

[1]) Die Chance, daß eine derartige Ausnahme gerade in einem Falle angetroffen wird, in dem auch sonst Anhaltspunkte für die Bezweiflung der Vaterschaft vorliegen, ist noch wesentlich geringer als die des Auftretens einer hypothetischen „Ausnahme" an sich; denn die Wahrscheinlichkeit für das Zusammentreffen zweier voneinander unabhängigen Ereignisse ist gleich dem Produkt der beiden Wahrscheinlichkeiten. Setzen wir willkürlich die beiden Wahrscheinlichkeiten einzeln gleich je 1 : 100, was zweifellos viel zu hoch gegriffen ist, so ergäbe sich für das Zusammentreffen erst eine Wahrscheinlichkeit 1 : 10 000.

besitzt, die entweder bei der Mutter noch bei dem angeblichen Vater vorhanden sind.

Im einzelnen sind je nach dem Einwand des Beklagten verschiedene Möglichkeiten zu unterscheiden.

α) Der Vater bestreitet, der Mutter in der Empfängniszeit beigewohnt zu haben.

Wird in diesem Fall die Blutuntersuchung ausgeführt, und führt sie dazu, die Vaterschaft des Beklagten auszuschließen, so findet damit die Behauptung des Beklagten eine gewisse Stütze, wenn auch ein unmittelbarer Aufschluß über die Tatsache der Beiwohnung damit nicht gewonnen wird. Darüber hinaus aber ist die Blutdiagnose für den Beklagten in diesem Fall deshalb von Wert, weil die Feststellung im Sinne des § 1717, Satz 2 verwertet werden kann.

β) Der Beklagte macht den Einwand, es sei offenbar unmöglich, daß die Mutter das Kind aus seiner Beiwohnung empfangen habe.

Diese Feststellung ist, wie bereits oben ausgeführt, in geeigneten Fällen möglich und im Sinne des Gesetzes verwertbar (vgl. oben die Ausführungen zu § 1591).

Eine Schwierigkeit besteht nun aber hinsichtlich der Bewilligung der Blutentnahme. Liefert die Blutuntersuchung in den Fällen α) und β) überhaupt ein prozessual verwertbares Ergebnis, so müßte es lauten: es ist offenbar unmöglich oder doch sehr unwahrscheinlich, daß der Beklagte der Vater ist. Mutter und Kind haben keinerlei Interesse, das Zustandekommen einer derartigen für sie ungünstigen Feststellung durch Gewährung der Blutentnahme ihrerseits zu fördern. Man müßte also zunächst damit rechnen, daß die Blutentnahme verweigert wird.

Gleichwohl wird es in manchen Fällen auch im Interesse von Mutter und Kind liegen, die Blutentnahme zu erlauben. Ist nämlich ihre Angabe, der Beklagte sei der Vater des Kindes, richtig, so ist es unmöglich, daß die Blutuntersuchung zu ihren Ungunsten ausfällt. Aus der Verweigerung der Blutentnahme aber könnte das Gericht unter Umständen einen für sie ungünstigen Schluß ziehen.

Aber selbst wenn die Mutter damit rechnen muß, daß nicht der Beklagte, sondern ein zweiter Mann der Vater ist, so kann die Blutuntersuchung für Mutter und Kind von Nutzen sein. Falls nämlich die Vaterschaft des Beklagten durch die Blutuntersuchung ausgeschlossen wird, so besteht nunmehr die Möglichkeit, den wirklichen Vater heranzuziehen, der dann mit dem Einwand der Exceptio plurium nicht mehr durchdringen wird, vorausgesetzt allerdings, daß nicht noch weitere Männer mit der Mutter im Verkehr gestanden haben.

γ) Der Beklagte macht die Exceptio plurium geltend.

Gelingt der Nachweis der Exceptio plurium, so sind die Ansprüche des Kindes hinfällig, es sei denn, daß der Kläger (das Kind) beweist, es sei den Umständen nach offenbar unmöglich, daß die Mutter das Kind aus der Beiwohnung mit dem anderen empfangen habe.

Dieser Beweis kann geeigneten Falles (s. o.) durch die Blutuntersuchung erbracht werden.

Im Gegensatz zu α) und β) besteht hier für keine der an der Blutentnahme Beteiligten ein vernünftiger Anlaß, die Untersuchung zu verweigern. Erforderlich zur Untersuchung ist Blut von Mutter und Kind, sowie dem als Zeugen auftretenden „Anderen“. Führt die Untersuchung überhaupt zu einem Ergebnis, so ist der Beklagte, nicht aber Mutter und Kind oder „der Andere“ der Benachteiligte. Für den „Anderen“ kann für gewöhnlich die Aussicht nur erwünscht sein, als Vater endgültig auszuscheiden.

Nur wenn eine Verabredung zwischen den beiden „Vätern“ besteht, hat auch „der Andere“ ein Interesse an der Abweisung der Ansprüche gegen den Beklagten.

Die Heranziehung der Blutuntersuchung zur Abwendung der Exceptio plurium scheint mir die wichtigste Anwendung auf forensisch-medizinischem Gebiete zu sein. Insbesondere verdient diese Möglichkeit vom Standpunkt der Fürsorge für das uneheliche Kind die Beachtung der Berufsvormünder[1]). Die rechtliche Stellung des unehelichen Kindes ist in Deutschland so wenig günstig, daß jede Chance innerhalb der bestehenden Gesetze im Einzelfall eine Verbesserung zu erlangen, benutzt werden sollte.

---

[1]) Nach einer Auskunft der Abteilung Vormundschaft des Berliner Jugendamtes führt die Abteilung im Jahr rund 1000 Alimentationsklagen durch; bei etwa 10% derselben wird die Exceptio plurium geltend gemacht.

Es sei hervorgehoben, daß die Möglichkeit zur Anwendung der Blutgruppendiagnose in Fragen der Vaterschaft auf der Besonderheit des deutschen Rechtes beruht.

Dem Rechte des Deutschen Reiches (und einiger weniger anderer Länder) eigentümlich ist das Bestreben, den Vater nicht ausschließlich auf Grund juristisch-formaler Feststellungen zu bestimmen, sondern, wo dies möglich sein sollte, auch der wirklichen biologischen Vaterschaft Rechnung zu tragen; diese letzte Tendenz fehlt sowohl in denjenigen Staaten, die — zum Nachteil des Kindes — die Vaterschaftsklage nicht oder nur in besonderen Ausnahmefällen zulassen (Frankreich, Italien), als auch in jenen, die — zugunsten des unehelichen Kindes — die Verpflichtung zur Alimentation möglichst weit fassen und auch im Falle der Exceptio plurium noch gelten lassen (Dänemark, Schweden, Norwegen)[1]).

b) Strafverfahren.

Strafrechtlich kommt die Anwendung der Blutdiagnose in Fragen der Abstammung bei Meineidsverdacht in Betracht. In einem erheblichen Teil der Meineidsprozesse in Deutschland handelt es sich um die Nachprüfung eines „Sexualeides". In diesen Fällen kann man von der Blutuntersuchung unter „geeigneten" Umständen (s. S. 182) Aufklärung über die Vaterschaft erwarten, nicht aber darüber, ob ein Geschlechtsverkehr stattgefunden hat. Daraus geht schon hervor, daß die Blutuntersuchung nur ein Beweismoment sein, nicht aber alleine entscheiden kann.

Eine gewisse zeugenpsychologische Wirkung kann man sich vielleicht von dem Bekanntwerden der Möglichkeit einer Blutuntersuchung versprechen. Die Aussicht auf eine spätere objektive Nachprüfung dürfte manchen zu größerer Vorsicht bei der Aussage veranlassen.

Als Beispiel für die Möglichkeit einer Anwendung der Blutdiagnose führe ich den folgenden Fall an, in dem kürzlich ein Untersuchungsrichter ein Sachverständigengutachten angefordert hat.

---

[1]) In Österreich ist zwar die Exceptio plurium zur Entkräftung der Vaterschaftsvermutung nicht zulässig, wohl aber ein Sachverständigenbeweis über die Unmöglichkeit der Zeugung — wozu aber nicht schon eine aus dem Mißverhältnis des Reifegrades zu der erwiesenen Zeit der Beiwohnung gezogene Vermutung gehört.

Alimentationsprozesse auf ähnlicher Grundlage wie in Deutschland sind einem Hinweis von Prof. Lattes zufolge auch in Argentinien häufig.

Gegen den verehelichten N. N. in X. ist Voruntersuchung wegen Meineides eingeleitet. Die Anzeigende M. behauptet, ihr am 17. II. 1923 geborenes Kind stamme nicht von ihrem jetzigen Mann, damaligen Bräutigam, sondern von dem Angeschuldigten N. N., der sie am 19. IV. und am 9/10. V. 1922 vergewaltigt habe. In einem gegen die Anzeigende eingeleiteten Diebstahlsverfahren beschwor N. N., die M. nicht gebraucht zu haben. Die M. hat ihn nun ihrerseits wegen Meineids angezeigt und behauptet, daß das Kind von N. N. stamme, da sie vorher noch keinen Verkehr gehabt habe. Sie behauptet, daß das Kind dem N. N. auffallend ähnlich sehe.

Wie im vorliegenden Fall vom Untersuchungsrichter mit Recht gesagt wurde, wäre es für die Untersuchung außerordentlich wichtig, wenn festgestellt würde, daß das Kind von dem Ehemann der M. oder von N. N. nicht herrührt.

Eine derartige Feststellung ist prinzipiell im Rahmen der Blutgruppendiagnose möglich. In einem Falle wie dem vorliegenden kann also die Blutuntersuchung empfohlen werden; ob sie eine sichere Antwort ergibt, läßt sich aber nicht vorher sagen, da für die Verwertbarkeit, wie oben auseinandergesetzt, auch die Blutbeschaffenheit von Mutter und Kind allein bereits ausschlaggebend sein kann. Gleichwohl wird man es als einen Vorzug betrachten, daß wir jetzt wenigstens in einem Teil der Fälle mit einer Sicherheit Schlüsse ziehen können, die bisher keine andere medizinische Methode gewährt.

Literatur.

Die neuesten Arbeiten, die erst während der Korrektur eingeschaltet wurden, konnten nicht sämtlich im Text berücksichtigt werden.

ABELMANN: Vereinfachte Methode der Blutübertragung und neue Proben für Blutverträglichkeit. Zentralbl. f. Chirurg. 34, 768. 1917.

AGAZZI: Über den Wert des Isolysinbefundes für die Diagnose bösartiger Geschwülste. Berlin. klin. Wochenschr. 1910. S. 1455.

D'AGOTE: Nuevo procedimiento para la transfusion de la sangre. Ann. d. Inst. mod. de clin. med. Buenos-Ayres 1915. Nr. 1—3.

ALBERT: La transfusion du sang en chirurgie. Liège méd. 29. 6. 1924.

ALEXANDER: An inquiry into the distribution of the blood groups in patients suffering from malignant diseases. Brit. journ. of exp. pathol. 2, 66. 1921.

AMSEL und HALBER: Über das Ergebnis der WASSERMANNschen Reaktion innerhalb verschiedener Blutgruppen. Zeitschr. f. Immunitätsforsch. u. exp. Therapie, Orig., 42, 2. 1925.

v. ARNIM: Zeitschr. f. Gynäkol. 1920. Nr. 48.

ASCHENHEIM: Über die natürlichen hämolytischen Zwischenkörper des menschlichen Blutes. Zentralbl. f. Bakteriol., Parasitenk. u. Infektionskrankh., Abt. I, Orig. 49, 124. 1909.

ASCOLI: Isoagglutinine ed isolisine del siero di sangue umano. Boll. d. soc. med.-chirurg. di Pavia 18, 1 e 5, 7. 1901 und Münch. med. Wochenschr. 1901, S. 1239 und 1902. S. 582.

ASHBY: The determination of the length of life of transfunded blood corpuscles in man. Journ. of exp. med. 29, 267. 1919.
— Study in transfused blood. I. The periodicity in eliminative activity shown by the organism. II. Blood destruction in pernicious anaemia. Journ. of exp. med. 34, 127 and 147. 1921.
— Lenght of life of unagglutinable transfused red blood corpuscles. Arch. of internal med. 34, 481. 1924.

ASTROWE: Hemolysis following transfusion. Journ. Americ. med. assoc. 79, 1511. 1922.

AVDEIEVA und GRIZEVICZ: Zit. nach Kolzoff. 1921.

BAECCHI: Sulla diagnosi individuale di sangue umano. Arch. di antropol. crim. e med. leg. 31, 4—5. 1910 und Friedreichs Blätt. f. gerichtl. Med. 1912.
— Ancora sulla diagnosi individuale del sangue umano. Cesalpino 9, 24. 1913.
— Isoagglutinine e individualità del sangue. Riv. di med. leg. 10, 138. 1920.

BAIS and VERHOEF: On the biochemical index of various races in the East indian Archipelago. Journ. of immunol. 9, 383. 1924.
— (Anthropologische Bedeutung der Blutgruppen.) Nederlandsch tijdschr. v. geneesk. 2, 1212. 1924.

BALDWIN: Skin grafting. Med. record 98, 686. 1920.

BARINSTEIN: (Die Bluttransfusion im Lichte der gegenwärtigen Kenntnisse.) Ssowremenaja Medizyna (russisch) 2, 39. 1924.

BASS: The selection of donors by grouping for blood transfusion. New-Orleans med. a. surg. journ. 70, 573. 1917—1918.

BAUMGARTEN: Die Hämolyse vom Gesichtspunkt osmotischer Störungen. Festschr. M. Jaffe.

— Mikroskopische Untersuchungen über Hämolyse in heterologem Serum. Berlin. klin. Wochenschr. 1901. Nr. 50.

— Weitere Untersuchungen über Hämolyse usw. Berlin. klin. Wochenschr. 1902. Nr. 43, S. 997.

— Die Hämolyse im heterogenen resp. Immunserum. Arb. a. d. pathol. Inst. Tübingen 5, 2. 1905.

BAYLISS: Is hemolyzed blood toxic? Brit. journ. of exp. pathol. 1, 1. 1920.

BÉCART: Comment on détermine les groupes sanguins par la méthode de Beth-Vincent. Clinique 1922. p. 191.

— Transfusion de sang pur. Clinique 1923. p. 265.

— La transfusion du sang. Thèse de Paris. Doin Ed. 1923.

— La transfusion du sang. Bruxelles médical 1924. No. 72.

BEHNE: Ist eine Auswahl unter den Spendern für die intravenöse Menschenbluttransfusion erforderlich und nach welchen Gesichtspunkten hat sie zu geschehen? Zentralbl. f. Gynäkol. 1921. Nr. 2.

BEHNE und LIEBER: Die durch Isoagglutinine und Isolysine bedingten Gefahren der Menschenbluttransfusion und die Möglichkeit ihrer Vermeidung. Mitt. a. d. Grenzgeb. d. Med. u. Chirurg. 33, 3. 1921.

BENASSI: La transfusione del sangue dal punto di vista biologico, tecnico, clinico. La med. ital. 5, 253. 1924.

BENNECKE: Über unsere Mißerfolge mit der Bluttransfusion bei perniziöser Anämie. Münch. med. Wochenschr. 1912. Nr. 11, S. 571.

BÉRAUD: Les accidents de la transfusion du sang. Soc. de méd. mil. franç. 21. 6. 1923.

— L'incompatibilité des sangs dans la transfusion citratée. Journ. des praticiens. 9. 6. 1923.

BERGELL: Experimentelle Untersuchungen über Wesen und Ursprung der Hämagglutination. Zentralbl. f. Biochem. u. Bioph. 3038, 12. 1912.

— Weitere experimentelle Untersuchungen über Wesen und Ursprung der Hämagglutination: die Entstehung der Spezifizität. Zeitschr. f. Immunitätsforsch. u. exp. Therapie, Orig. 17, 169. 1913.

BERGEMANN: 1884. Zit. nach Radvin and Glenn.

BERMBACH: Die Untersuchung des Blutes mittels Eiweißpräzipitierender Sera. Pflügers Arch. f. d. ges. Physiol. 107, 621. 1907.

BERNHEIM: Hämolysis following transfusion of blood. Lancet 113, 259. 1915.

— Sodium citrate blood transfusion. Journ. of the Americ. med. assoc. 69, 359. 1917.

— Blood transfusion; hemorrage and the Anemias. Lippincott a. Co. 1917.

BERNSTEIN: Ergebnisse einer biostatistischen zusammenfassenden Betrachtung über die Erbstrukturen des Menschen. Klin. Wochenschr. 1924. Nr. 33, S. 1924.

BERNSTEIN: Zusammenfassende Betrachtungen über die erblichen Blutstrukturen des Menschen. Zeitschr. f. indukt. Abstamm. u. Vererbungslehre 1925. S. 237.

BERTINO: Sul potere emolitico ed emoagglutinante del siero sanguigno materno e fetale nelle forme gravi di anemia puerperale. Atti soc. ital. di Ostetr. e Ginecol. 12. 1906.

BEZZOLA: Osservazioni sul potere isoagglutinante ed isolitico di sieri di sangue umano. Rif. med. 1902. p. 174.

BIALOSUKNIA und HIRSZFELD: (Über normale Hämagglutination) (polnisch). Przeglad epidemjol. 1. 437. 1921.

— Etudes sur l'agglutination des globules rouges. Les anticorps normaux n'agissent qu'à des températures déterminées. Cpt. rend. des séances de la soc. de biol. 89, 1361. 1923. — Poln. Biol. Ges. 2. 17. 1923.

BIALOSUKNIA et KACZKOWSKI: Recherches sur les groupes sérologiques chez les moutons. Cpt. rend. des séances de la soc. de biol. 90, 1196. 1924.

— On the differentiation of various breeds of sheep by means of serological methods. Journ. of Immunol. 9, 593. 1924.

BIFFI: Sulle emoagglutinine del sangue umano. Ann. d'igiene sperim. 13, 232. 1903.

BIGLIERI: Über spontane Hämagglutination bei Malaria. Wien. klin. Wochenschrift 1915. 1054.

BISCHOFF: Beiträge zur Lehre von dem Blute und der Transfusion desselben. Arch. f. Anat., Physiol. u. wiss. Med. 1835. S. 347.

— Bemerkungen über die Bluttransfusion. Schweizer med. Wochenschr. 54, 27. 1924.

BITTER: Die Konservierung von agglutinierenden Seren. Zentralbl. f. Bakteriol., Parasitenk. u. Infektionskrankh., Abt. I, Orig. 87, 560. 1922.

BLAIZOT: Toxicité pour les lapins neufs du sang de lapin anaphylactisé au sérum de cheval. Cpt. rend. des séances de la soc. de biol. 68, 1125. 1910.

BLASIUS: Statistik der Transfusion des Blutes. Monatsh. f. med. Statistik u. öff. Gesundheitspflege 1863. S. 77.

BLUMGARTEN: The hemolytic properties of cancer serum. Med. Record 75, 61. 1909.

BLUNDELL: Experiments on transfusion cf blood by syringe. Med. chir. Trans. 9, 56. 1918.

BOHNE: Über Isoagglutinine. Vierteljahrsschr. f. ger. Med. 1913. I. Suppl. S. 254.

BOITEL: Untersuchungen über die hämostatische Wirkung der Bluttransfusion. Arch. f. klin. Chirurg. 132, 420. 1924.

BOMPIANI: La transfusione del sangue in ostetricia e ginecologia. Riv. d'ostetr. e ginecol. prat. 9. 1923.

BOND: On autohemagglutination; a contribution to the physiology and pathology of the blood. Brit. med. journ. No. 3129. 925. 1920 e 3130. 973. 1920.

BORGOLTE: Zit. nach ZIELKE.

BÖTTNER: Experimentelle und klinische Untersuchungen zur Frage: Bluttransfusion (Zitratblut) und Anaphylaxie. Dtsch. med. Wochenschr. 1924. Nr. 50, S. 599.

Bowcock: Serious reactions to repeated transfusions in pernicious anemia. Bull. of Johns Hopkins hosp. 32, 83. 1921.

Brandenburg: Untersuchungen an gewerbsmäßigen Blutspendern. Med. Klinik 19, 1301. 1923.

Brem: Blood transfusion with special reference to group tests. Journ. of the Americ. med. assoc. 67, 190. 1916.

Brewer and Legget: Direct blood transfusion by means of paraffin coated glass tubes. Surg., gynecol. a. obstetr. 9, 293. 1909.

Brines: Transfusion of unmodified blood (Unger method). Arch. of surg. 7, 306. 1923.

Briot, Jouan et Staub: Toxicité comparée du plasma défibriné et du sang défibriné. Cpt. rend. des séances de la soc. de biol. 70, 1043. 1911.

Brockmann: Über gruppenspezifische Strukturen des tierischen Blutes. Zeitschr. f. Immunitätsforsch. u. exp. Therapie, Orig. 9, 87. 1911.

Brown: Diskussion zu Mac Lachlan. Journ. of the Americ. med. assoc. 80, 1800. 1923.

Bruck: Die biologische Differenzierung von Affenarten und menschlichen Rassen durch spezifische Blutreaktion. Berlin. klin. Wochenschr. 1907. S. 793.

Buchanan: A consideration of the various laws of heredity and their application to condition in man. Americ. journ. of the med. sciences 165, 675. 1923.

— Medico-legal application of the blood group. Journ. of the Americ. med. assoc. 78, 89, 79, 180. 1922.

Buchanan and Higley: The relationship of blood group to disease. Brit. journ. of exp. pathol. 2, 247. 1921.

Bulliard: Les modifications du sang à la suite de la transfusion. Journ. de physiol. et de pathol. gén. 19, 80. 1921.

Bumm: Zur Frage der Transfusion. Zentralbl. f. Gynäkol. 1920. 12.

Bunak: (Über die Isoagglutinationsreaktion bei verschiedenen Völkern.) (Russisch.) Russki antropol. Journ. 1—2. 115. 1924.

Burch: Autotransfusion after splenectomy. Surg., gynecol. a. obstetr. 34, 811. 1923.

Bürger: Über Verwandtenbluttransfusion. Therap. Halbmonatsh. 35, 386, 425; 457. 1921.

Butler and Mefford: Isohemolysins and isoagglutinins of human serums with special reference to cancer. Journ. of the Americ. med. assoc. 52, 1919. 1909.

Butsch and Ashby: Factors in reaction to blood transfusions. New York med. journ. 113, 513. 1921.

Cabrera and Wade: Isoagglutination Group percentage of Philippino Blood. Philipp. Islands. Med. Assoc. journ. 1, 100. 1921 (Journ. of the Americ. med. assoc. 1921. p. 1603).

Camus et Pagniez: D'un pouvoir agglutinant de certains sérums humains pour les globules rouges de l'homme. Cpt. rend. des séances de la soc. de biol. 53, 242. 1901.

Capogrossi: Isoagglutinine ed isolisine del siero umano. Ann. d'igiene sperim. 13, 552. 1903.

Careri: Sulla cosidetta autoemoagglutinazione per invecchiamento del sangue. Boll. d. R. accad. Peloritana, giugno 1922.

Carrington and Lee: Fatal anaphylaxis following blood transfusion. Ann. of surg. 78, 1. 1923.

Carter: An experimental study of the use of sodium citrate in the transfusion of blood in direct and indirect methods. South. med. journ. 9, 427. 1916.

Casse: De la transfusion du sang. Presse méd. belge 45, 59. 1913.

Cavalieri: Contributo allo studio dei gruppi sanguigni. Soc. Med. Chir. Pavia, 25 lug. 1919; Arch. di patol. e clin. med. 1, 5. 1922.

Cesetti: I gruppi sanguigni. Policlinico, sez. prat. 26, 513. 1919.

Chalier: Des applications médicales de la transfusion sanguine et de la sérothérapie humaine. Clinique et laboratoire 2, 188. 1923.

Charlier: Les ictères hémolytiques. Thèse de Lyon 1919.

Chavasse: The blood group in mother and child. Brit. med. journ. 1, 641. 1921.

Cheinisse: Les indications de la transfusion du sang normal et citraté. Presse méd. 25, 2. 1922.

Cherry and Langrock: The relation of hemolysis in the transfusion of babies with mothers. Journ. of the Americ. med. assoc. 66, 626. 1916.

Chiò: Il fibroenzima. Arch. di farmacol. sperim. e scienze aff. 29, 121. 1920.

Ciotola: Determinacion de los grupos sanguineos. Ann. de la Facultad de med. Lima 6, 108. 1923.

Clark: Blood grouping. Med. journ. of Australia 2, 401. 1923.

Claveaux y Perez Sanchez: Autoagglutinacion in pneumonia. Rev. med. del Uruguay 27. 108. 1924.

Clough and Richter: A study of an autoagglutinin occurring in a human serum. Bull. of Johns Hopkins hosp. 1918. p. 86.

Coca: Die Ursache des plötzlichen Todes bei intravenöser Injektion artfremder Blutkörper. Virchows Arch. f. pathol. Anat. u. Physiol. 196, 92. 1909.

— The examination of the blood preliminary to the operation of blood transfusion. Journ. of immunol 3, 93. 1918.

Coca and Deibert: A study of the occurence of the blood groups among American Indians. Journ. of immunol. 8, 487. 1923.

Coca and Klein: Hitherto undescribed pair of isoagglutination elements in human beings. Journ. of immunol. 8, 477. 1923.

Coenen: Die lebensrettende Wirkung der vitalen Bluttransfusion im Felde auf Grund von 11 Fällen. Münch. med. Wochenschr. 65, 1. 1918.

Cohn: Prinzipien der Bluttransfusionen. Dtsch. med. Wochenschr. 1922. Nr. 26.

Colebrook and Storer: Immunotransfusion. Lancet 2, 1341. 1923.

Cooley and Vaughan: A simple method of blood transfusion. Journ. of the Americ. med. assoc. 60, 435. 1913.

Copher: Blood transfusion: A study of 245 cases. Arch. of surg. 7, 125. 1923.

Costa: L'agglutination sur lame. Séro diagnostic clinique. Hémoagglutination. Cpt. rend. des séances de la soc. de biol. 72, 427. 1912.

CRILE: Direct transfusion of blood. Journ. of the Americ. med. assoc. 47, 1483. 1906.

— The technique of direct transfusion of blood. Ann. of surg. 46, 320. 1907.

— Haemolytic tests for cancer. Transact. of the Americ. surg. assoc. 26. 1908.

— Hemolysis with special reference to cancera and tubercolosis. Journ. of the Americ. med. assoc. 51, 2036. 1908.

— Hemorrhage and transfusion. Appleton, New York and London 1919.

CROTTI: Indirect transfusion of blood. Surg., gynecol. a. obstetr. 23, 236. 1914.

CRUCHET et RAGOT: La transfusion du sang de l'animal à l'homme. Paris méd. 27, 1. 1923.

CULPEPPER and ABLESON: Report on 5000 bloods typed using Moss' grouping. Journ. of laborat. a. clin. med. 6, 276. 1921.

CURTIS and DAVID: Transfusion of blood by a new method allowing accurate measurement. Journ. of the Americ. med. assoc. 56, 35. 1911.

DAVIS: Some of the problems of plastic surgery. Ann. of surg. 88, 66. 1917.

DEBENEDETTI, E.: Sui rapporti tra impilamento dei globuli rossi e certi fenomeni di agglomeramento degli spermatozoi umani. Rif. med. 1923. p. 440.

— Sull' azione agglomerante a freddo dei sieri. Rapporti fra agglomeramento, auto- e isoagglutinazione ed impilamento dei globuli rossi. Policlinico, sez. med. 31, 95. 1924.

— Produzione di emoagglutinine specifiche per iniezione di sieri eterogenei. Rass. intern. di clin. et ter. 1924.

DEBENEDETTI, V: Su un caso di autoagglutinazione. Policlinico, sez. med. 1924.

DE BIASI: Transfusion of blood. Scient. Sess. Ass. of Italian Physicians in America. New York, 7. Nov. 1921.

— Studies on isoagglutinins in the blood of the new-borns. Journ. of the Americ. med. assoc. 81, 1776. 1923.

v. DECASTELLO: Der heutige Stand der Bluttransfusion. Freie Vereinigung der Chirurgen Wiens. Wien. klin. Wochenschr. 37, 401. 1924.

v. DECASTELLO und STURLI: Über die Isoagglutination im Serum gesunder und kranker Menschen. Münch. med. Wochenschr. 1902. S. 1090.

DE DOMINICIS: Sulle indicazioni individuali del sangue. Cesalpino 11, 437. 1915.

DE GIBBS: Blood transfusion and significance of various blood-groups. South-Africa med. record 21, 342. 1923.

DE JONGH (1921): Zit. nach ZIELKE.

DERVIEUX: Notes sur un nouveau sérum précipitant préparé en vue de l'individualisation du sang et du sperme. Ann. de méd. lég. 3, 454. 1923.

— Procédé de diagnostic individuel du sang et du sperme. Cpt. rend. hebdom. des séances de l'acad. des sciences 172, 1384. 1921.

DETTMAR: Zit. nach ZIELKE.

DEUCHER und OCHSNER: Zur Frage der freien homoioplastischen Hauttransplantation bei Agglutinationsgruppengleichheit. Arch. f. klin. Chirurg. 132, 470. 1924.

DIEFFENBACH: Die Transfusion des Blutes und die Infusion der Arzneien in die Blutgefäße. Berlin 1848.

DIEMER: Weitere Untersuchungsergebnisse über willkürliche Beeinflussung der Hämagglutinationsgruppen. Mitt. a. d. Grenzgeb. d. Med. u. Chirurg. 35, 464. 1922.

VAN DIJK: Bloedtransfusies. Kwartaalbladen van den Geneeskundigen Gids I, 4. 1924.

DÖDERLEIN: Über Eigenbluttransfusion. Dtsch. med. Wochenschr. 1920. S. 449.

DOLBEY and MOORO: (Die Bluttransfusion in Ägypten.) Med. School Cairo nach Pathologica. 16, 609. 1924.

DOLD: Ein neues Verfahren zur Konservierung (Überlebenderhaltung) von Blutzellen (Leukocyten, Erythrocyten, Blutplättchen) und anderen Körperzellen. Klin. Wochenschr. 1924. Nr. 3, S. 629.

DONATH: Zur Kenntnis der agglutinierenden Fähigkeiten des menschlichen Blutes. Wien. klin. Wochenschr. 1900. S. 497.

DORRANCE and GINSBURG: Transfusion; history, development, present status, and technique of operation. New York med. journ. 87, 941. 1908.

— — Indications for blood transfusion. Americ. journ. of the med. sciences 154, 486. 1908.

DOSSENA: Osservazioni sulle modalità della trasmissione ereditaria nei caratteri dei gruppi sanguigni. Ann. di ostetr. e ginecol. 1924. p. 9.

— La trasfusione del sangue integro. Ann. di ostetr. e ginecol. 46, 12. 1924.

DOSSENA e LANZARA: Sull' isoagglutinazione studiata nei riguardi dell' abito morfologico e delle neoplasie della sfera genitale muliebre. Ann. di ostetr. e ginecol. 47, 163. 1925.

DOURIS: Sur l'examen biologique des sangs dans la transfusion sanguine. Bull. des sciences pharmacol. 29, 503 1922.

— Application médico-légale des groupes sanguins humains. Discussion de paternité. Bull. des sciences pharmacol. 30, 90. 1923.

DRINKER and BRITTINGHAM: The cause of the reactions following transfusion of citrated blood. Arch. of internal med. 23, 133. 1919.

DUBOIS: Note sur l'autoagglutination des hématies dans la trypanosomiase humaine. Bull. de la soc. de pathol. exot. 1912. p. 686.

DUDGEON: On the presence of haemagglutinins, haemopsonins and haemolysins in the blood obtained from infectious and non infectious diseases in man. Proc. of the roy. soc. B. 80, p. 531 and 81, p. 207. 1908—1909.

DUDGEON and WILSON: Quaterly journ. of med. 1910. Nr. 3.

v. DUNGERN: Über Nachweis und Vererbung biochemischer Strukturen und ihre forensische Bedeutung. Münch. med. Wochenschr. 1910. S. 293.

v. DUNGERN und HIRSCHFELD: Über eine Methode das Blut verschiedener Menschen serologisch zu unterscheiden. Münch. med. Wochenschr. 1910. S. 741.

— — Über Nachweis und Vererbung biochemischer Strukturen. Zeitschr. f. Immunitätsforsch. u. exp. Therapie, Orig. 4, 531. 1910.

— — Über Vererbung gruppenspezifischer Strukturen des Blutes. Zeitschr. f. Immunitätsforsch. u. exp. Therapie, Orig. 6, 284. 1910.

— — Über gruppenspezifische Strukturen des Blutes. Zeitschr. f. Immunitätsforsch. u. exp. Therapie, Orig. 8, 526. 1911.

— — Individuelle Blutdiagnostik. Jahreskurse f. ärztl. Fortbild. 3, 10. 1912.

Dupuy de Frenelle: La pratique de la transfusion sanguine. Monde méd. 32, 495. 1922.

— — La transfusion sanguine. 28. Congr. franç. de chirurg. 1919. p. 306.

Duvoir: Le problème de la Paternité. La Médecine, Avril 1924.

Duvoir et Dervieux: A propos des groupes sanguins. La Médecine, Octobre 1924.

Dyke: Blood grouping and clinical applications with simple method of group determination. Lancet 202, 579. 1922.

— Isohemoagglutination. Brit. journ. of exp. pathol. 3, 146. 1922.

— On the medico-legal importance of the blood groups. Lancet Vol. 2, p. 1271. 1922.

— A note on the possible existence of a lethal factor. Proc. of the roy. soc. med. pathol. sect. 16, 43. 1923.

Dyke and Budge: On the inheritance of the specific isoagglutinable substances of human red cells. Proc. of the roy. soc. med. pathol. sect. 16, 35. 1923.

Eberle: Aus der Praxis der Eigenblut- und der indirekten Fremdbluttransfusion bei akuten Blutverlusten. Schweiz. med. Wochenschr. 1920. Nr. 42.

Eden: Die Bedeutung der gruppenweisen Agglutination für die freie Transplantation und über die Veränderung der Agglutinationsgruppen durch Medikamente, Narkose, Röntgenbestrahlung. Dtsch. med. Wochenschr. 1922. S. 85.

Egidi: Sulla determinazione dei gruppi sanguigni. Policlinico, sez. prat. 27, 723. 1920.

Ehrlich und Morgenroth: Über Hämolyse. Berlin. klin. Wochenschr. 1900. S. 453.

Eisenberg: Über Isoagglutinine und Isolysine in menschlichen Seris. Wien. klin. Wochenschr. 1901. S. 1020.

Enderlin: Zit. nach Zielke.

Ernrooth: Zur Frage des Nachweises individueller Blutdifferenzen. Vierteljahrsschr. f. gerichtl. Med. 24, 64. 1904.

Esch: Ein Beitrag zu den Gefahren der Bluttransfusion in der Geburtshilfe. Zentralbl. f. Gynäkol. 1920. Nr. 13.

Esposito: Sugli allegati mutamenti artificiali dei gruppi sanguigni. Policlinico, sez. med. 1924. Nr. 2.

Fåhraeus: The suspension stability of the blood. Acta med. scandinav. 55, 1. 1921.

Fantozzi: La transfusione sanguigna. Giorn. del medico pratico 5, 1. 1922.

Fasiani: Ricerche sperimentali sull' innesto omoplastico della pelle. Arch. per le scienze med. 46, 295. 1923.

Fischer: Zur Frage der Bluttransfusion im Kriege. Münch. med. Wochenschrift 1916. S. 475.

Fishbein: A method of selection of donor for blood transfusion. Journ. of the Americ. med. assoc. 59, 793. 1912.

— Isoagglutination in man and lower animals. Journ. of infect. dis. 12, 133. 1913.

Fisk: Making blood-transfusion safer. Journ. of the Americ. med. assoc. 82, 568. 1924.

FLEIG: Méthode de transfusion du sang par anastomose entre l'artère et la veine de segments de vaisseaux hétérogènes. Cpt. rend. des séances de la soc. de biol. 61, 775. 1909.

FLOERCKEN: Weitere Beiträge zur direkten Bluttransfusion. Münch. med. Wochenschr. 1912. S. 2663.

— Erfahrungen mit der Bluttransfusion. Med. Klinik 1923. S. 1049.

FLORENCE: Peut-on distinguer le sang d'un homme du sang d'un autre homme? Arch. d'anthrop. crim. 1904. p. 215.

FRANK and BAEHR: A new method for the transfusion of blood. Journ. of the Americ. med. assoc. 62, 22. 1914.

FREUND: Über die pharmakologischen Wirkungen des defibrinierten Blutes. Münch. med. Wochenschr. 1919. S. 976. Arch. f. exp. Pathol. u. Pharmakol. 86, 266; 88, 39. 1920; Med. Klinik 1920. Nr. 17, S. 347.

— Die theoretischen Grundlagen der Bluttransfusion. Klin. Wochenschr. 1922. S. 1218—1272.

FRIEDEMANN: Technik der Eigenbluttransfusion bei Extrauteringravidität. Zentralbl. f. Gynäkol. 1920. Nr. 16.

FUKAMACHI: Biochemic race index of Koreans, Mandchus and Japanese. Journ. of immunol. 8, 291. 1923.

GALLI-VALERIO: Die Agglutination der roten Blutkörperchen durch homo- und heterologe Sera und ihre Verwendung in der gerichtlichen Medizin. Allg. med. Zentral-Zeit. 73, Nr. 3. 1905.

GARBAT: Intravenous injections of sodium citrate with reference to transfusion. Journ. of the Americ. med. assoc. 66, 1543. 1916.

— Sodium citrate transfusions; report on 100 cases. Ibid. 72. 1919.

GAY: The function of tonicity in human isohemagglutination. Journ. of med. research. 17, 321. 1907; Proc. of the soc. f. exp. biol. a. med. 5, 59. 1908.

GESELLIUS: Die Transfusion des Blutes. St. Petersburg 1873.

GICHNER: A biologic mechanism of human isohemagglutination. The constitution of the blood groups and the inheritance of the agglutinogens. Journ. of the Americ. med. assoc. 79, 2143. 1922.

GIFFINS and HAINES: A review of professional donors. Journ. of the Americ. med. assoc. 81, 532. 1923.

GILL: Use of dried serum for testing blood-donors. Milit. surgeon 3, 11. 1922.

GIRAUD: Les groupes sanguins. Presse méd. 1919. Nr. 3, p. 21.

— Recherches hématologiques sur la transfusion citratée. Arch. de méd. et de pharm. milit. 6. 1918.

GONON: De la conservation intégrale du sang humain. Thèse d'Alger. 1924.

GORONCY: Zur Frage der individuellen Blutdiagnose. Dtsch. Zeitschr. f. d. ges. gerichtl. Med. 5, 178. 1925.

— Sull' importanza della temperatura per la differenzazione della vera della falsa isoagglutinazione. Giorn. di biol. e med. sperim. 1925. (Erscheint demnächst in der Deutschen Zeitschrift für die gesamte gerichtliche Medizin.)

GRAFE und GRAHAM: Untersuchungen über Isolyse. Münch. med. Wochenschrift 1911. S. 2257 u. 2338.

GRÄFENBERG: Die Geschlechtsspezifizität des weiblichen Blutes. XVII. Tag. dtsch. Ges. Gynäkol. Münch. med. Wochenschr. 1922. S. 1027; Arch. f. Gynäkol. 117, 52. 1922.

v. Graff und v. Zubrzycki: Biologische Studien über mütterliches und Nabelschnurblut. Arch. f. Gynäkol. 95, 732. 1911—1912.

Graham: Transfusion of blood in pernicious anaemia. Edinburgh med. journ. New Series 24, 282. 1920.

Gregory: Blood grouping. Lancet 43, 445. 1923.

Grimm: Über Isolysine; ihre Beziehungen zur Bluttransfusion. Inaug.-Diss. Heidelberg 1910.

Grixoni: Gazz. Ospedali 1901. Nr. 57 e 138.

Grossmann: Todesfall nach Reinjektion von Eigenblut. Zentralbl. f. Gynäkol. 48, 2665. 1924.

Gruhzit: Toxemias of pregnancy from new aspect. Americ. journ. of obstetr. a. gynecol. 5, 400. 1923.

Gruhzit and Clark: A new clinical method for blood typing. Journ. lab. a. clin. med. 10, 66. 1924.

Grünbaum: On the agglutination of red blood corpuscles. Brit. med. journ. 1, 1089. 1900.

Guillain et Laroche: Evolution des hémolysines en deux cas d'hémorragie méningée. Cpt. rend. des séances de la soc. de biol. 1909. 2, 461.

Guillain et Troisier: L'autoagglutination et l'autolyse dans la biligénie hémolytique. Cpt. rend. des séances de la soc. de biol. 1909. 2, 463.

— — Du rôle des hémolysines en pathologie. Congr. franç. de méd. Lyon 1911.

Guillot, Dehelly, Morel: La transfusion du sang. Maloine Paris 1917.

Guthrie and Huck: Existence of more than four Isoagglutinins groups in human blood. Johns Hopkins hosp. Bull. 34, 37—80 u. folg. 1923.

— — Further studies on blood grouping. I. Antigenic properties of two types of „Group II" erythrocytes. Johns Hopkins hosp. Bull. 35, 23. 1924.

Guthrie and Pessel: Further studies on blood grouping. II. The influence of temperature upon isohemagglutination. Johns Hopkins hosp. Bull. 35, 33. 1924.

— — III. Varied types of group IV blood. Johns Hopkins hosp. Bull. 35, 81. 1924.

— — IV. The demonstration of two additional isoagglutinins (D and Q) in human blood. Bull. of Johns Hopkins hosp. 35, 126. 1924.

Guthrie, Pessel and Huck: V. Recognition of three types of Group II blood. Bull. of Johns Hopkins hosp. 35, 221. 1924.

Guthrie and Stewart (zit. nach Guillot, Dehelly, Morel).

Haberland: Erfahrungen über 80 Bluttransfusionen beim Menschen. Dtsch. Zeitschr. f. Chirurg. 145, Nr. 5—6. 1918.

Hadda und Rosenthal: Studien über den Einfluß der Hämolysine auf die Kultur lebender Gewebe außerhalb des Organismus. Zeitschr. f. Immunitätsforsch. u. exp. Therapie, Orig. 16, 524. 1913.

Hahn und v. Skramlik: Serologische Versuche mit Antigenen und Antikörpern an der überlebenden künstlich durchströmten Leber. Biochem. Zeitschr. 98, 120. 1919; 112, 151. 1920.

Halban: Agglutinationsversuche mit mütterlichem und kindlichem Blute. Wien. klin. Wochenschr. 1900. S. 545.

HALBAN und LANDSTEINER: Über Unterschiede des fötalen und mütterlichen Serums. Wien. klin. Wochenschr. 1901. S. 1269 und Münch. med. Wochenschr. 1902. S. 473.

HALBER und MYDLARSKI: Recherches séroanthropologiques en Pologne. Cpt. rend. des séances de la soc. de biol. 89, 1373. 1923. Poln. Biol. Ges. 16. 5. 1923.

HALBERTSMA: Die amerikanische Methode der serologischen Voruntersuchung bei Bluttransfusionen. Dtsch. med. Wochenschr. 48, 1517. 1922.

HALMEN: Der Einfluß des Trocknens auf natürliche Hämolysine und Hämagglutinine im menschlichen Serum. Ber. ges. Physiol. 1917. 4.

HANSSEN: Anämie und Transfusion. Kristiania 1913.

HAPP: Appearance of isoagglutinins in infants and children. Journ. of exp. med. 21, 313. 1920.

HAPP and ZEILER: Studies on isoagglutinins in the blood of the new-born. Journ. of the Americ. med. assoc. 82, 227. 1924.

HARA and KOBAYASHI: The Iji-shimbun. Med. news 1916. 937.

HARPER and BYRON: The influence of diet on the blood grouping. Journ. of the Americ. med. assoc. 79, 2222. 1922.

HARTMAN: New methode for the blood transfusion. Journ. of the Americ. med. assoc. 71, 1658. 1918.

HARTWELL: A consideration of the various methods of blood transfusion. New York S. journ. med. 14, 535. 1914.

HECHT: Untersuchungen über hämolytische, eigenhemmende und komplementäre Eigenschaften des menschlichen Serums. Wien. klin. Wochenschrift 1909. S. 265.

HÉDON: Transfusion de globules lavés et de sang défibriné après les hémorrhagies. Presse méd. 5, 3. 1917.

— Note complémentaire sur la transfusion du sang citraté. Presse méd. 26, 57. 1918.

HEGLER: Herpes nach Bluttransfusionen. Klin. Wochenschr. 1923. S. 327.

HEIDENHAIN: Über die Oberflächenkräfte als Ursache der sog. Geldrollenform der roten Blutkörperchen. Fol. haematol. 461. 1904.

HEIM: Zwei Todesfälle nach Blutüberleitung. Zentralbl. f. Gynäkol. 1925. Nr. 2.

— Todesfall nach Bluttransfusion. Berliner Gesellschaft für Geburtshilfe und Gynäkologie 14. 12. 1923. Dtsch. med. Wochenschr. Bd. 50, S. 237. 1924.

HEKTOEN: Isoagglutination of human corpuscles. Journ. of infect. dis. 4, 297. 1907.

— Isoagglutination of human corpuscles with respect to demonstration of opsonic index and to transfusion of blood. Journ. of the Americ. med. assoc. 48, 1739. 1907.

HÉLOUIN: La transfusion du sang. Journ. de méd. de Paris 41, 407. 1922.

HEMPEL: Erfahrungen mit Bluttransfusion nach Oehlecker, am chirurgischen Material. Dtsch. med. Wochenschr. 316, 352. 1922.

HENDERSON and HAGGARD: Hemorrhage as a form of asphyxia. Journ. of the Americ. med. assoc. 78, 697. 1922.

HERRMANN: Hämorrhagische Diathese nach Bluttransfusion. Med. Klinik 19, 722. 1923.

HERZFELD und SCHINZ: Zit. nach NATHER.

HESSER: Does Moss' grouping of human blood with respect to isoagglutinins apply also to isohemolysins? Acta med. Scandinav. 57, 415. 1922.
— Serologic studies of human red blood corpuscles. Acta med. scandinav. 61. Suppl. 1. 1925.

HEYDON and MURPHY: Biochemical index of natives of New Guinea. Med. journ. of Australia 1924. p. 235.

HIRSZFELD, L. and H.· Serological differences between the blood of different races. Lancet 2, 675. 1919.
— — Essai d'application des méthodes sérologiques au problème des races. L'Anthropologie 29, 505. 1920; Przeglad epidemiol. 1, 1. 1920.

HIRSZFELD: Die Konstitutionslehre im Lichte serologischer Forschung. Klin. Wochenschr. 1924. Nr. 26, S. 1180.
— Krankheitsdisposition und Gruppenzugehörigkeit. Klin. Wochenschr. 1924. Nr. 46, S. 2084.

HIRSZFELD, L. und H., und BROKMAN: Untersuchungen über Vererbung der Disposition bei Infektionskrankheiten, speziell bei Diphtherie. Klin. Wochenschr. 1924. Nr. 29, S. 1308; Medycyna Doswiad 11, 125. 1924; Cpt. rend. des séances de la soc. de biol. 90, 1198. 1924.
— — On the susceptibility to diphteria (Schick test positive) with reference to the inheritance of blood groups. Journ. of Immunol. 9, 571. 1924.

HIRSZFELD und PRZEMYCKI: Untersuchungen über die normale Agglutination. Über die Isoagglutination bei Pferden. Przeglad. epidemiol. 1, 577. 1921. (Ber. über die ges. Physiol. u. exp. Pharmakol. 12, 304. 1922.)
— — Recherches sur l'agglutination normale. De l'isoagglutination des globules rouges chez les chevaux. Cpt. rend. des séances de la soc. de biol. 89. 1360. 1923. Poln. Biol. Ges. 1. 17. 1923.

HITTMAIR: Die Bedeutung der Isohämagglutination für die Bluttransfusion. Klin. Wochenschr. 1923. S. 1095. Wiss. ärztl. Ges. Innsbruck. Wien. klin. Wochenschr. 1923. S. 720.

HOLMAN: Proteinsensitization in isoskingrafting. Surg., gynecol. a. obstetr. 38, 100. 1924.

HOLT and REYNOLDS: The hemagglutinating fraction of human serum. Journ. of the Americ. med. assoc. 79, p. 1684. 1922.

HOOKER and ANDERSON: The specific antigenic properties of the four groups of human erythrocytes. Journ. of immunol. 6, 419. 1921.

HOPKINS: Phagocytosis of red blood cells after transfusion. Arch. of internal med. 6, 270. 1910.
— The clinical value of serological examinations. New York med. journ. 12, 7. 1919.

HORSLEY: The status of blood transfusion. Journ. of the Americ. med. assoc. 81, 1462. 1923.

HÖST: Med. revy. Bergen 1921. p. 192; Vortr. in d. med. Ges. Kristiania Nov. 1921 (nach Jervell).

HOTZ: Über Bluttransfusion bei Menschen. Dtsch. Zeitschr. f. Chirurg. 104, 5—6. 1910 und Phys. med. Ges., Würzburg, 3. März 1910. (Münch. med. Wochenschr. 1910. S. 722.)
— Über Bluttransfusion. Zentralbl. f. Chirurg. 48, 1853. 1921.

HOUSTON: Bloodtransfusion, a simple method of group determination. Lancet 202, 665. 1922.

HUCK and PEYTON: Study of isoagglutinins before and after ether anesthesia. Journ. of the Americ. med. assoc. 80, 670. 1923.

HUNT: Reactions following the blood transfusion. Papers of Mayos Clin. 10, 532. 1918.

HUSSEY: Blood transfusion. Milit. surg. 46, 514. 1920.

HUSTIN: Principe d'une nouvelle méthode de transfusion. Journ. méd. de Bruxelles 12, 436. 1914.

— Priorité des mesures de stabilisation du sang pour la transfusion. Arch. franco-belges de chirurg. 1923. p. 899.

— Transfusion du sang. Arch. franco-belges de chirurg. 1, 26. 1923.

HYDE: Complement deficient Guinea-pig serum. Journ. immunol. 8, 291. 1923.

INGEBRIGTSEN: Die Bedeutung der Isoagglutinine für die Schicksale homoplastisch transplantierter Arterien. Münch. med. Wochenschr. 1912. S. 1475.

ISAACS: A quantitative analysis of hemagglutination and hemolysis. Journ. of immunol. 9. 95. 1924.

IWANITZKY-WASSILENKO: (Die Isohämagglutinine und ihre Bedeutung für die theoretische und praktische Medizin.) (Russisch.) Ssaratowski Wiestnik Sdrawoochranenija 5, 21. 1924.

JAKOBOWITZ: Scharlachauslöschphänomen und Isoagglutination. Zeitschr. f. klin. Med. 99, 515. 1924.

JALLER: Senkungsgeschwindigkeit der roten Blutkörperchen bei Röntgenbestrahlung des Blutes in vitro. Dtsch. med. Wochenschr. 1924. S. 1080.

JANEWAY: The serum reaction in cancer. Ann. of surg. 1. 1909.

— Results of testing blood serum in 35 cases of cancer for hemolytic properties on the normal red blood corpuscles. Journ. of the Americ. med. assoc. 62, 408. 1909.

JANSKY: Hämatologische Studien bei Psychotikern. (Tscheschisch.) Kliniky Sbornik 1906. Nr. 2. (Jahresber. f. Neurol. u. Psych. 1907. S. 1028; Folia Serol. 3, 316. 1908.)

JANTZEN: Der intravitale Verlauf der Hämolyse, zugleich ein Beitrag zur Bluttransfusion und zur Entstehung des Transfusionsschocks. Klin. Wochenschr. 2, 129. 1923. (Ausführl. in Zeitschr. f. d. ges. exp. Med.)

JEANBREAU: Une technique simple de transfusion du sang. Montpellier méd. 39, 1142. 1917.

— 43 observations nouvelles de transfusion de sang citraté. Bull. et mém. de la soc. chirurg. Paris 43, 1921. 1917.

— Technique simple de transfusion du sang stabilisé par le citrate de soude. Presse méd. 26, 58. 1918.

— La transfusion du sang. Rapp. au 32. Congr. franç. de chirurg. Paris 1923.

JEANBREAU et GIRAUD: Accidents de la transfusion et moyen de les éviter. Journ. méd. franç. 5. 1919.

JEANBREAU et GRYNFELD: Epreuves de compatibilité de sangs humains en vue de la transfusion. Soc. sciences méd. et biol. Montpellier. Presse méd. 1924. p. 24.

JEGOROF: (Zur Reaktion nach Manoiloff mit Menschenblut.) (Russisch.) Wratschebnaja Gaseta 27, 516. 1923.

JELANSKI: (Über die homoplastische Hauttransplantation in Bezug auf die Isoagglutination des Blutes.) (Russisch.) Nowoy Chirurgischeski Archiv 3, 596. 1923.

v. JENEY: Rassenbiologische Untersuchungen in Ungarn. Dtsch. med. Wochenschr. 1923. Nr. 49, S. 546.

JERVELL: The influence of temperature upon the agglutination of the red blood corpuscles. Journ. of immunol. 6, 415. 1921. — V. Skand. Pathol. Kongr. Stockholm. 29. August 1921 (Journ. of the Americ. med. assoc. 77, 1668. 1921).

— Über die Wirkung von Isoagglutininen und Isolysinen bei der Bluttransfusion. Mitt. a. d. Grenzgeb. d. Med. u. Chirurg. 34, 650. 1922.

— Über die forensische Bedeutung der Isoagglutination der roten Blutkörperchen beim Menschen. Dtsch. Zeitschr. f. gerichtl. Med. 3, 42. 1923. Norsk magaz. f. laegevidenskaben. Kristiania 84, 478. 1923.

JOANNIDES and CAMERON: Citrated blood transfusion and experimental study of the toxicity of sodium citrate in exsanguated dogs. Journ. of the Americ. med. assoc. 82, 1187. 1924.

JOHANNSEN: (Über die Isoagglutinine im menschlichen Blut.) (Dän.) Hospitalstidende 64, 449. 1921. (Zentralbl. f. Chirurg. 16, 330. 1922; Journ. of the Americ. med. assoc. 1921. p. 980.)

— Classement des sujets affectés de tumeurs malignes selon les isoagglutinines de leur sang. Cpt. rend. des séances de la soc. de biol. 92, 112. 1925.

JOHNSTONE and CANNING: Hemolysis in the diagnosis of malignant neoplasmas. Journ. of the Americ. med. assoc. 52, 1479. 1909.

JONES: Isoagglutinins in the blood of new-born. Americ. journ. of dis. of childr. 22, 586. 1921.

— Isohemolysins in human blood with special reference to the blood of the new born. Americ. journ. of dis. of childr. 22, 598. 1921.

— The selection of blood donors for the transfusion. Practitioner 106, 216. 1921.

JONSSON: (Agglutinine im Isländerblute.) Hospitalstidende 66, 45. 1923.

KAHN and OTTENBERG: Tonicity in isohemagglutination. Journ. of exp. med. 13, 536. 1911.

KAMBE and KOMIYA: The transfusion experiment with red blood corpuscles. Americ. journ. of physiol. 53, 1. 1920.

KARSNER: Transfusions with tested bloods. Journ. of the Americ. med. assoc. 70, 763. 1918.

— Laboratory problems of blood transfusion. Journ. of the Americ. med. assoc. 76, 88. 1921.

KARSNER and KOECKERT: The influence of dessication on human normal isohemagglutinins. Journ. of the Americ. med. assoc. 73, 1207. 1919.

KELLING: Über die Ergebnisse serologischer Untersuchungen bei Carcinom. Berlin. klin. Wochenschr. 1907. S. 1293.

— Weitere Untersuchungen über hämolytische Reaktionen und über Komplementbindung im Blute von Krebskranken. Wien. klin. Wochenschrift 1909. S. 1292.

KERR: History of Blood Transfusion. U. S. Naval Medical Bull. 16, 465. 1922.

KEYNES: Blood transfusion. Oxford med. publications 1921. London. Verl. Frowde Hodder a. Stoughton 1922.
— Blood transfusion, Incompatibility or Anaphylaxis. Lancet 202, 664. 1922.
KILGORE, LIU, HUA: (Blutgruppen bei den Chinesen.) China med. Journ. 32, 21. 1918.
KIMPTON: Further notes on transfusion by means of glass cylinder. Journ. of the Americ. med. assoc. 61, 1628. 1913.
— Transfusion; experiences in over 200 cases. Boston med. a. surg. journ. 178, 357. 1918.
KIMPTON and BROWN: A new and simple method of transfusion. Journ. of the Americ. med. assoc. 61, 117. 1913.
KIRIHARA: Über die Isohämagglutination beim menschlichen Blute. Zeitschr. f. klin. Med. 99, 522. 1924.
KLEIN: Beitrag zur Kenntnis der Agglutination roter Blutkörperchen. Wien. klin. Wochenschr. 1902. Nr. 16.
KLIGER: Autohemagglutination of human red blood corpuscles. Journ. of the Americ. med. assoc. 78, 1195. 1922.
KLINGER: Ist die Transfusion artgleichen Blutes gefährlich? Münch. med. Wochenschr. 1918. Nr. 65, S. 615. Schweiz. Korresp.-Blatt 34, 1089. 1917.
KLINGER und STIERLIN: Zur Technik der Bluttransfusion. Korresp.-Blatt f. Schweiz. Ärzte. 1917. S. 1089.
KOECKERT: A study of the mechanism of human isohemagglutination. Journ. of immunol. 5, 529. 1920.
KOEHLER: Über Thrombose und Transfusionen, Eiter und septische Infektion und deren Beziehung zum Fibrinferment. 134. 1877.
KOLMER: The influence of dessication of human normal isohemagglutinins. Journ. of the Americ. med. assoc. 73, 1459. 1919.
— The influence of dessication upon natural hemolysins and hemagglutinins in human sera. Proc. of the pathol. soc. of Philadelphia 40, 64. 1920. Journ. of immunol. 4, 393. 1919.
KOLMER and MATSUMOTO: Natural antihuman hemolysins and hemagglutinins in horse sera in relation to serum therapy. Journ. of immunol. 5, 75. 1920.
KOLMER and TRIST: An attempt to produce specific immune agglutinins and hemolysins for the four groups of human erythrocytes. Journ. of immunol. 5, 89. 1920.
KOLZOFF: (Über die erblichen chemischen Eigenschaften des Blutes.) (Russisch.) Priròda 1921. Uspiecki experimentalnoi biologhi. 1, 333. 1922. 1. Congresso di Eugenetica Sociale Milano sett. 1924.
KOPACZEWSKI: Etat actuel de nos connaissances sur la transfusion du sang. Paris méd. 8. 9. 1923.
KORTHOFF: Investigation into the relation of the four groups for blood transfusion in the Dutch East Indies. Medel. v. d. burg. geneesk. Dienst Batavia 1922. 193.
KOSAKAI: The isolation, purification and concentration of immune bodies. Journ. of immunol. 3, 109. 1918.
KOSTRZEWSKI: Hämolytische Eigenschaften des Menschenserums auf 2 bis 4 verschiedene Blutkörperchenarten zur gleichen Zeit untersucht. Zentralblatt f. Bakteriol., Parasitenk. u. Infektionskrankh., Abt. I, Orig. 68, 51. 1913.

KRUSE: Rasse und Blutzusammensetzung. 10. Tag. Dtsch. Vereinig. f. Mikrobiol. Juni 1924. Göttingen.

KUBANYI: Hauttransplantationsversuche auf Grundlage der Isoagglutination. Arch. f. klin. Chirurg. 129, 644. 1924.
— Doppelprobe zur Auswahl des für Transfusion geeigneten Blutes. Zentralbl. f. Chirurg. 28. 1924.

KUCZYNSKI: Über einen Todesfall nach Bluttransfusion. Münch. med. Wochenschr. 1918. S. 485.

KULENKAMPFF: Die Technik der Laparotomie bei der Eigenbluttransfusion. Zentralbl. f. Gynäkol. 1920. Nr. 16.

KÜMMEL: Agglutination of own blood corpuscles as test for active tubercolosis. Zentralbl. f. Chirurg. 48, 1822. 1922.

KUSAMA: Über Aufbau und Entstehung der toxischen Thrombose und deren Bedeutung. Beitr. z. pathol. Anat. u. z. allg. Pathol. 1913. 55.

KÜSTER, GERLACH, SCHODER, OESTERLIN: Über individuelle Blutuntersuchungen. I. Beiträge zur Kenntnis der prosthetischen Gruppe des Blutfarbstoffs. Zeitschr. f. phys. Chem. 133, 150. 1924. II. Ibid. 135, 279. 1924. III. Ibid. 138, 21. 1924.

KÜTTNER: Über Bluttransfusion. 48. Vers. d. Dtsch. Ges. f. Chirurg. April 1924. Klin. Wochenschr. 1924. Nr. 3, S. 952.

LABAT: Sur la transfusion. Bull. de la soc. chirurg. Paris 3, 2. 1922.

LACEY: Disturbance of isohemagglutinins in blood of three fatal cases of bacteremia. Atlantic med. journ. 26, 613. 1923.

LAFFONT et GAUJOUX: Recherches sur l'agglutination des globules sanguins avec le sérum maternel et foetal. Cpt. rend. des séances de la soc. de biol. 88, 730. 1923.

LANDOIS: Die Transfusion des Blutes. Leipzig 1875.

LANDSTEINER: Zur Kenntnis der antifermentativen, lytischen und agglutinierenden Wirkungen des Blutes und der Lymphe. Zentralbl. f. Bakteriol., Parasitenk. u. Infektionskrankh., Abt. I, Orig. 27, 361. 1900.
— Über Agglutinationserscheinungen normalen menschlichen Blutes. Wien. klin. Wochenschr. 1901. S. 1132.
— Über Serumagglutinine. Münch. med. Wochenschr. 1902. S. 1905.
— Über Beziehungen zwischen dem Blutserum und den Körperzellen. Münch. med. Wochenschr. 1903. S. 1818.
— Bemerkungen über Isoagglutination anläßlich einer Mitteilung von R. Zimmermann. Zentralbl. f. Gynäkol. 45, 662. 1921.
— Hämagglutination und Hämolyse. Oppenheimers Handb. d. Biochemie. 1. Aufl. II, 1, 413.

LANDSTEINER und LEINER: Über Isolysine und Isoagglutinine in menschlichem Blut. Zentralbl. f. Bakteriol., Parasitenk. u. Infektionskrankh., Abt. I, Orig. 38, 548. 1905.

LANDSTEINER und REICH: Über die Verbindungen der Immunkörper. Zentralbl. f. Bakteriol., Parasitenk. u. Infektionskrankh., Abt. I, Orig. 39, 83—712. 1905.

LANDSTEINER und RICHTER: Über die Verwendbarkeit individueller Blutdifferenzen für die forensische Praxis. Zeitschr. f. Medizinalbeamte 16, 85. 1903.

LANDSTEINER und STURLI: Über Hämagglutinine normaler Sera. Wien. klin. Wochenschr. 1902. Nr. 2.

LANDSTEINER and VAN DER SCHEER: Serological examinations of a species hybrid. Journ. of immunol. 9. 213. 1924.

LANDSTEINER and WITT: Observations on human isoagglutinins. Proc. of the soc. f. exp. biol. a. med. 21, 389. 1924.

LANGER: Über Isoagglutinine beim Menschen mit besonderer Berücksichtigung des Kindesalters. Zeitschr. f. Heilk. 24, 111. 1903; 74. Vers. Naturf. u. Ärzte Karlsbad 1902.

LATTES: Sull'applicazione pratica della prova di agglutinazione per la diagnosi specifica e individuale del sangue umano. Arch. di Antrop. crim. e Med. leg. 34, 310. 1913.

— Sulle specificità individuale della reazione precipitante. Riv. di med. leg. 5, 1. 1915.

— L'individualità del sangue umano e la sua dimostrazione medico legale. Arch. di antropol. crim. e med. leg. 36, 4—5. 1915. Arch. ital. biol. 64, 3, 1915.

— Due casi pratici di diagnosi individuale del sangue umano. Arch. di antropol. crim. e med. leg. 37, 3. 1916.

— Sulla tecnica della prova di isoagglutinazione per la diagnosi individuale del sangue. I. Giorn. Acc. Med. Torino, 1916 e Arch. di antropol. crim. e med. leg. 37, 4. 1916; II. Giorn. Acc. Med. Torino 84. 1921.

— Sui fattori dell' isoagglutinazione del sangue umano. Haematologica 2, 3. 1921.

— Sulla proprietà emoimpilante dei sieri umani (1—2). Boll. d. R. accad. med. Peloritana 1921—1922. Haematologica. 1924.

— Sull' autoagglutinazione del sangue. Haematologica 3, Nr. 1. 1922.

— La dimostrazione biologica della paternità. Rif. med. 1923. p. 169.

— Le diagnostic individuel des taches de sang. Ann. de méd. lég. et criminol. 1923. Nr. 5.

— Echte Hämagglutination und Pseudoagglutination in Bezug auf die Bluttransfusion. Klin. Wochenschr. 1923. 2.

— Quanti sono i gruppi sanguigni? Policlinico, sez. prat. 31, 75. 1924.

— Sull' accertamento dei gruppi sanguigni quale mezzo pratico per prevenire accidenti della trasfusione. Volume in onore di Antonio Carle. Arch. ital. di chirurg. 1925.

LATTES et CAVAZZUTI: Sur l'existence d'un troisième élément d'isoagglutination. Journ. of immunol. 9. 407. 1924.

LATTES e SIRACUSA: Sulle proprietà emoimpilanti dei sieri. Giorn. di biol. e med. sperim. 1, 33. 1923.

LAUMAUNIER: Détermination et applications des groupes sanguins. Rev. de chimothérap. et de méd. gén. 1923. Nr. 4.

LEARMONTH: The inheritance of specific isoagglutinins in human blood. Journ. of genetics 10, 141. 1920.

— Human Blood grouping. Glasgow med. journ. 101, 116. 1924.

LECHA-MARZO Y PIGA: Algunos experimientos sobre la differencia medico-legal de la sangre de diversos individuos. Rev. de Criminol. psiq. y Med. leg. 1, 668. 1914.

Lederer: Citrate versus unmodified blood transfusion. Surg., gynecol. a. obstetr. 37, 221. 1923.

Lee: A simple and rapid method for the selection of suitables donors for transfusion. Brit. med. journ. 2, 684. 1917.

Leers: Die forensische Blutuntersuchung. Berlin: Julius Springer 1910. S. 98.

Legendre et Brulé: Autoagglutination. Nach Weinberg et Jonesco Mihaiesti.

Le Lorier et Le Cointe: Recherches hématologiques pour servir à l'histoire de l'intoxication gravidique. Les réactions intersexuelles du sang humain. Arch. mens. d'Obst. et Gynéc. 2, 406. 1912.

— — Réactions intersexuelles du sang chez l'homme et nouvelles recherches sur les réactions intersexuelles du sang chez le cheval. 7. Congr. gyn. et obst. Lille 1913; Paris méd. 3, 5. 1913.

Levine and Mabee: Dangerous „universal donor" detected by direct matching of bloods. Journ. of immunol. 8, 425. 1923.

Levine and Segall: Posttransfusion reactions. Surg., gynecol. a. obstetr. 35, 313. 1922.

Lewis and Henderson: The racial distribution of isohemagglutinin groups. Journ. of the Americ. med. assoc. 79, 1422. 1922.

Lewisohn: Blood transfusion by the citrate method. Surg., gynecol. a. obstetr. 21, 37. 1915; Med. Record 87, 141. 1915.

— Chills following transfusion of blood. Journ. of the Americ. med. assoc. 80, 247. 1923; 81, 1545. 1923.

— Priorité des mesures de stabilisation du sang pour la transfusion. Arch. franco-belges de chirurg. 1923. p. 899.

Liang: Untersuchungen über Isohämagglutination bei den Chinesen. Arch. f. Hyg. 94, 93. 1924.

Libman and Ottenberg: Recent observations on blood transfusions. Tr. Coll. Phys. Philadelphia 39, 266. 1917.

Li-Chi-Pan: A study of fifteen hundred chinese blood groups. Nat. med. journ. China 10, 252. 1924.

Lichtenstein: Eigenbluttransfusion bei Extrauteringravidität und Uterusruptur. Münch. med. Wochenschr. 1915. S. 1597. Arch. f. Gynäkol. 105, H. 3. 1916.

Lichtwitz: Zur Frage der Bluttransfusion und der Anämiebehandlung. Klin. Wochenschr. 1922. I, S. 1039.

Lim: The question of a gastric hormone. Quart. journ. of exp. physiol. 13, 79. 1922.

Lindeman: Blood transfusion. Journ. of the Americ. med. assoc. 62, 993, 1542. 1914.

— Reactions following blood transfusion by the syringecanula system. Journ. of the Americ. med. assoc. 66, 624. 1916.

— Blood transfusions without a chill by the syringe canula system. Journ. of the Americ. med. assoc. 72, 1661. 1919.

Lindemann: Über Blutüberpflanzung in der Geburtshilfe und Gynäkologie. Münch. med. Wochenschr. 1919. S. 285.

Liu Heng and Wang: Isoagglutination tests on one thousand chinese blood. Nat. med. journ. China 6, 118. 1920.

Ljachometzky: Russischer Mikrobiologenkongreß 1923. Dtsch. med. Wochenschrift 1924. Nr. 17, S. 558.

Loeb, Leo: Transplantation and individuality. Biol. bull. of the marine biol. laborat. 1921.

Lo Monaco e Panichi: Sul fenomeno dell' agglutinazione nel sangue dei malarici. Rif. med. 1901. p. 400; Münch. med. Wochenschr. 1902. Nr. 25.

Losee: On the blood transfusion. Americ. journ. of the med. sciences 1919. Nr. 11.

Lüdke: Beiträge zur Kenntnis der Hämagglutinine. Zentralbl. f. Bakteriol., Parasitenk. u. Infektionskrankh., Abt. I, Orig. 42, 69, 150, 255. 1906.

Luney: Citrate method of blood transfusion devised to minimize post-transfusion reactions. Canad. med. assoc. journ. 1923. p. 587.

Lusena: Studio sperimentale sulla trasfusione del sangue. Sperimentale 75, 461. 1921.

Lynch: Factors affecting blood grouping and transfusion. Texas State med. journ. 19. 298. 1923.

Macaigne et Pasteur-Vallery-Radot: Recherches sur les hémolysines. Equilibre hémolytique. Gaz. des hôp. 7, 12. 1911.

Mac Clure and Dunn: Transfusion of blood. History, method, dangers, preliminary tests, present status. Reports of 150 transfusions. Bull. of Johns Hopkins hosp. 3, 99. 1917.

Mac Dowell and Hubbard: On the absence of isoagglutinins in mice. Proc. of the soc. f. exp. biol. a. med. 20, 93. 1922.

Mac Grath: A simple apparatus for transfusion by the aspiration injection method. Surg., gynecol. a. obstetr. 18, 376. 1914.

Mac Lachlan: Treatment of anemia by transfusion. Journ. of the Americ. med. assoc. 80, 1800. 1923.

Mac Quarrie: Isoagglutination in new-born infants and their mothers. Possible relationship between interagglutination and toxemias of pregnancy. Bull. of Johns Hopkins hosp. 34, 51. 1923.

Manoiloff: (Über die chemische Reaktion des Blutes zur Bestimmung des Geschlechtes bei Menschen und Tieren.) (Russisch.) Wratschebnaja Gaseta 27, 345. 1923.

— (Weitere Untersuchungen zur Bestimmung des Geschlechtes beim Menschen, Tieren und Pflanzen.) Ibid. 27, 453. 1923.

— (Zum Aufsatz M. Jegorofs „Über die Reaktion nach Manoiloff mit Menschenblut".) Ibid. 28, 15. 1924.

— Weitere Erfahrungen über meine chemische Blutreaktion zur Geschlechtsbestimmung bei Menschen, Tieren und durch Chlorophyll bei Pflanzen. Münch. med. Wochenschr. 71, 1784. 1924.

Manuila: Recherches séro-anthropologiques sur les races en Roumanie par la méthode de l'isohémagglutination. Cpt. rend. des séances de la soc. de biol. 90, 1071. 1924.

Manuila et Popoviciu: Recherches sur les races roumaine et hongroise en Roumanie par l'isohémagglutination. Cpt. rend. des séances de la soc. de biol. 90, 542. 1924.

Marcialis: Immodificabilità dei gruppi sanguigni. Rinascenza Medica. 1, 8. 1924.

Marie: Accidents sériques chez l'homme consécutifs à l'injection intra-veineuse de sérum humain. Cpt. rend. des séances de la soc. de biol. 79, 149. 1916.

MARINI: Le isoagglutinine e la diagnosi individuale del sangue umano. Tesi di Roma 1922; Folia med. 22, 853. 1924.

MARTIN: Isoagglutination beim Menschen nebst einer Bemerkung zur Marx-Ernroothschen Blutdifferenzierungsmethode. Zentralbl. f. Bakteriol., Parasitenk. u. Infektionskrankh., Orig. 39, 704. 1905.

MARTIN, LEBOEUF et ROUBAUD: La maladie du sommeil au Congo Français. Paris 1909.

MARTIN (Etienne) et ROCHAIX: Un cas de dépeçage criminel. Recherche sur l'origine individuelle des taches de sang par la méthode de l'iso-agglutination. Ann. de méd. lég. 5, 1. 1925.

MASSON: Zit. nach Hopkins.

MATUBARA: (Blutgruppen in den Japanern.) Japanese journ. of surg. 21, 443. 1920.

MAYER, M.: Autoagglutination im Handb. der pathogenen Protozoen v. Provaczeck, II, p. 259.

MAYER, A.: Über die biologische Einheit zwischen Mutter und Kind. Monatsschr. f. Geburtsh. u. Gynäkol. 64, 131. 1923.

MELENEY, STEARNS, FORTUINE and FERRY: Posttransfusion reactions. Americ. journ. of the med. sciences 154, 733. 1917.

MELLON-HASTINGS-CASEY: Observation on the effect of sodium citrate on the blood. Journ. of the Americ. med. assoc. 79, 1678. 1922.

MEYER und ZISKOVEN: Über die Konstanz der agglutinatorischen Bluttypen des Menschen und die praktische Bedeutung der Bluttypenbestimmung. Med. Klinik 19, 91. 1923.

MICHELI: Potere litico e antiemolitico del siero di sangue umano. Scritti medici in onore di C. Bozzolo. Torino 1904.

MILLER: Blood transfusion up to date. New York med. journ. 20, 4. 1921.

MINO: Sulla conservazione delle proprietà isoagglutinabili dei globuli rossi nell' uomo. Rif. med. 1923. p. 10.

— Ricerche sulla modificabilità dei gruppi sanguigni. Rif. med. 1923. p. 75.

— Quanti sono i gruppi sanguigni umani? Rif. med. 1923. p. 386.

— Sulla esistenza di un fattore letale nella trasmissione ereditaria dei gruppi sanguigni. Arch. di antrop. crim. e med. leg. 43, 524. 1923.

— La distribuzione dei gruppi sanguigni in Italia. Arch. di antrop. crim. e med. leg. 43, 438. 1923.

— Contributo alla conoscenza dell' emoimpilamento nell' uomo. Rif. med. 1923. p. 482.

— Hémotherapie et crise hémoclasique. Presse méd. 1923. p. 90.

— Sull' autoagglutinazione da trasfusioni repetute. Giorn. di clin. med. 1923. Nr. 15.

— In argomento di emoterapia. Minerva med. 4, 3. 1924.

— Gruppi sanguigni di isolisi. Rif. med. 40, 101. 1924.

— Ricerche sull'autoagglutinazione dei globuli rossi nell'uomo. Policlinico, sez. med. 30. XI. 1923; 31, 65. 1924.

— Ricerche sull' isoagglutinazione dei globuli rossi nell' uomo. I. Agglutinabilità dei globuli. Potere agglutinante del siero. Influenza della temperatura. II. Modificazione del potere agglutinante del siero. Giorn. di biol. e med. sperim. 1924.

MINO: Ulteriori osservazioni sull' autoagglutinazione dei globuli rossi nell' uomo. Giorn. di biol. e med. sperim. 1924.

— L'eredità dei gruppi sanguigni. Policlinico, sez. med. 1924.

— La panemoagglutinina del sangue umano. Policlinico, sez. prat. 31, 1355. 1924.

— Über die angebliche Existenz von mehr als zwei Isoagglutininen im menschlichen Blute. Münch. med. Wochenschr. 1924. S. 1129.

— Recherches expérimentales sur la question des groupes sanguins. Art méd. 1924. Nr. 8.

— Einiges über Konstitutionslehre und serologische Forschung. Dtsch. med. Wochenschr. 1924.

MINO e CANAPERIA: Sul modo di determinare i gruppi sanguigni. Policlinico, sez. med. 31, 450. 1924.

MINO e GARLASCO: I gruppi sanguigni dei gemelli. Minerva med. 3, 852. 1923.

— — Ricerche sperimentali sulla trasfusione di sangue nell' uomo. Arch. per le scienze med. 1924.

MINOT: Methods for testing donors for transfusion of blood and consideration of factors influencing agglutination and hemolysis. Boston med. a. surg. J. 174. 667. 1916.

MINOT and LEE: Treatment of pernicious anemia especially by transfusion and splenectomy. Boston med. a. surg. journ. 176, 761. 1917.

MOFFIT, KLUGH and SHEPARD: Blood type classification with a slight modification of technic. Journ. of the Americ. med. assoc. 79. 1919.

MOLDOVAN: Über die Wirkung intravaskulärer Injektionen frischen defibrinierten Blutes und ihre Beziehung zur Frage der Transfusion. Deutsch. med. Wochenschr. 1910 n. 52.

MOORE DALLAS: Blood transfusion as therapeutic agent; use of whole blood. Texas state journ. of med. 9. 1923.

MORAWITZ: Die Behandlung schwerer Anämien mit Bluttransfusionen. Münch. med. Wochenschr. 1907. Nr. 767.

MOREL: Les problèmes physiologiques de la transfusion du sang. Biologica. 2, 15. 1914.

MORESCHI: Über die Natur der Isohämolysine der Menschenblutsera. Berlin. klin. Wochenschr. 1903. S. 972.

MORITSCH und NEUMULLER: Ein praktischer Behelf zur Aufbewahrung der Testsera für die Blutgruppenbestimmung nach Moss. Wien. klin. Wochenschrift 35, 691. 1924.

MORO: Über das Verhalten der hämolytischen Serumstoffe beim gesunden und kranken Kinde. Wiesbaden 1908.

MOSS: Studies on isoagglutinins and isohemolysins. Bull. of Johns Hopkins hosp. 21, 63. 1910; Folia serol. 5, 267. 1910.

— A simple method for the indirect transfusion of blood. Americ. journ. of science 147, 698. 1914.

— A simplified method for determining the isoagglutinins group in the selection of donors for blood transfusion. Journ. of the Americ. med. assoc. 68, 1905. 1917.

MOUZON: Recherches récentes sur les groupes sanguins. Presse méd. 31, 541. 1923.

MÜLLER, P. TH.: Vorlesungen über Infektion und Immunität. 1917.

Müller und Jervell: (Transfusion von Citratblut bei einem Fall von perniziöser Anämie. Die Lebensdauer der transfundierten Blutkörperchen. Norsk. magaz. f. laegevidenskaben. 82, 442. 1921.

Nägeli: Blutkrankheiten und Blutdiagnostik.

Nather: Der heutige Stand der Bluttransfusion. Wien. klin. Wochenschr. 37, 203. 1924.

Nather und Ochsner: Bluttransfusion nach Percy. Wien. klin. Wochenschr. Nr. 36, S. 687. 1923.

— — Erfahrungen mit der Bluttransfusion nach Percy. Arch. f. klin. Chirurg. 132, 420. 1924.

Netter: Über die Physikochemischen Grundlagen der Zellagglutination. Klin. Wochenschr. 1924. Nr. 49. S. 2254.

Novi e Meruzzi: Il potere agglutinante del sangue dei malarici. Policlinico 1901. Nr. 38.

Nürnberger: Klinische und experimentelle Untersuchungen über Bluttransfusion. Verhandl. dtsch. Naturforscher u. Ärzte, Sept. 1922. Klin. Wochenschr. 1923. 185. Zentralbl. f. Gynäkol. 45, 1945. 1922.

Oehlecker: Direkte Bluttransfusion von Vene zu Vene bei perniziöser Anämie. Münch. med. Wochenschr. 1919. S. 895.

— Über Blutverpflanzung auf Grund von 240 direkten Transfusionen. Fortschr. d. Med. 1922. Nr. 14—15.

Opitz: Gefahren der Bluttransfusion in der Geburtshilfe. Zentralbl. f. Gynäkol. 1920. Nr. 1.

— Klinische und experimentelle Beweise für die Lebensfähigkeit transfundierter körperfremder Erythrocyten. 34. Tag. dtsch. Ges. f. Kinderheilk. 1923 in Göttingen. Klin. Wochenschr. 1923. S. 2218.

— Wirkungsweise und Anwendung der Bluttransfusionen bei Kindern. Dtsch. med. Wochenschr. 50, 1248. 1924.

Oré: Etudes historiques, physiologiques et cliniques sur la transfusion du sang. Paris Baillière 1876.

Ottenberg: Transfusion and the question of intravascular agglutination. Journ. exp. med. 13, 425. 1911.

— Hereditary blood qualities; medico legal application of human blood grouping. Journ. of immunol. 6, 363. 1921.

— Medico-legal application of human blood grouping I. Journ. of the Americ. med. assoc. 77, 682. 1921; II. 78, 873. 1922; III. Sources of error in blood group tests and criteria of reliability in investigations of heredity of blood groups. 79, 2137. 1922.

— The etiology of eclampsia. Journ. of the Americ. med. assoc. 81, 295. 1923.

Ottenberg and Epstein: Studies in isoagglutination. Trans. New York. Path. Soc. 8, 117. 1908.

Ottenberg and Friedman: Occurrence of grouped isoagglutination in the lower animals. Journ. of exp. med. 37, 531. 1911.

Ottenberg, Friedman and Kaliski: Isoagglutination in dog blood. Transact. New York path. soc. 11, 49. 1911.

Ottenberg and Kaliski: Accidents in transfusion. Journ. of the Americ. med. assoc. 61, 21. 1913.

Ottenberg and Epstein: Die Gefahren der Transfusion und deren Verhütung. Dtsch. med. Wochenschr. 1913. S. 2243.

OTTENBERG, KALISKI and FRIEDMAN: Experimental agglutinative and hemolytic transfusion. Journ. of med. research 28, 141. 1913.

OTTENBERG and LIBMAN: Blood transfusion. Americ. journ. of the med. sciences 36, 150. 1915.

OTTENBERG and THALHIMER: Studies in experimental transfusion. Journ. of med. research 33, 213. 1915.

PACE: Contributo alla conoscenza dei sieri emolitici con speciale riguardo al potere isoagglutinante ed isolitico di alcuni sieri umani normali e patologici. Riv. crit. di clin. med. 38—40. 1901.

PAGNIEZ: Action exercée sur les globules rouges par quelques liquides normaux et pathologiques de l'organisme. Thèse de Paris 1902. Nr. 202.

PALTAUF: In Kolle-Wassermann: Handb. d. pathog. Mikroorg. IV. 659.

PANISSET et VERGE: Les donneurs de sang en médecine vétérinaire. Cpt. rend. hebdom. des séances de l'acad. des sciences 174, 1649. 1922.

— — Sur l'existence des groupes sanguins chez les animaux. Cpt. rend. des séances de la soc. de biol. 87, 870. 1922.

PANUM: Experimentelle Untersuchungen über die Transfusion. Virchows Arch. f. pathol. Anat. u. Physiol. 27, 240—433. 1863.

PAUCHET: La transfusion du sang. Rapport. 32. Congr. franç. de chirurg. Paris 1923.

PAUCHET et BÉCART: La transfusion du sang. Paris. Doin. 1924.

DE PEMBERTON: Blood Transfusion. Surg., gynecol. a. obstetr. 28, 262. 1919.

— Practical considerations of the dangers associated with blood transfusion. Mayos Clinic Papers 11, 635. 1919.

PEPPER and NISBET: A case of fatal hemolysis following direct transfusion of blood by arteriovenous anastomosis. Journ. of the Americ. med. assoc. 1907. Nr. 16.

PERCY: A simplified method of blood transfusion with report of six cases of pernicious anaemia treated by massive transfusion and splenectomia. Surg., gynecol. a. obstetr. 21, 9. 1915.

PÉRIÉ: Beobachtungen über Bluttransfusion bei Säuglingen. Monatsschr. f. Kinderheilk., 23. 230. 1924.

PERRONCITO: Sul fenomeno della isotossicità del sangue. Arch. per le scienze med. 39, 11. 1915; Arch. ital. biol. 64, 96. 1915.

PESET Y TOMAS: Las hemoaglutininas normales en medicina legal. Rev. de criminol. psiq. y med. leg. 5, 469. 1918.

PETRONE: Sul potere isolitico e isoagglutinante del siero di sangue periferico e del siero di sangue splenico in alcune malattie infantili e degli adulti. Pediatria 9. 1902.

PIRIE: (Blutgruppen bei Südafrikanern.) The med. journ. of South Africa 16, 109. 1921.

PISTUDDI: Su alcune questioni riguardanti i gruppi sanguigni nel campo ostetrico-ginecologico. Riv. ital di ginecol. 3, 189. 1925.

PLEHN: Über große Bluttransfusionen. Berlin. klin. Wochenschr. 1914. S. 1862.

— Fortschritte auf dem Gebiete der Bluttransfusionen. Klin. Wochenschr. 3, 2388. 1924.

PLÜSS: Über Isoagglutination im menschlichen Blute und ihre Vererbung. Schweiz. med. Wochenschr. 54, 544. 1924. (Vollst. Inaug.-Diss. Zürich.)

Pollitzer e Rapisardi: I gruppi sanguigni negli infanti. Pediatria 32, 858. 1924.

— L'isoemolisi nella madre e nel figlio. Pediatria 32, 976. 1924.

Ponfick: Experimentelle Beiträge zur Lehre der Transfusion. Virchows Arch. f. pathol. Anat. u. Physiol. 62, 273. 1875.

Popoviciu: Différences dans la structure biologique en Roumanie d'après la situation géographique. Rapport entre les propriétés d'isohémagglutination B et O. Cpt. rend. des séances de la soc. de biol. 90, 1069. 1924.

Prentl: Diskussion zu Schöne. Münch. med. Wochenschr. 1920. S. 524.

Prevost et Dumas: Sur la transfusion du sang. Bibl. Univ. de Genève. 17, 225. 1812.

Price-Jones: The quantitative estimation of isohemagglutination. Journ. of pathol. a. bacteriol. 27, 111. 1924.

Primrose: The value of the transfusion of blood in the treatment of the wounded in war. Ann. of surg. 18, 118. 1918.

Przemycki: (Untersuchungen über Bluttransfusion bei Pferden und Kaninchen.) (Polnisch.) Medic. doswiadczalnej i spolecznej. Warschau 1, 3—4. 1923.

— Recherches sur la transfusion du sang chez les animaux. Cpt. rend. des séances de la soc. de biol. 89, 1364. 1923.

Puppe: Biologischer Blutnachweis. Zeitschr. f. Medizinalbeamte 17, II. Beilage S. 35. 1904.

Quincke: Zit. nach Zielke.

Radvin and Glenn: The transfusion of blood with report of 186 transfusions. Americ. journ. of the med. science 161, 705. 1921.

Reichle: Über den gegenwärtigen Stand der Bluttransfusion. Südostdtsch. Chirurg.-Ver. Beuthen. Dez. 1922.

Rich und Downing: Zit. nach Hirszfeld.

Richartz: Über das Vorkommen von Isolysinen im Blutserum bei malignen Tumoren. Dtsch. med. Wochenschr. 1909. Nr. 31.

Richter: Senkungsgeschwindigkeit der roten Blutkörperchen und Isohämagglutination. Ärzteverein Debreczen, 26. Mai 1923. Klin. Wochenschr. 1923. S. 1574.

Rietz: L'épanchement de sang dans l'abdomen et son usage pour la transfusion. Lyon chirurg. 1922. No. 1.

Rizzatti: Sulla distribuzione dei gruppi sanguigni in alcune province della Val Padana. Boll. soc. med. Parma 1924. Nr. 3.

Robertson, O. H.: Transfusion with stored blood cells. Brit. med. journ. 1918. 691.

Robertson and Rous: The normal fate of erythrocytes. Journ. of exp. med. 25, 665. 1917.

— — Autohemagglutination experimentally induced by the repeated withdrawal of blood. Journ. of exp. med. 27, 563. 1918.

— — Sources of the antibodies developing after repeated transfusion. Journ. of exp. med. 35, 140. 1922.

Robertson and Watson: Further observations on the results of blood transfusion in war surgery. Ann. of surg. 17, 1. 1918.

Rödelius: Die Eigenbluttransfusion bei geplatzter Tubargravidität. Berlin. klin. Wochenschr. 1919. S. 820.

Roger: Application médico-légale des groupes sanguins. Discussion de paternité. Bull. scienc. pharmac. 1923, Nr. 2.

Rogge: Bluttransfusion von Vene zu Vene. Münch. med. Wochenschr. 1917. S. 1602.

Rohdenberg: The isoagglutinins and isohemolysins of the rat. Proc. of the soc. f. exp. biol. a. pathol. 17, 82. 1920.

Romanese: Persönliche Mitteilung. Arbeit wird im Arch. di Antropol. Crim. e med. leg. erscheinen.

Rosenthal: Du choix du donneur selon les différentes indications de la transfusion. Journ. méd. franç. 1919. p. 221.

— Le prétendu danger du citrate de soude dans les transfusions sanguines. Bull. soc. thérap. 1923. p. 111.

— Transfusion sanguine extemporanée. Presse méd. 1924. p. 197.

Rosenstein: Zur Diagnose und Therapie der Extrauteringravidität. Monatsschrift f. Gynäkol. 54, 3. 1921.

Rossi: I fenomeni di agglutinazione studiati nel sangue mestruale e nel sangue cadaverico umano. Arch. di farmacol. sperim. e scienze aff. 5, 1—2. 1906.

Rossi: Contributo sperimentale allo studio della reinfusione sanguigna Policlinico, sez. chirurg. 32. 1924.

— La trasfusione sanguigna. L'Osp. maggiore 1924. No. 6—7.

Rous and Robertson: Free antigen and antibody circulating together in large amounts (hemagglutinin and agglutinogen in the blood of transfused rabbits). Journ. of exp. med. 27, 509. 1918.

Rous and Turner: A rapid and simple method of testing donors for transfusion. Journ. of the Americ. med. assoc. 64, 1915. 1980.

— — The preservation of living red blood cells in vitro. Journ. of exp. med. 23, 219—239. 1916.

Rous and Wilson: Fluid substitutes for transfusion after hemorrhage. Journ. of the Americ. med. assoc. 70, 219. 1918.

Roussin: Zit. nach Florence.

Rubino: Osservazioni sperimentali sulle autoemagglutinine. Gazz. osp. 30, 58. 1909.

Rübsamen: Zur Klinik und Therapie der Extrauteringravidität (Eigenblutinfusion). Münch. med. Wochenschr. 1921. S. 64.

Sabin: Studies of living human blood cells. Bull of Johns Hopkins hosp. 34, 277. 1923.

Sands and West: Experiments on the removal of hemagglutinin from rabbit antihuman serum. Journ. of immunol. 4, 5. 1919.

Sanford: Isoagglutination groups; diagram showing their interrelation. Journ. of the Americ. med. assoc. 67, 808. 1916. Papers of Mayos Clinic. 8, 653. 1916.

— Selection of the donor for transfusion. Lancet 37, 698. 1917. Papers of Mayos Clinic. 9, 479. 1917.

— A modification of the Moss' method of determining isohemoagglutination groups. Journ. of the Americ. med. assoc. 70, 1221. 1918.

— Blood transfusion; indications for its use, methods of selecting donors, and a brief consideration of technic. Med. clin. of North America 3, 801. 1920.

Satterlee and Hooker: Experiments to develop more widely useful method of blood transfusion. Arch. of internal med. 3, 1. 1914.

— — An apparatus for the transfusion of blood. Surg., gynecol. a. obstetr. 19, 235. 1914.

Satterlee and Hooker: Transfusion of blood with special reference to the use of anticoagulants. Journ. of the Americ. med. assoc. 67, 618. 1916.

Schenk: Über die Vermehrung der Hämagglutinine im Wochenbette. Münch. med. Wochenschr. 1905. S. 1623.

Schiamoff und Jelansky: (Isoagglutinierende Eigenschaften des Menschenblutes, ihre Bedeutung für die Chirurgie und die Bestimmungsmethoden.) (Russisch.) Nowy Chirurgischeski Archiv 3, 565. 1923.

Schiff: Über das serologische Verhalten eines Paares eineiiger Zwillinge. Berlin. klin. Wochenschr. 1914. Nr. 30.

— Über gruppenspezifische Serumpräcipitine. Klin. Wochenschr. 1924. Nr. 16, S. 679.

— Zur Kenntnis blutgruppenspezifischer Antigene und Antikörper. Klin. Wochenschr. 1924. Nr. 16, S. 679.

— Kapitel „Agglutination" in Oppenheimers Handb. d. Biochemie. 2. Aufl. 1924. Bd. 5, S. 262.

— Wie häufig läßt sich die Blutgruppendiagnose in Paternitätsfragen heranziehen? Ärztl. Sachverst.-Zeitg. 1924. Nr. 24.

Schiff und Adelsberger: Über blutgruppenspezifische Antikörper und Antigene. 10. Tag. dtsch. Vereinig. f. Mikrobiol. Göttingen 1924. Zentralbl. f. Bakteriol., Parasitenk. u. Infektionskrankh. Abt. I, Orig. 93, 172. 1924; Zeitschr. f. Immunitätsforsch. u. exp. Therapie, Orig. Bd. 40, H. 4—5. 1924.

— — Die Blutgruppendiagnose als forensische Methode. Ärztl. Sachverst.-Zeit. 1924. S. 101.

Schiff und Ziegler: Blutgruppenformel in der Berliner Bevölkerung. Klin. Wochenschr. 1924. Nr. 24, S. 1078.

Schneider: Untersuchungen über den Isoagglutiningehalt im Menschenblut. Zeitschr. f. d. ges. exp. Med. 36, 153. 1923.

— Diskussion zu Nather. Wien. klin. Wochenschr. 1924. S. 428.

Scholten: Eigenbluttransfusion. Münch. med. Wochenschr. 1922. S. 1027.

— Infusion und Bluttransfusion. Prakt. Ergebn. d. Geburtsh. u. Gynäkol. 9. 65. 1922.

— Unsere Bluttransfusionen und die amerikanische Methode zum Nachweis von Agglutininen. Dtsch. med. Wochenschr. 1923. Nr. 49, S. 314.

Schöne: Die heteroplastische und homöoplastische Transplantation. Berlin: Julius Springer 1912.

— Über Bluttransfusionen. 44. Vers. dtsch. Ges. f. Chirurg. Münch. med. Wochenschr. 1920. S. 524; Arch. f. klin. Chirurg. 114, 2. 1920.

Schultz: Bleibt artgleiches Blut bei der Transfusion erhalten? Dtsch. Arch. f. klin. Med. 84, 541. 1905.

— Über Isohämolysine und Isohämagglutinine beim Kaninchen. Dtsch. Arch. f. klin. Med. 84, 552. 1905.

Schulz: Über Bluttransfusion beim Menschen unter Berücksichtigung biologischer Vorprüfung. Berlin. klin. Wochenschr. 1910. Nr. 30—31.

SCHULZ: Ein weiterer Beitrag zur Transfusionsfrage. Transfusionskrankheit (Schüttelfrost, Temperatursteigerung) bei Fehlen von Isoagglutininen und Isohämolysinen im Blutempfänger- und Blutspenderserum. Berlin. klin. Wochenschr. 1911. S. 934.

— Die Bluttransfusion, in Grawitz: Klinische Pathologie des Blutes. 1911.

SCHUMACHER: Methodik und praktische Bedeutung der indirekten und direkten Bluttransfusion. Klin. Wochenschr. 1924. S. 2058.

SCHÜTZ und WÖHLISCH: Bedeutung und Wesen von Hämagglutination und Blutgruppenbildung beim Menschen. Klin. Wochenschr. 1924. Nr. 36, S. 1614.

SCHÜTZE: Haemagglutination and its medico-legal bearing with observations upon the theory of isoagglutination. Brit. journ. of exp. pathol. 2, 26. 1921.

SCHWEITZER: Erfahrungen mit der Eigenbluttransfusion bei Extrauteringravidität. Todesfall an Hämoglobinurie. Münch. med. Wochenschr. 1921. S. 699.

SCHWYTZER: Die Geldrollenbildung im Blute vom kolloidchemischen Standpunkte aus. Biochem. Zeitschr. 60, 297. 1914.

SEIFERT: Bluttransfusion. Würzburger Abhandl. 18, 3—4. 1919.

SELLARDS: The effect of heated serum on rouleaux formation of red blood corpuscles. Bull. of Johns Hopkins hosp. 19, 271. 1908.

SHÄFER: Transfusion of whole blood. Brit. med. journ. 2, 776. 1917.

SHATTOCK: Chromocyte clumping in acute pneumonia and certain other diseases. Journ. of pathol. a. bacteriol. 6, 303. 1900.

SHAWAN: The principle of blood grouping applied to skin grafting. Americ. journ. of the med. sciences 157, 503. 1919.

SICK: Über Herkunft und Wirkungsweise der Hämagglutinine. Dtsch. Arch. f. klin. Med. 80, 389. 1904.

SIPERSTEIN and KVENBERG: Effects of Drugs on Blood Agglutinins. Americ. journ. of dis. of childr. 26, 65. 1923.

SIRACUSA: La sostanza isoagglutinabile del sangue e la sua dimostrazione per la diagnosi individuale delle macchie. Boll. Acc. Pelorit. Messina 30. 1922. Arch. di Antropol. Crim. e Med. Leg. 1923.

SKINNER: Blood transfusion. Brit. med. journ. 1, 750. 1923.

SNYDER: Isohemagglutinins in rabbit. Journ. of immunol. 9, 45. 1924.

SPOHN: (La trasfusione come mezzo di cura in pediatria.) Arch. of pediatr. 38, 646. 1921.

STANSFELD: The principles of the blood transfusion. Lancet 1917. p. 488.

— Zentralbl. f. inn. Med. 45, 731. 1918.

STEFFAN: Die Bedeutung der Blutuntersuchung für die Bluttransfusion und die Rassenforschung. Arch. f. Rassen- u. Gesellschaftsbiol. 15, 137. 1923.

STEINER: Injektion von Eigenblut. Dtsch. med. Wochenschr. 1924. S. 438.

STICH: Über Bluttransfusionen. Klin. Wochenschr. 1922. Nr. 20.

STILLMANN: Diskussion zu Mac Lachlan. Journ. of the Americ. med. assoc. 80, 1801. 1923.

STRASSMANN, G.: Die Bedeutung der Blutgruppenbestimmung für die gerichtliche Medizin. Klin. Wochenschr. 1924. Nr. 48, S. 2194; Dtsch. Zeitschr. f. d. ges. gerichtl. Med. 5, 1925. S. 184.

Sucker: Die Isohämagglutination des menschlichen Blutes und ihre rassenbiologische Bedeutung. Zeitschr. f. Hyg. u. Infektionskrankh. 102,
482. 1924.

Swift: Isoagglutination in Children. Med. journ. of Australia 8, 483. 1921.

Sydenstricker, Mason and Rivers: Transfusion of blood by the citrate
method. Journ. of the Americ. med. assoc. 68, 1677. 1917.

Tebbut: Irregularities in isoagglutination. Med. journ. of Australia 1, 234.
1924.

Tebbut and Connel: On human isohemagglutinins with a note on their
distribution amongst some australian aborigines. Med. journ. of Australia
2, 201. 1922.

Thalhimer: Hemoglobinuria after a second transfusion with the same
donor. Journ. of the Americ. med. assoc. 76, 1345. 1921.

Thies: Die Behandlung der extrauterinen Schwangerschaft. Ges. f. Geburtsh.
u. Gynäkol. Leipzig 1914; Zeitschr. f. Gynäkol. 1914. Nr. 34.

Toda: The relationship of the blood platelets and red corpuscles; an attempt
to group human platelets with red-cell grouping sera. Journ. of pathol.
a. bacteriol. 26, 303. 1923.

Todd: On the recognition of the individual by the haemolytic methods.
Journ. of genetics 3, 123. 1913.

Todd and White: On the recognition of the individual by haemolytic
methods. (Prelim. Com.) Proc. of the roy. soc. B. 82, 416. 1910.

— — On the haemolytic immune isolysins of the ox ans their relation to
the question of individuality and blood relationship. Journ. of hyg.
10, 185. 1910.

Togunova: (Ein Fall von Autoagglutination.) (Russisch.) Klinitscheskaja
Medizina 2. 10. 1922.

Töpler: Über Blutreinfusion bei 24 Fällen von Graviditas extrauterina
rupta. Dtsch. med. Wochenschr. 1922. S. 92.

Torii: (Unterscheidungsmethode des menschlichen und tierischen Blutes.)
(Japan.) Kokkaigakukai Zasshi 1922. 421.

— Experimental and clinical study of blood transfusion. Mitt. med. Fak.
Fukuoka 6, 137. 1923.

Travlos: Etude sur l'incompatibilité sanguine entre la mère et le foetus
et ses rapports avec la toxémie gravidique. Thèse de Paris 1924.

Tzanck: Sur la transfusion sanguine. Paris méd. 16, 9. 1922.

Umber: Diskussion zu Schöne. Münch. med. Wochenschr. 1920. S. 524.

Unger: A new method of syringe transfusion. Journ. of the Americ. med.
assoc. 64, 581. 1915.

— Transfusion of unmodified blood. Journ. of the Americ. med. assoc.
69, 2159. 1917.

— Deleterious effect of sodium citrate employed in blood transfusion.
Journ. of the Americ. med. assoc. 71, 2107. 1921.

— Precautions necessary in the selection of a donor for blood transfusion.
Journ. of the Americ. med. assoc. 76, 9. 1921.

Upcott: Isohemolysis in malignant diseases. Lancet 1910. p. 795.

Verdier: Contribution à l'étude de la différenciation individuelle du sang
humain. Thèse de Toulouse 1906.

Verzar: Neue Untersuchungen über Isohämagglutinine. Klin. Wochenschr. 1922. Nr. 19.

Verzar und Weszeczky: Rassenbiologische Untersuchungen mittels Isohämagglutination. Biochem. Zeitschr. 126, 33. 1921.

Vincent, Beth: Blood transfusion; indication, method and results. Mass. Med. Soc. 23, 65. 1912.

— Blood transfusion for hemorrhagic diseases of the new born. Boston med. a. surg. journ. 166, 627. 1912.

— Blood transfusion with paraffin coated needles and tubes. Surg., gynecol. a. obstetr. 23, 621. 1916.

— A rapid macroscopic agglutination test for blood groups and its value in testing donors for transfusion. Journ. of the Americ. med. assoc. 70, 1219. 1918.

Voit: Über Bluttransfusionen. Münch. med. Wochenschr. 1909. S. 1559 (56. Vers. Mittelrhein. Ärzte).

Vorschütz, Jos.: Zur Frage der gruppenweise Hämagglutination und über die Veränderungen der Agglutinationsgruppen durch Medikamente, Narkose und Röntgenstrahlen. Zeitschr. f. klin. Med. 94, 459. 1922.

Vorschütz, J.: Verschiedene Hämagglutinationsbilder bei Ikterusfällen und ihre Deutung. Arch. f. exp. Pathol. u. Pharmakol. 95, 235. 1922.

— Worauf beruht das Wesen der einfachen wie der Gruppenhämagglutination und die verschiedene Ladung der roten Blutkörperchen? Zeitschr. f. klin. Med. 96, 383. 1923.

Vorschütz, Joh. und Jos.: Die Bedeutung der Häm- und Bakterienagglutination im erkrankten Blute und ihre Erklärung. Mitt. a. d. Grenzgeb. d. Med. u. Chirurg. 34, 5. 1922.

Wallich et Levaditi: Réactions sanguines pouvant se produire au cours de la transfusion du sang. Bull. de l'acad. de méd. Paris. 28, 4. 1914.

Walsh: The blood relationship of horses, asses and mules. Journ. of immunol. 9, 49. 1924.

— Hemagglutination in horses. Journ. of immunol. 9, 57. 1924.

Walter: (Ein glücklicher Fall von Bluttransfusion nach schwerer Hämorrhagie post partum.) Brit. med. journ. 2. 1882.

Warrington Yorke: Autoagglutination of red blood cells in trypanosomiasis. Ann. of trop. med. a. parasitol. 4, Nr. 4 (nach Weinberg e Jonesco Mihaiesti); Proc. of the roy. soc. of med. 83, 238. 1911.

Wassing und van Raamsdonk: (Isohämagglutinine bei Krebskranken.) Nederlandsch tijdschr. v. geneesk. 19, 2001. 1923.

Weart, Warrens, Ames: (Lebensdauer der transfundierten Blutkörperchen.) Arch. of internat. med. 29, 527. 1922.

Weber: Über intravenöse Injektionen kleiner Mengen von Menschenblut bei der Behandlung schwerer Anämien. Münch. med. Wochenschr. 1913. S. 1307.

Weck: Zur Transfusionsbehandlung mit kleinen Mengen Citratblut. Dtsch. med. Wochenschr. 1921. Nr. 42, S. 1260.

Wederhake: Überpflanzung (Transfusion) von Blut. Münch. med. Wochenschrift 1917. Nr. 45.

Weichardt: Der Nachweis individueller Blutdifferenzen. Hyg. Rundschau 13, 756. 1903.

Weichardt: Zur Frage des Nachweises individueller Blutdifferenzen. Vierteljahrsschr. f. gerichtl. Med. 29, 19. 1905.

Weidenreich: Studien über das Blut. Form und Bau der roten Blutkörperchen. — Weitere Mitteilungen über rote Blutkörperchen. Arch. f. mikroskop. Anat. 61, 459. 1902; 69, 389. 1906.

— Traité du sang de Gilbert et Weinberg. Paris 1913.

Weil, P. E.: La transfusion du sang. Rapp. au 32. Congr. franç. de chirurg. Paris 1923.

— Quelques remarques sur la transfusion du sang. Paris méd. 13, 36. 1923.

Weil, P. E. et Lamy: Sur une nouvelle cause d'erreur dans la détermination des groupes sanguins due au vieillissement des sérums étalons. Société méd. des hopitaux. 6. juin 1924; Presse médicale 1924. p. 524.

Weil, R.: Sodium citrate in the transfusion of blood. Journ. of the Americ. med. assoc. 64, 425. 1915.

Weil et Wall: Hémoagglutinines des divers liquides organiques. Cpt. rend. des séances de la soc. de biol. 88, 173. 1923.

— — Transfusion du sang. Bull. méd. Paris 37, 536. 1923.

Weinberg et Jonesco Mihaįesti: Hémoagglutinines et hémolysines du sérum humain. Traité du Sang de Gilbert et Weinberg II. Paris 1921.

Weszeczky: Untersuchungen über die gruppenweise Hämagglutination beim Menschen. Biochem. Zeitschr. 107, 159. 1920.

Whittemore: The value of hemolysis in the diagnosis of carcinoma. Boston med. a. surg. journ. 160, 77. 1909.

Widal, Abrami et Brulé: Autoagglutination des hématies dans l'ictère hémolytique acquis. Cpt. rend. des séances de la soc. de biol. 64, 655. 1908.

Willems: IV. Conférence chirurgic. interalliée 1918. Arch. de méd. et de pharm. milit. 1918. p. 178.

Williams, E. C. Pilman: Incompatible blood grouping and their possible connection with pregnancy toxemias. X. Internat. Congr. Physiol. Edinburgh 1923.

Williams and Patterson: The agglutination of human corpuscles by horse serum. Journ. of the Americ. med. assoc. 70, 1754. 1918.

Wiltshire: An investigation into the causes of rouleaux formation by human red blood corpuscles. Journ. of pathol. a. bacteriol. 17, 282. 1912—1913.

Wolfe: Anaphylactic reaction after blood transfusion. New York med. journ. 115, 1. 1922.

Wolff: (Beweis der Vaterschaft.) Hygiea, Stockholm 89, 897. 1924.

Zeller: Spielen die Blutplättchen bei den Todesfällen nach der indirekten Blutübertragung eine Rolle? Dtsch. med. Wochenschr. 1921. Nr. 52, S. 1590.

Zielke: Fortschritte auf dem Gebiete der Bluttransfusion. Klin. Wochenschrift 1924. Nr. 3, S. 1868.

Zimmermann: Untersuchungen über die Häufigkeit des Auftretens von Isoagglutininen und Isohämolysinen im Hinblick auf die Bluttransfusion. Zentralbl. f. Gynäkol. 1920. Nr. 41.

— Über Bluttransfusion und Reinfusion bei schweren akuten Anämien in der Gynäkologie. Münch. med. Wochenschr. 1920. S. 898.

— Bluttransfusion und Reinfusion in der Frauenheilkunde. Dtsch. med. Wochenschr. 1923. S. 1262.

Autorenverzeichnis.

ABELMANN 143, 191.
ABLESON 12, 47, 98, 196.
ABRAMI 220.
ADELSBERGER 12, 44, 50, 55, 92, 164, 171, 216.
AGAZZI 49, 191.
D'AGOTE 112, 191.
ALBERT 119, 143, 191.
ALEXANDER 39, 98, 191.
AMES 37, 128, 219.
AMSEL 191.
ANDERSON 7, 16ff., 26, 44f., 47, 59, 134, 202.
V. ARNIM 144, 191.
ASCHENHEIM 56, 191.
ASCOLI 5, 8f., 30, 46, 49f., 191.
ASHBY 37, 128, 145, 191, 194.
ASTROWE 37, 191.
AVDEJEWA 82, 89f., 94ff., 99, 178, 191.

BAECCHI 40, 46, 150, 152, 157, 158, 191.
BAER 111, 199.
BAIS 100, 191.
BALDWIN 137, 147, 192.
BARINSTEIN 100, 152, 192.
BASS 192.
BAUER 1.
BAUMGARTEN 50, 124, 192.
BAYLISS 124, 192.
BÉCART 23, 111, 113, 141, 142, 192, 213.
BEHNE 116, 118, 122, 123, 126, 136, 143, 192.

BENASSI 192.
BENNECKE 109, 192.
BÉRAUD 139, 192.
BERGELL 192.
BERGEMANN 109, 192.
BERMBACH 7, 192.
BERNHEIM 114, 116, 192.
BERNSTEIN 92, 106, 175f., 192, 193.
BERTINO 40, 193.
BEZZOLA 12, 50, 193.
BIALOSUKNIA 10, 27, 29, 36, 42, 43, 193.
BIFFI 45, 150, 169, 173, 193.
BIGLIERI 193.
BISCHOFF 109, 135, 143, 193.
BITTER 193.
BLAIZOT 109, 193.
BLASIUS 109, 193.
BLUMGARTEN 49, 193.
BLUNDELL 111, 193.
BOHNE 150, 157, 193.
BOITEL 193.
BOMPIANI 143, 193.
BOND 29, 33, 193.
BORDET 29, 50.
BORGOLTE 128, 193.
BÖTTNER 116, 123, 145, 193.
BOWCOCK 123, 145, 194.
BRANDENBURG 130, 194.
BREM 11, 54, 91, 114, 120, 123, 126—132, 136, 138f., 141, 194.
BREWER 110, 194.
BRINES 114, 194.
BRIOT 109, 194.
BRITTINGHAM 115, 123, 197.

BROCKMANN 39, 42, 57, 194.
BROKMAN 202.
BROWN 111, 113, 134, 141, 194, 205.
BROWN-SÉQUARD 111.
BRUCK 6, 107, 194.
BRULÉ 208, 220.
BUCHANAN 39, 61, 65, 87—91, 94ff., 98f., 103, 106, 194.
BUDGE 40f., 84, 89, 94ff., 178, 198.
BULLIARD 194.
BUMM 144, 194.
BUNAK 194.
BURCH 144, 194.
BÜRGER 122, 194.
BUTLER 194.
BUTSCH 145, 194.
BYRON 37, 46, 201.

CABRERA 100, 194.
CAMERON 114, 204.
CAMUS 8, 9, 194.
CANAPERIA 47, 211.
CANNING 49, 204.
CAPOGROSSI 12, 29, 49, 159, 194.
CARERI 29, 33, 195.
CARREL 111.
CARRINGTON 145, 195.
CARTER 114, 195.
CASSE 109, 195.
CASEY 114, 210.
CAVALIERI 9, 37, 39, 99, 152, 173, 195.
CAVAZZUTI 24f., 27, 173, 207.
CESETTI 128, 137, 195.
CHALIER 122, 195.

CHARLIER 195.
CHAVASSE 123, 195.
CHEINISSE 114, 195.
CHERRY 40, 131—133, 195.
CHIÒ 113, 195.
CIOTOLA 140, 195.
CLARK 23, 195, 200.
CLAVEAUX 195.
CLOUGH 34, 195.
COCA 22, 23—25, 47, 50, 100, 102, 106, 124, 195.
COENEN 117, 195.
COHN 122, 143, 195.
COHNHEIM 109.
COLEBROOK 110, 195.
CONNEL 83, 89f., 94 bis 96, 98, 100, 178, 217.
COOLEY 111, 195.
COPHER 116, 123, 195.
COSTA 195.
CRILE 49, 110, 113, 115—117, 196.
CROTTI 111, 196.
CRUCHET 108, 196.
CULPEPPER 12, 47, 98, 196.
CURTIS 111, 196.

DAUFRESNE 132.
DAVID 111, 196.
DAVIS 147, 196.
DEBENEDETTI, E. 10, 11, 166, 196.
DEBENEDETTI, V. 34, 196.
DE BIASI 41, 131, 134, 137, 146, 196.
v. DECASTELLO 12, 15, 37, 40, 99, 150, 196.
DE DOMINICIS 150, 161, 196.
DE GIBBS 196.
DEHELLY 116, 122, 126, 132, 146, 200.
DEIBERT 100, 102, 106, 195.

DE JONGH 142, 196.
DENYS 107.
DERVIEUX 7, 196, 198.
DETTMAR 128, 196.
DEUCHER 196.
DIEFFENBACH 109, 197.
DIEMER 37, 197.
VAN DIJK 197.
DÖDERLEIN 122, 144f., 197.
DOLBY 197.
DOLD 11, 197.
DONATH 8, 9, 53, 197.
DÖRING 56.
DORRAME 197.
DOSSENA 39, 84, 89f., 94—96, 178, 197.
DOURIS 126, 135, 197.
DOWNING 8, 214.
DRINKER 115, 123, 197.
DUBOIS 197.
DUDGEON 12, 30, 49, 197.
DUMAS 108, 214.
v. DUNGERN 5, 14—18, 21, 39—45, 57, 60f., 65f., 69f., 72, 74f., 79, 82f., 85f., 88, 90, 92—98, 105, 146, 173ff., 178, 182, 197.
DUNN 116, 145f., 209.
DUPUY (DE FRENELLE) 122, 143, 198.
DUVOIR 198.
DYKE 16, 40f., 45f., 84, 86, 89ff., 94ff., 98, 106, 123, 128, 137f., 147, 152, 173, 178, 198.

EBERLE 116, 144, 198.
EDEN 37f., 137, 143f., 144, 147f., 198.
EGIDI 198.
EHRLICH 5, 42, 51, 198.
EISENBERG 8f., 198.
ELSBERG 110.
EMMERETS 107.
ENDERLIN 128, 198.
EPSTEIN 60, 212.

ERNROOTH 6, 154, 198.
ESCH 117, 144, 198.
ESPOSITO 38, 198.

FAHRAEUS 4, 29, 33, 35, 165, 198.
FANTOZZI 198.
FASIANI 148, 198.
FERRY 124, 145, 210.
FISCHER 198.
FISHBEIN 42, 134, 198.
FISK 134, 143, 198.
FLEIG 111, 199.
FLORENCE 150, 157, 199.
FLOERCKEN 109, 128, 157, 199.
FOLLI 111.
FORSSMAN 44, 59.
FORTUINE 124, 145, 210.
FRANK 111, 199.
FREUND 38, 110, 114, 117, 199.
FRIEDMANN 39, 42f., 50f., 119, 212.
FRIEDEMANN 199.
FUKAMACHI 100, 199.

GALLI-VALERIO 157, 199.
GAMNA 128.
GARBAT 199.
GARLASCO 86, 115, 122, 142, 211.
GAUJOUX 40, 206.
GAY 9, 160, 199.
GERLACH 206.
GESELLIUS 108, 199.
GICHNER 88, 199.
GIFFINS 130, 199.
GILL 140, 199.
GINSBURG 197.
GIRAUD 126f., 137, 199, 203.
GLENN 14, 116, 123, 126, 134, 137, 141, 143, 214.
GONON 11, 140, 199.
GORONCY 169, 199.

GRAFE 49 ff., 53 f., 127, 199.
GRÄFENBERG 3, 199.
v. GRAFF 40, 200.
GRAHAM 49 ff., 53 f., 127, 199, 200.
GREGORY 200.
GRIMM 49, 200.
GRIXONI 8, 9, 37, 200.
GRIZEVICZ 82, 89 f., 94 ff., 99, 178, 191.
GROSSMANN 114, 200.
GRUHZIT 123, 200.
GRÜNBAUM 8, 200.
GRYNFELD 203.
GUILLAIN 50, 111, 200.
GUILLOT 116, 122, 126, 132, 146, 200.
GUTHRIE 10, 14, 19, 20—27, 47, 109, 134, 145, 200.

HABERLAND 117, 200.
HADDA 5, 200.
HAGGARD 114, 201.
HAHN 50, 200.
HAINES 130, 199.
HALBAN 40, 49, 56, 200, 201.
HALBER 100, 104, 191, 201.
HALBERTSMA 137, 201.
HALMEN 201.
HAMMARSTEN 160.
HANSSEN 135, 201.
HAPP 9, 41, 131, 139, 201.
HARA 100, 201.
HARPER 37, 46, 201.
HARTMAN 140, 201.
HARTWELL 201.
HASTINGS 114, 210.
HAYA 100.
HECHT 56, 201.
HÉDON 110, 114, 201.
HEGLER 124, 201.
HEIDENHAIN 164, 201.
HEIM 116, 201.

HEKTOEN 9, 12 f., 15 f., 37, 46, 54, 59, 132, 152, 201.
HÉLOUIN 134, 201.
HEMPEL 119, 143, 201.
HENDERSON 100, 102, 106, 114, 201, 208.
HENG 100.
HERRMANN 116, 201.
HERZFELD 38, 202.
HESSER 45, 51 f., 98, 202.
HEYDON 100, 202.
HIGHLEY 39, 61, 98 f., 103, 106, 194.
HIRSCHFELD 5, 14—18, 21, 37, 39, 41—45, 50, 57, 60 f., 63—66, 69 f., 72, 74 f., 79, 82 f., 85 f., 88, 90, 92—98, 107 ff., 131, 138 f., 146, 173, 178, 182, 197.
HIRSZFELD 10, 14, 27, 29, 36, 43, 193, 202.
HITTMAIR 37, 117, 202.
HOLMAN 148, 202.
HOLT 12, 202.
HOOKER 7, 16 ff., 26, 44 f., 47, 59, 111, 134, 202, 215.
HOPKINS 116, 128, 202.
HORSLEY 111, 202.
HÖST 135, 202.
HOTZ 37, 128, 135, 202.
HOUSTON 203.
HUA 100, 205.
HUBBARD 42, 209.
HUCK 19, 20—26, 38, 47, 134, 145, 200, 203.
HUNT 116, 120, 203.
HUSSEY 203.
HUSTIN 111, 203.
HYDE 8, 203.

INGEBRIGTSEN 42, 147, 203.
INONE 53.
ISAACS 12, 203.
IWANITZKY 203.

JAKOBOWITZ 38, 203.
JALLER 38, 203.
JANEWAY 49, 203.
JANSKY 13 ff., 20, 23, 47, 85, 203.
JANTZEN 126, 132, 143, 203.
JEANBREAU 119, 127, 143, 203.
JEGOROF 3, 204.
JELANSKI 33, 100, 148, 152, 204, 216.
v. JENEY 101, 204.
JERVELL 10, 37, 53, 78, 86, 89 f., 94 ff., 98, 116, 120, 126, 128, 131 f., 134 f., 143, 154, 170, 178, 204, 212.
JOANNIDES 114, 204.
JOHANNSEN 98, 204.
JOHNSTONE 49, 204.
JONES 40 f., 49, 98, 131, 204.
JONSSON 98, 204.
JOUAN 109, 194.

KACZKOWSKI 42, 193.
KAHN 9, 204.
KALISKI 42, 50 f., 116, 118, 123 f., 127, 212.
KAMBE 11, 204.
KARSNER 98, 119, 134, 140, 152, 204.
KELLING 56, 204.
KEW 204.
KEYNES 85, 89 f., 94 ff., 178, 205.
KILGORE 100, 205.
KIMPTON 40, 111, 113, 117, 131, 141, 178, 205.
KIRIHARA 9, 40 f., 79, 89 f., 94 ff., 100, 152, 178, 205.
KLEIN 22, 23 ff., 29, 42, 151, 195, 205.
KLIGER 205.
KLINGER 117 f., 132, 205.

Klugh 101, 211.
Kobayashi 100, 201.
Koeckert 10, 16, 140, 152, 204, 205.
Koehler 109, 205.
Kolmer 16, 56, 151, 205.
Kolzoff 4, 82, 92, 205.
Komiya 11, 204.
Kopaczewski 205.
Korthoff 47, 100f., 205.
Kosakai 205.
Kostrzewski 205.
Krida 49.
Kruse 206.
Kubanyi 127, 130, 147, 206.
Kuczynski 117, 124, 206.
Kümmel 206.
Kulenkampff 206.
Kumagai 53.
Kusama 118, 124, 206.
Küster 206.
Küttner 143, 206.
Kvenberg 38, 217.

Labat 134, 206.
Lacey 46, 206.
Laffont 40, 206.
Lambert 42.
Landois 8, 108, 124, 206.
Landsteiner 8ff., 12, 15f., 22, 24, 27—30, 37, 42, 45, 49, 53, 56, 61, 99, 150f., 157f., 161, 170, 172, 201, 206, 207.
Langer 12, 40, 47, 49, 59, 207.
Langrock 40, 131, 195.
Lanzara 39, 197.
Laroche 20.
Lattes 6, 9, 11, 23ff., 27, 29f., 33, 47, 49f., 139f., 152, 155, 160f., 166, 170f., 173, 181, 189, 207.

Laumonier 207.
Learmonth 70, 71, 89ff., 94ff., 176, 178, 207.
Leboeuf 210.
Lecha-Marzo 157, 207.
Lecointe 9, 208.
Lederer 114, 208.
Lee 137, 145, 195, 208, 211.
Leers 6, 203.
Legendre 208.
Leggett 111, 194.
Leiner 12, 49, 206.
Le Lorier 9, 208.
Levaditi 219.
Levine 37, 127, 130, 134, 145, 208.
Lewis 100, 102, 106, 208.
Lewisohn 112, 114, 146, 208.
Liang 47, 100, 208.
Libman 37, 208, 213.
Li-Chi-Pan 100, 208.
Lichtenstein 144, 208.
Lichtwitz 122, 143, 208.
Lieber 116, 118, 122f., 126, 136, 143, 192.
Lim 42, 208.
Lindeman 145, 208.
Lindemann 111, 117, 208.
Lindner 12.
Liu Heng 100, 205, 208.
Liu Hua 100.
Ljachometzki 40, 208.
Loeb 146, 209.
Lo Monaco 8f., 37, 46, 209.
Losee 119, 134, 141, 209.
Lower 107.
Lüdke 50, 209.
Luney 209.
Lusena 29, 109, 115, 142, 209.
Lynch 209.

Mabee 127, 130, 134, 208.
Macaigne 53, 209.
Mac Clure 145f., 209.
Mac Dowell 42, 209.
Mac Grath 111, 209.
Mac Lachlan 145, 209.
Mac Quarrie 40, 123, 131, 209.
Manoiloff 3, 209.
Manuila 99, 104, 209.
Marcialis 38, 209.
Marie 124, 209.
Marini 9, 46, 210.
Martin 171, 210.
Marx 154.
Mason 123, 217.
Masson 147, 210.
Matsumoto 56, 205.
Matubara 100, 210.
Mayer 122, 210.
Mefford 194.
Meleney 124, 145, 210.
Mellon 114, 142, 210.
Mendel 62f., 65, 69f., 74, 93, 179.
Meruzzi 8, 212.
Meyer 38, 47, 210.
Micheli 49f., 53, 210.
Midlarski 100, 104, 201.
Mihaiesti 220.
Miller 123, 210.
Mino 11, 25, 29, 34ff., 46f., 51f., 65, 75f., 86, 88—91, 94ff., 99, 115, 122, 136, 142, 145, 166, 173, 178, 210, 211.
Minot 136, 145, 210.
Moffit 101, 211.
Moldovan 109, 211.
Moore 114, 211.
Morawitz 109, 211.
Morel 111, 116, 122, 126, 132, 145f., 200, 211.
Moreschi 49f., 210.
Morgan 176.
Morgenroth 5, 42, 198.

MORITSCH 211.
MORO 56, 197. 211.
MOSS 11, 13ff., 49f., 54, 98, 127., 138f., 211.
MOUZON 142, 211.
MÜLLER, P. TH. 125. 211.
MÜLLER (und JERVELL) 37, 128.
MURPHY 100, 202.

NAEGELI 212.
NATHER 38, 134, 143, 212.
NEISSER 56.
NETTER 212.
NEUMULLER 211.
NISBET 145, 213.
NOVI 8, 212.
NÜRNBERGER 126, 135, 212.

OCHSNER 196, 212.
OEHLECKER 119, 128, 132, 143, 146, 212.
OPITZ 128, 144, 212.
ORÉ 108f., 212.
OESTERLIN 206.
OTTENBERG 9, 29, 37, 39, 42f., 47, 50f., 60, 72, 75, 86ff., 90, 94—98, 116, 118f., 123ff., 127f., 132f., 138, 145, 176, 177f., 204, 208, 212.

PACE 8, 9, 213.
PAGNIEZ 8, 9, 194, 213.
PALTAUF 157, 213.
PANICHI 8f., 37, 46, 209.
PANISSET 42, 213.
PANUM 108, 213.
PASTEUR-VALLERY-RADOT 53, 209.
PATTERSON 56, 220.
PAUCHET 114, 213.
DE PEMBERTON 41, 91, 115f., 119, 121, 124,

126, 129, 131, 142, 213.
PENDL 116.
PEPPER 145, 213.
PERCY 143, 213.
PÉRIÉ 213.
PERRONCITO 109, 213.
PESET 213.
PESSEL 10, 27, 47, 200.
PETRONE 213.
PEYTON 38, 203.
PIGA 157, 207.
PIKE 109.
PILMAN 123, 220.
PIRIE 100. 213.
PISTUDDI 213.
PLEHN 118f., 213.
PLÜSS 82f., 86, 89f., 94ff., 99, 176, 213.
POLLITZER 40, 213.
PONFICK 108f., 124, 213.
POPOVICIU 99, 209, 214.
PRENTL 122, 214.
PREVOST 108, 214.
PRICE-JONES 12, 214.
PRIMROSE 214.
PRZEMYCKI 42, 202, 214.
PUPPE 6, 214.

QUINCKE 128, 214.

RAAMSDONK 219.
RADVIN 14, 116, 123, 126, 134, 141, 143, 214.
RAGOT 108, 196.
RAPISARDI 40, 213.
REICH 170, 206.
REICHLE 214.
REYNOLDS 12, 202.
RICH 8, 214.
RICHARTZ 49, 214.
RICHTER 37, 150f., 157f., 161, 172, 206, 214.
RICHTER (mit CLOUGH) 34. 195.
RICHTER (DEBRECZEN) 38.

RIETZ 98, 115, 142, 145, 214.
RIVERS 123, 217.
RIZZATTI 99, 101, 214.
ROBERTSON 6, 11, 29, 117, 151. 214, 215.
ROCHAIX 171, 210.
RÖDELIUS 144, 214.
ROGER 214.
ROGGE 214.
ROHDENBERG 43, 214.
ROMANESE 99, 215.
ROSENSTEIN 144, 215.
ROSENTHAL 5, 114, 200, 215.
ROSSI 142, 144, 157, 215.
ROUBAUD 210.
ROUS 6, 11, 29f., 117, 135, 151, 214, 215.
ROUSSIN 149.
RUBINO 215.
RÜBSAMEN 144, 215.

SABIN 215.
SANCHEZ 195.
SANDS 50, 215.
SANFORD 98, 123, 126, 129f., 138, 140, 215.
SATTERLEE 111, 215.
VAN DER SCHEER 42, 61, 207.
SCHENCK 40, 215.
SCHIAMOFF 33, 100, 152, 216.
SCHICK 40.
SCHIFF 7, 12, 44, 50, 55, 86, 92, 99, 104, 148, 164, 171, 216.
SCHINZ 38, 202.
SCHNEIDER 9, 46, 127, 130, 134, 216.
SCHOLTEN 116f, 216.
SCHÖNE 117, 123, 132, 147. 216.
SCHULTZ 5, 109, 126, 128, 216.
SCHULZ 119, 142, 216.

SCHUMACHER 216.
SCHÜTZ 99, 152, 216.
SCHÜTZE 16, 21, 45, 152, 170f., 217.
SCHWEITZER 114, 144, 217.
SCHWYTZER 159, 217.
SEGALL 37, 145, 208.
SEIFERT 117, 217.
SELLARDS 11, 140, 217.
SHÄFER 217.
SHATTOCK 8, 159. 217.
SHAWAN 147f., 217.
SHEPPARD 101, 211.
SICK 118, 217.
SIPERSTEIN 38, 217.
SIRACUSA 10, 55, 152, 170f., 207, 217.
SKINNER 217.
v. SKRAMLIK 50, 200.
SNYDER 43, 217.
SPOHN 131, 134, 217.
STANSFELD 143, 217.
STAUB 109, 194.
STEARNS 124, 145, 210.
STEFFAN 99, 217.
STEINER 217.
STEWART 109, 200.
STICH 117, 217.
STIERLIN 205.
STILLMANN 23, 116, 120, 134, 217.
STORER 110, 195.
STRASSMANN 172, 217.
STURLI 12f., 15, 37, 40, 99, 150, 196, 207.
SUCKER 27, 217.
SWIFT 131, 217.
SYDENSTRICKER 123, 217.

TANDLER 1.
TEBBUT 20, 83, 89f.,

94ff., 98, 100, 178, 217.
THALHIMER 29, 42, 145f., 213, 218.
THIES 143, 218.
TIGERSTEDT 109.
TODA 15, 218.
TODD 5, 60, 218.
TOGUNOVA 34, 218.
TOMAS 213.
TÖPLER 144. 218.
TORII 154. 218.
TRAVLOS 40f., 218.
TRIST 16, 205.
TROISIER 50, 200.
TUFFIER 111.
TURNER 11, 135, 215.
TZANCK 112, 128, 140, 218.

UMBER 122, 218.
UNGER 16, 47, 114, 134, 218.
UPCOTT 49, 218.

VAUGHAN 111, 195.
VERDIER 2, 150f., 157, 218.
VERGE 42, 213.
VERHOFF 100, 191.
VERZAR 39, 99, 105, 218.
VINCENT 111, 126, 137ff., 218.
VOIT 109, 219.
VORSCHÜTZ 33, 37, 219.

WADE 100, 194.
WALL 9, 122, 220.
WALLICH 219.
WANG 100, 208.
WALSH 29, 43, 219.

WALTER 219.
WARNEGER 184.
WARRENS 37, 128, 219.
WARRINGTON 219.
WASSING 219.
WATSON 214.
WEART 37, 128, 219.
WEBER 109, 219.
WECK 134, 136, 219.
WEDERHAKE 146, 219.
WEICHARDT 6, 219.
WEIDENREICH 219.
WEIL, E. 55.
WEIL, P. 9, 46, 98, 122, 124, 134f., 219.
WEIL, R. 112, 114, 220.
WEINBERG 48, 56, 220.
WEST 50, 215.
WESZECZKY 39, 42, 61, 89ff., 94ff., 99, 105, 218, 220.
WHITE 5, 60, 218.
WHITTEMORE 49, 220.
WIDAL 220.
WILLEMS 117, 220.
WILLIAMS 56, 123, 220.
WILSON 197, 215.
WILTSHIRE 166, 220.
WITT 22, 24, 27, 207.
WÖHLISCH 99, 152, 216.
WOLFE 145, 220.
WOLFF 220.
WORM-MÜLLER 108.

ZEILER 131, 201.
ZELLER 114, 142, 220.
ZIEGLER 99, 104, 216.
ZIELKE 143, 220.
ZIEMSSEN 111.
ZIMMERMANN 114, 117, 144, 220.
ZISKOVEN 38, 47, 210.
v. ZUBRZYCKI 40. 200.

Handbuch der
normalen und pathologischen Physiologie

mit Berücksichtigung der experimentellen Pharmakologie

Bearbeitet von etwa 315 Fachgelehrten

Herausgegeben von

Geh. Med.-Rat Prof. Dr. A. Bethe, Direktor des Instituts für Animalische Physiologie, Frankfurt a. M., Prof. Dr. G. v. Bergmann, Direktor der Medizinischen Universitäts-Klinik, Frankfurt a. M., Prof. Dr. G. Embden, Direktor des Instituts für Vegetat. Physiologie, Frankfurt a. M., Geh. Rat Prof. Dr. A. Ellinger †, ehem. Direktor des Pharmakologischen Instituts, Frankfurt a. M.

In siebzehn Bänden

Zuerst erschien:

Zweiter Band: **Atmung.**

(B. I. Aufnahme und Abgabe gasförmiger Stoffe)

Bearbeitet von

K. Amersbach, G. Bayer, A. Bethe, A. Brunner, W. Felix, F. Flury, A. Geigel, W. Heubner, L. Hofbauer, G. Liljestrand, O. Renner, F. Rohrer, F. Sauerbruch, E. v. Skramlik, S. Staehelin.

Mit 122 Abbildungen. (561 S.) 1925

39 Goldmark; in Halbleder gebunden 44.40 Goldmark

Inhaltsübersicht des Gesamtwerkes: 1. Band. Allgemeine Physiologie. — 2. bis 5. Band. Stoffaustausch und seine Organe. (2. Atmung. 3. Verdauung und Verdauungsapparat. 4. Resorption und Ablagerung. Exkretion. 5. Gesamt-Stoff- und Energiewechsel. Physiologie und Pathologie des intermediären Stoffwechsels. Salzstoffwechsel und Mineralstoffgehalt.) — 6. bis 7. Band. Vermittlungssystem des Stoffaustausches. (6. Blut und Lymphe. Blut. Lymphsystem. 7. Blutzirkulation.) — 8. Band. Spezielle Organe und Einrichtungen des Energieumsatzes: Mechanische Energie. Elektrobiologie. Lichtenergie. — 9. bis 12. Band. Auslösungseinrichtungen. (9. Reizleitungen bei Pflanzen. Nervensystem. Zentren. 10. Spezielle Physiologie der Zentren der Wirbeltiere. 11. Rezeptoren. 12. Photorezeptoren.) — 13. Band. Schutz- und Angriffseinrichtungen. Reaktionen auf Schädigungen. — 14. Band. Fortpflanzung, Entwicklung und Wachstum (Fortpflanzung. Physiologie und Pathologie der Entwicklung, des Wachstums und der Regeneration. — 15. bis 17. Band. Korrelationen. (15. Bewegung und Gleichgewicht. Physiologie der körperlichen Arbeit Die Orientierung. Der sensorische Apparat. Der motorische Apparat. Die Plastizität. Stimme und Sprache. 16. Physiologie und Pathologie der Hormonorgane. Regulation von Wachstum und Entwicklung. Die korrelativen Funktionen des autonomen Nervensystems. Der Verdauungsapparat als Ganzes. Die Ernährung des Menschen als Ganzes. Gefäßapparat und Herz. Regulation der CH. Regulation des Stoffwechsels. 17. Wärmeregulation. Wasserhaushalt. Die direkten und indirekten physiologischen Wirkungen physikalischer Faktoren der Umwelt. Der Schlaf. Das Altern und Sterben. Konstitution und Vererbung.)

Hoppe-Seyler/Thierfelder, Handbuch der physiologisch-pathologisch-chemischen Analyse für Ärzte und Studierende.

Bearbeitet von P. Brigl-Tübingen, S. Edlbacher-Heidelberg, K. Felix-Heidelberg, R. E. Groß-Heidelberg, G. Hoppe-Seyler-Kiel, H. Steudel-Berlin, H. Thierfelder-Tübingen, K. Thomas-Leipzig, F. Wrede-Greifswald. Herausgegeben von Dr. **H. Thierfelder**, Professor der Physiologischen Chemie an der Universität Tübingen. Neunte Auflage. Mit 39 Abbildungen und 1 Spektraltafel. (1020 S.) 1924. In Moleskin gebunden 69 Goldmark

Allgemeine Physiologie. Eine systematische Darstellung der Grundlagen sowie der allgemeinen Ergebnisse und Probleme der Lehre vom tierischen und pflanzlichen Leben. Von **A. v. Tschermak.**
Erster Band: **Grundlagen der allgemeinen Physiologie.**
1. Teil: Allgemeine Charakteristik des Lebens, physikalische und chemische Beschaffenheit der lebenden Substanz. Mit 12 Textabbildungen. (290 S.) 1916. *(Dieser 1. Teil ist einzeln nicht mehr lieferbar.)*
2. Teil: Morphologische Eigenschaften der lebenden Substanz und Zellularphysiologie. Mit 109 Textabbildungen. (529 S.) 1924.
30 Goldmark
(Für diese beiden Teile ist eine Einbanddecke hergestellt, die zum Preis von 2.40 Goldmark vom Verlage bezogen werden kann.)
Gleichzeitig sind die noch vorhandenen Exemplare des 1. Teiles des ersten Bandes mit dem 2. Teil zu einem gebundenen Bande vereinigt unter dem Titel:
Erster Band: **Grundlagen der allgemeinen Physiologie.** Mit 122 Textabbildungen. (810 S.) 1924.   Gebunden 48 Goldmark

Physiologisches Praktikum. Chemische, physikalisch-chemische, physikalische und physiologische Methoden. Von Professor Dr. **Emil Abderhalden,** Geh. Med.-Rat, Direktor des Physiologischen Instituts der Universität zu Halle a. S. Dritte, neubearbeitete und vermehrte Auflage. Mit 310 Abbildungen. (362 S.) 1922.   12.60 Goldmark

Die Abderhaldensche Reaktion. Ein Beitrag zur Kenntnis von Substraten mit zellspezifischem Bau und der auf diese eingestellten Fermente und zur Methodik des Nachweises von auf Proteine und ihre Abkömmlinge zusammengesetzter Natur eingestellten Fermenten. Von Professor Dr. med. et phil. h. c. **Emil Abderhalden,** Direktor des Physiologischen Instituts der Universität Halle a. S. (Fünfte Auflage der „Abwehrfermente".) Mit 80 Textabbildungen und 1 Tafel. (378 S.) 1922.   13.25 Goldmark

Lehrbuch der Physiologie des Menschen. Von Dr. med. **Rudolf Höber,** o. ö. Professor der Physiologie und Direktor des Physiologischen Instituts der Universität Kiel. Dritte, neubearbeitete Auflage. Mit 256 Textabbildungen. (576 S.) 1922. Gebunden 12 Goldmark

Praktische Übungen in der Physiologie. Eine Anleitung für Studierende. Von Dr. **L. Asher,** ord. Professor der Physiologie, Direktor des Physiologischen Instituts der Universität Bern. Zweite, verbesserte und wesentlich vermehrte Auflage. Mit 40 Abbildungen. (274 S.) 1925.   9 Goldmark

Die forensische Blutuntersuchung. Ein Leitfaden für Studierende, beamtete und sachverständige Ärzte und Kriminalisten. Von Dr. **Otto Leers,** Gerichtsarzt in Essen a. d. Ruhr. Mit 30 Textfiguren und 3 Tafeln. (225 S) 1910.   6 Goldmark

Gerichtsärztliche Untersuchungen. Ein Leitfaden für Mediziner und Juristen. Von Dr. **Otto Leers,** Gerichtsarzt in Essen a. d. Ruhr. (177 S.) 1913.   Gebunden 5 Goldmar'